健康4.0智慧医院管理模式

主 编 王景明

U0232515

科学出版社

北 京

内 容 简 介

本书以现代医院管理为基础，结合健康 4.0 智慧医院建设，阐述从以医疗为中心的医疗管理模式，向以人的健康为中心的全民健康智慧服务体系的大健康服务管理模式转变。强调在现代医院和智慧医院条件下，医院企业化、智慧化和规范化管理的重要性。院长必须职业化，需要按现代医院要求进行组织重构或相应功能任务重新划分，对管理流程和医学流程按数字化要求进行优化，明确各类组织及人员的岗位职责和工作标准，明确健康服务产品生产、销售、管理各方面职责，实行健康服务市场拓展和物业服务提供的公司化管理模式，实现分类绩效考核和管理；体现不同人员的工作价值。抓住医联体、医共体建设，私人医生、家庭医生签约机遇，建设以医院为核心的区域健康服务体系，提高医院运行效率。

本书适合医院管理人员、科室主任、护士长和高年资医务人员学习，有助于技术人员向管理人员转变，尽快达到"精业务、懂管理、会经营"的要求。本书可供管理专业人员和对健康 4.0 智慧医院服务感兴趣的人员学习参考。

图书在版编目（CIP）数据

健康 4.0 智慧医院管理模式 / 王景明主编. —北京：科学出版社，2020.5
ISBN 978-7-03-064244-8

Ⅰ. ①键… Ⅱ. ①王… Ⅲ. ①医院—现代化管理—管理模式 Ⅳ. ①R197.32

中国版本图书馆 CIP 数据核字（2020）第 005896 号

责任编辑：郝文娜 / 责任校对：张 娟
责任印制：赵 博 / 封面设计：耕者设计

科 学 出 版 社 出版
北京东黄城根北街 16 号
邮政编码：100717
http://www.sciencep.com

北京虎彩文化传播有限公司 印刷
科学出版社发行 各地新华书店经销

*

2020 年 5 月第 一 版 开本：787×1092 1/16
2024 年 1 月第三次印刷 印张：20 1/2
字数：475 000

定价：**98.00 元**
（如有印装质量问题，我社负责调换）

编者名单

主　编　王景明

副主编　王九生　范水平　王胜利

编　者　（按姓氏笔画排序）

　　　　王　磊　王九生　王胜利　王晓红

　　　　王景明　石德光　吕　键　任爱玲

　　　　安自力　张丽君　范水平　贾建忠

序 一

我和景明同志是老同事、老战友，他在医院管理学科领域很有造诣也很有成就。看到该书稿后我很高兴，因为这个话题是当前和今后一段时间医疗管理领域大家亟待研究的问题。

《健康 4.0 智慧医院管理模式》是在全国卫生与健康大会提出"大健康产业"，加快推进"健康中国"建设，国务院办公厅发布《国务院办公厅关于建立现代医院管理制度的指导意见》、国家卫健委提出"智慧医院"建设目标之后的一本具有理论性、科学性、适宜性、可操作性的管理书籍。

本书作者王景明同志具有丰富的医院管理经验，他借鉴工业 4.0 理念，在大健康产业服务领域，首次提出健康 4.0 概念，即从个体就诊医疗事件向全生命周期健康服务与管理转变，包括从简单的"有病医病"向对生命不同时期、不同健康状态（疾病、亚健康、健康），采取不同干预手段（预防接种、诊断治疗、养老休闲）的转变；从医院单一科室诊疗行为向院域、区域、广域健康服务信息共享的转变；在医疗卫生服务改革的基础上，实现供给侧、需求侧、监管侧共同参与、信息共享的大健康产业服务体系转变。

本书建议通过医联体、医共体建设，私人医生、家庭医生签约，建立区域协同医疗体系，实现以人的健康为中心的全民健康智慧服务体系建设，顺应了新时期现代医院管理理念。其所强调的企业化、智慧化、规范化管理，正是现代医院管理所必需的，也回答和解决了公立医院运营管理如何实现可持续发展的问题。我认为，此书的出版，一定能够在推进医院管理改革、全面提升医院管理水平等方面提供有益手段和方法，助力"健康中国"建设。

中国医师协会会长　张雁灵

2019 年 7 月

序 二

很高兴再次为王景明先生的著作写序，这本《健康4.0智慧医院管理模式》是在现代医院管理基础上，进行健康4.0智慧医院建设的理论探讨和实践的总结，对现代医院管理具有非常重要的现实意义和指导作用。这里所说的现代医院，不是简单的年代时间概念，而是在医院性质、医院运营经费来源、医院举办人对经营管理的要求、医院组织架构设置、岗位职责、工作流程、医院信息化建设、医院质量控制、全成本核算、绩效管理等方面对医院的要求。这些现代医院管理实践的内容，完全符合《国务院办公厅关于建立现代医院管理制度的指导意见》的要求。早在1998年，中国人民解放军第二五一医院（以下简称251医院）就陆续开始了"全成本核算""绩效管理""竞争上岗""信息化建设""三级分科""场站式护理管理"等一系列改革。例如，借鉴邯郸钢铁集团"模拟市场，成本否决"企业管理经验，进行现代医院管理，促进了医院持续快速发展。2016年国家卫生部充分肯定251医院的做法，并授予该院"医院运行机制研究基地"称号。经过251医院几代人的不断实践，探索出符合中国医院现代管理的模式。作者王景明先生继承和发扬了251医院一系列改革成果，之后又在西安市长安医院、南昌大学附属三三四医院、承德市双滦区人民医院等不同类型、不同级别、不同规模的医院担任院长，尽管都是临危受命，但每次都能交出完美的答卷，实现了员工、顾客、社会、股东四方满意的结果。

经过王景明先生的概括、总结、提炼，形成了现代医院管理"景明模式"，其主要内涵为"12334"，"1"是一个理论，即医疗卫生服务是医院提供服务，政府和公众购买的服务，既有市场属性又有公益属性；"2"是二权并重，即医院所有权与经营权分开管理，实现医院职业化管理、专业化发展；第一个"3"是三大特征，即学科精细化分工、护理机场式服务、医院全天候服务；第二个"3"是三维管理，即实行医院企业化、智慧化、规范化管理；"4"是四方满意。这里的企业化管理，恰恰是许多医院管理欠缺的，作者强调医院要按企业化进行组织重构，或者进行功能任务划分，其目的在于要把医院各项工作都以患者为中心，实行院长职业化、管理扁平化、核算单位最小化。此书所讲的智慧化管理已经不再是传统意义的医疗管理，而是上升到健康4.0阶段的大健康服务产业管理，对于医疗卫生改革和健康服务进步都具有前瞻性、科学性、适宜性和可操作性。恰恰是因为对医院管理内涵把握不准，才会出现若干医院规模上去了，但可持续发展能力却降低了，公立医院的部分明星院长到民营医院就不再发光了，本书对这些问题从职业经理人的角度进行分析、处理，实现了医院员工、顾客、社会和股东四方满意的结果，这些理论和实践对不同类型的医院院长具有启迪、借鉴和指导意义。

王景明先生从一个优秀临床医生成为多家医院优秀院长、中国卫生集团医院总院长，最终成为成功的职业经理人，这得益于他勤于思考，善于总结经验，他发表了 80 多篇医院管理论文，医院管理著作 2 部，获得 3 个科技进步奖二等奖，多次获得军队和地方的优秀院长、全国优秀首席信息官（CIO）、推动中国信息化突出贡献人物奖荣誉，是军队特殊津贴终身奖专家。

此书从健康 4.0 智慧医院入手探讨现代医院管理实践，符合大健康服务产业建设的实际，对于以医联体、医共体建设和私人医生、家庭医生签约为核心的全民健康智慧服务体系建设具有指导意义。此书对于管理人员实行职业化、科学化、现代化管理是一本不可多得的参考书，也是一本很好的管理工具书。

祝医院管理模式在大健康服务产业有所作为，祝健康 4.0 智慧医院得到顺利发展！

原北京军区卫生部部长　陈恒年

2019 年 6 月

前　言

关于"现代""新"的医院管理模式和著作每年均有出版，但是符合《国务院办公厅关于建立现代医院管理制度的指导意见》的"现代医院"、智慧医院、健康4.0的著作还很少。尤其是所谓的"新"和"现代"也仅仅是对国外医院管理著作的引用和对公立医院管理现状的描述，较少按现代医院企业化管理要求进行组织重构，从机关部门设置、功能任务划分、岗位职责和工作标准分类、全成本核算等进行设计和实践的相关讲解。

绝大部分公立医院已经是差额拨款或自负盈亏，但医院院长和管理层还缺乏职业化管理、成本核算、预算和经营管理意识，没有对医院进行全员额、全部门、全流程、全要素、全成本核算，没有达到基于数字化平台以全成本核算为基础的绩效管理模式的要求。医院规模上去了，非生产部门人员增加了，医院亏损也增加了，但可持续发展能力没有增强；公立医院的部分明星院长到民营医院后却不能大展身手，屡遭"滑铁卢"，这些不能不引起我们的思考。

从现代医院管理来讲，不管举办人是谁，也不管什么类型的医院，都必须进行企业化、智慧化、规范化管理，要抓住健康4.0全民健康智慧服务体系建设机会，积极参与医联体、医共体建设，积极进行私人医生、家庭医生签约，真正实现区域协同医疗体系，扩大医院大健康服务市场，实现员工、顾客、社会和股东满意。一个有经营管理意识和现代医院管理办法的院长，无论在什么类型的医院院长岗位都会发光，尤其是到民营医院更应该能够大展身手。

本书是在作者所著《医院管理新模式》第1版、第2版基础上的与时俱进。作者对从医疗为中心的医院管理模式向以人的健康为核心的全生命周期的区域健康服务与管理模式转变，从个人的就医诊疗具体事件服务向跨健康状态（健康、亚健康和疾病）、跨生命不同时期（幼儿、少年、青年、中年、老年）和跨不同区域（院域、区域、广域）的全生命周期大健康服务转变进行实践研究，建议利用第四次工业革命智慧化理念，指导健康服务体系建设健康4.0理念，实现对不同客户"订单式、流程式和维基式"服务，实现健康服务的供给侧、需求侧和监管侧全程参与、信息共享的全民健康智慧服务体系，促进大健康服务产业发展。

现代医院管理"景明模式"的形成，源于几代人的不懈努力，尤其是251医院前任院长陈恒年早在 1998 年就已经进行医院企业化管理探索、物业服务社会化改革、科主任竞聘上岗、ISO9000 认证等一系列现代医院制度建设,2006 年 251 医院被国家卫生部授予"医院运行机制研究基地"称号。作者在先后担任西安市长安医院、北京北亚骨科医院、南昌大学附属三三四医院(以下简称南昌 334 医院)、承德市双滦区人民医院院长过程中,把 251 医院现代管理经验进行成功复制推广、完善和提高,形成了现代医院管理"景明模式"。251 医院获得国家卫生部"数字化医院试点示范单位"表彰,2012 年西安市长安医院是中国首批获得美国 HIMMS 六级认证的三家医院之一,当时在美国仅 7%的医院达到这个等级。在这里感谢我的领导、同事对现代医院管理"景明模式"的形成、推广、复制的贡献,他们主要有陈恒年、范水平、翟树悦、彭东长、安自力、朱护峰、李永申、张冠军、王炳胜、石德光、孙娟、任爱玲、张丽君、商子周、章远庆、张子悦、肖正权、唐子美、李宏刚、聂岁锋等,在此一并致谢。

王景明

2019 年 6 月

目　录

第一章 概　述

医院管理模式是一种与时俱进的管理理念，是改革与继承的结合，是针对性和普遍性的结合，涉及现代医院法人治理结构、企业化管理、智慧化管理、规范化管理、医院流程、岗位职责、执行力、医院文化、学科建设、绩效体制、人力资源、经济运作、服务保障等。医院管理一直以来都是医院管理者和政府决策者高度关注的焦点，模式的好坏，落实的到位与否，直接关系到医院发展的科学性、前沿性和可持续性。

健康 4.0 智慧医院管理模式，是指在健康领域借鉴工业 4.0 的两化融合、两网整合和充分信息共享等特征，构建智慧医院系统、区域卫生系统及家庭健康系统，并使其达到无疆、无漏、无时限的要求，从而实现对顾客全生命周期的智慧医疗、智慧服务、智慧管理。

第一节　医院类型概述

因举办人的拨款来源和拨款比例不同形成不同的服务对象，也形成不同的医院类型，如政府医院、企事业医院、教学医院、军队医院和社会办医院等。医院按综合性划分可分为综合医院、专科医院；按专科功能属性分可划分为五官科医院、肿瘤医院等；按服务对象划分可分为老年医院、儿童医院、妇幼医院等。

一、按专业性质分类

（一）综合医院

综合医院指提供全科、专科或主要综合科目医疗服务的医疗机构。

（二）专科医院

专科医院则主要侧重于提供某专一病种、专用治疗方法等专门方式的医疗服务的医疗机构，如口腔医院、五官科医院、肿瘤医院、心血管医院、中医医院、精神卫生中心等，以及以专属人群为服务对象的儿童医院、老年医院等。

（三）教学医院

教学医院是为患者提供治疗，同时进行医学生和护理学生教学工作的医院。教学医院可以是综合医院，也可以是专科医院。教学医院通常是医科大学、医学院或综合性大学医学院的附属医院。

二、按床位规模和服务质量分类

根据《医院分级管理办法》我国现行医院分为一级、二级、三级共三个级别。每级再划分甲、乙、丙三等，其中三级医院增设特等，因此医院共分三级十等。医院的等级划分是依据其医疗功能、设施、技术实力、管理水平等进行考评的。

一、二、三级医院的划定、布局与设置，要由区域（即市县）的卫生主管部门根据人群的医疗卫生服务需求统一规划，二级医院经市级政府、三级医院经省政府批准设置。医院的级别应相对稳定，以保持三级医疗预防体系的完整和合理运行。

（一）医院分级标准和指标

1. 医院规模　包括床位设置、建筑、人员配备、科室设置四个方面的要求和指标。
2. 医院技术水平　与医院级别相应的技术水平，在标准中按科室提出要求与指标。
3. 医疗设备　与医院级别相对应的设备，具有标准配置要求，如三级医院需要开展心血管疾病的诊疗，就需要配置 X 线数字减影设备。
4. 医院管理水平　包括院长的素质、人事管理、信息管理、现代管理技术、医院感染控制、资源利用、经济效益七个方面的要求与指标。
5. 医院质量　包括诊断质量、治疗质量、护理质量、工作质量、综合质量等几个方面的要求与指标。

我国现行的医院分级标准，主要是以各级甲等医院为标杆制订的。甲等医院的标准，是现行的或 3～5 年能够达到国家、医院管理学和卫生学有关要求的标准，是同级医院中的先进医院标准，也是今后建设新医院的标准。

（二）医院等级及功能任务

1. 一级医院　是直接为社区提供医疗、预防、康复、保健综合服务的基层医院，是初级卫生保健机构。其主要功能是直接对人群提供一级预防，在社区管理多发病、常见病现症病人并对疑难重症做好正确转诊，协助高层次医院做好中间或院后服务，合理分流病人。卫生院等一级医院一般提供 20～100 张床位。
2. 二级医院　是跨几个社区提供医疗卫生服务的地区性医院，是地区性医疗预防的技术中心。其主要功能是参与指导对高危人群的监测，接受一级转诊，对一级医院进行业务技术指导，并能进行一定程度的教学和科研。其一般提供 100～499 张床位。

3. 三级医院 是跨地区、省、市及向全国范围提供医疗卫生服务的医院，是具有全面医疗、教学、科研能力的医疗预防技术中心。其主要功能是提供专科（包括特殊专科）的医疗服务，解决危重疑难病症，接受二级转诊，对下级医院进行业务技术指导和培训人才；完成培养各种高级医疗专业人才的教学和承担省以上科研项目的任务；参与和指导一、二级预防工作。住院床位在 500 张以上，专科三级医院则在 300 张以上。

三、按服务对象划分

政府医院是对全民提供医疗卫生服务的医院；军队医院、企业医院等，都有其特定服务对象。军队医院经过精简整编，地方病人服务主体逐渐减少；企事业医院在国家要求限期与企事业主体剥离，不再提供运营经费的情况下，也逐渐转变成独立法人单位的企业医院、国企医院、民营医院等，在全民医保条件下，也变为向全民开放的医院。

四、按医院举办人划分

按不同举办人形成不同所有制和不同类型的医院，有全民所有制、集体所有制、混合所有制、个体所有制和中外合资的医院，其分别由不同举办人，如政府、企事业、军队、社会资本等管辖。

（一）政府举办的医院

政府举办的医院是利用国有资产出资，由政府举办的医院，属于事业单位，全民所有制，享受政府对公立医院的补贴。

（二）企事业举办的医院

企事业举办的医院是利用国有资产出资，由企事业单位举办的医院，属于企事业医院，可以归属事业单位，不能享受政府对公立医院的补贴。

（三）军队医院

军队医院是利用国有资产出资，由军队举办的医院，属于军队医院，可以归属事业单位，不享受政府对公立医院的补贴。

（四）社会办医院

社会办医院是利用私有资产出资，社会团体或公司举办的医院，分为非营利性和营利性医院两种形态。

1. 非营利性医院 需要在民政局登记为民办非企业组织，简称民非组织；不属于事业单位，不享受政府对公立医院的补贴，但所从事的是医疗卫生事业，这对民营非营利性医院显失公平。

2. 营利性医院　需要在工商局注册为某某医院公司，属于企业，经营盈利时还需向税务局缴税，不属于事业单位。

（五）混合所有制医院

一些公立医院、企业医院与社会资本融合建立股份制医院，在这种混合所有制形式的医院内，国有资本尚占一定比例。这些医院的身份确认有一定困难，取决于确定合作时的商务和政务谈判约定条件。虽然医院投资主体和举办人变化，但所从事的医疗卫生服务没有变化、医保病人收费价格没有变化，医院仍属于公益服务性质。

五、按医疗机构分类管理要求划分

医疗机构按分类管理要求划分为非营利性医疗机构和营利性医疗机构。非营利性医疗机构在医疗服务体系中占主导和主体地位。

（一）非营利性医疗机构

1. 设立目的　非营利性医疗机构经营的目标是向社会提供基本的医疗服务，满足人民群众基本的医疗需求，提高人民群众的健康水平，体现社会公平，推动社会进步，社会效益是其活动的准则。

2. 经营方式　非营利性医疗机构的经营者必须根据国家的政策规定进行经营，要接受政府的领导。政府对非营利性医疗机构的医疗行为、业务范围和服务价格都有较多的干预。

3. 收益分配的方式　非营利性医疗机构的盈利，只能用于医疗机构的发展或回报社会，如改善就医环境、购置仪器设备等，医疗机构的所有者和工作人员不得从盈利中获取利益。

4. 服务的对象　非营利性医疗机构以群众的医疗需求为导向，提供的是基本医疗服务，服务对象主要是普通群众。

5. 财政补助政策　政府举办的非营利性医疗机构由同级财政给予合理补助，其中大中型医疗机构以定项补助为主，基层医疗机构以定额补助为主。

6. 享受的税收优惠政策　非营利性医疗机构享受相应的税收减免优惠政策。

7. 执行的价格政策　政府举办的非营利性医疗机构，医疗服务价格按扣除财政补贴和药品差价收入后的成本制订；其他非营利性医疗机构的医疗服务价格执行政策指导价。

8. 执行的财务会计制度　非营利性医疗机构执行财政部、原卫生部颁布的《医院工作制度与人员岗位职责》和《医院财务制度》等有关法规、政策；在具体执行中，对政府举办的非营利性医疗机构可委派财务总监；对其他非营利性医疗机构，应制订统一的财会制度，严格执行审计制度。

（二）营利性医疗机构

1. 设立目的 在为人民群众提供优质质疗服务化前提下，追求适当的投资回报、经营利润率。经济效益是其重要准则。

2. 经营方式 营利性医疗机构在经营上具有一定的灵活性，可以自主经营、自负盈亏，可以按照市场需求进行运作。

3. 收益分配的方式 营利性医疗机构的利润由投资者或股东持有，可以用来分红。

4. 服务的对象 营利性医疗机构以市场为导向，提供的通常是能够获得高额利润的特需医疗服务或其他特色医疗服务，如尖端的医疗技术、先进的医疗设备、优雅的就医环境，服务对象是经济条件相对较好的病人。

5. 财政补助政策 非政府举办的非营利性医疗机构和营利性医疗机构不享受同级政府财政补助。

6. 享受的税收优惠政策 营利性医疗机构一般得不到政府的税收减免政策，要照章纳税。但为了支持营利性医疗机构的发展，对于营利性医疗机构取得的收入，需要缴纳所得税，免征营业税。

7. 执行的价格政策 营利性医疗机构的医疗服务价格由经营者根据市场情况自行决定，国家一般不进行干涉。

8. 执行的财务会计制度 营利性医疗机构参照执行企业的财务、会计制度和有关政策。对于营利性医疗机构的财务监督，可由税务部门来执行。

第二节 医院管理景明模式概述

如果没有对管理模式的深入思考，未能把医院管理当作一门科学进行研究和实践，医院的生存和发展就可能会发生问题。如果一个医院未能因地制宜找到适合自身的管理模式，也容易对医院的建设和发展产生不利影响。只有将科学正确的医院管理模式植入医院，才能实现医院各类岗位职责明确、各类人员积极进取、各类资源优化高效、各种管理规范有序，助推医院更好更快地发展。

本模式是以王景明院长为代表的医院管理团队在长达 30 余年的管理改革、创新实践中总结而成，历经军队医院、民营股份制医院、民营独资医院、企业职工医院、政府公立医院等不同内外条件下多次"跃龙门"的新奇历程，既继承了优良传统，又适应新形势、新政策；既有对其他管理办法的集成创新，又对不同体制、机制医院管理办法的原始创新，是一个与时俱进的现代医院管理模式。为了区别于其他模式，我们称其为医院管理景明模式。

一、医院管理景明模式基本内容

医院管理景明模式是以公共所有制理论（混合所有制的特殊形式）为指导，"二权并重"为架构、"三大特征"为核心、"三维管理"为手段、"四方满意"为标准的医院管理模式,简称"12334"模式。它能满足各级各类医院整体运营管理和医院集团快速复制式发展的需要,确保医院实现区域一流、省内领先及国内外知名的"三级梯"发展目标。

一个理论:公共所有制(公共服务)理论。

二权并重:资产所有权、经营管理权。

三大特征:学科精细化分工、护理机场式服务、医院全天候服务。

三维管理:企业化、智慧化、规范化管理。

四方满意:员工满意、顾客满意、社会满意、股东满意。

二、医院管理景明模式基本内涵

(一)公共所有制(公共服务)理论

1. 公共所有制是混合所有制的一种特殊形式　在所有制的形态上,不是国有,就是私有,过于绝对化,需要一种或几种"中间"形式的制度安排,如公共所有制。这里的"公"体现政府,也代表全民;这里的"共"体现社会和具体民众,大多数的事业单位可以向公共所有制的方向改进。企业中,除上市公司已经是公众公司外,许多企业也可以探索公共所有制的形式。

公共服务是指由政府或公众采购的服务,具有行业准入和行业监管严格的特点,如医疗保健、金融、保险、交通运输等服务。不同产权形式的公司,包括公立、民营和介于公私之间的混合型所有制公司等,不管是什么类型的资本,也不管产权比例是多少,只要投资公共服务领域就必须接受行业及物价管理部门统一监管,成为公共所有制公司;投资医院就必须承担向政府和公众提供医疗保健服务的责任与义务,自然成为公共所有制医院。

股份制是能够使从事公共服务的不同类型资本、不同性质所有权相互融合的唯一方式;混合所有制就是通过股权形式实现公有财产与私有财产聚合运作的最基本也是唯一的方式。

2. 政府购买公共服务是对公共所有制医院理论的支持　2014 年 12 月 15 日,财政部、民政部、国家工商总局以财综〔2014〕96 号印发《政府购买服务管理办法(暂行)》(以下简称《办法》)。该《办法》分总则、购买主体和承接主体、购买内容及指导目录、购买方式及程序、预算及财务管理、绩效和监督管理、附则 7 章 39 条,由财政部会同有关部门负责解释,自 2015 年 1 月 1 日起施行。

政府购买公共服务是指通过发挥市场机制作用,把政府直接提供的一部分公共服务事项及政府履职所需的服务事项,按照一定的方式和程序,交由具备条件的社会力量和事业单位承担,并由政府根据合同约定向其支付费用。政府购买服务项目实行"政府采购、合同管理、绩效评价、信息公开"的管理办法。随着服务型政府的加快建设和公共财政体系的不断健全,政府购买公共服务将成为政府提供公共服务的重要方式。

政府购买的服务可以分为两大类:一是政府机构及其工作人员自身消费的服务;二是

政府机构及其工作人员为社会所提供的服务。前者属于政府内部的服务，服务对象是政府机构和政府工作人员自身，后者属于公共服务，服务对象是除政府以外的其他社会机构和公众。

采购目录包含医疗卫生、养老、残疾人等服务。

3. 医院管理景明模式意在突破体制限制大力发展公共所有制医院　长期以来，国内一直存在公有制对其他经济形式的排斥和歧视的玻璃门、弹簧门和旋转门现象，既造成了大量社会经济要素的闲置，又无法形成各种经济形式之间的平等竞争，最终导致国有经济战线太长，效率过低，而其他经济形式的优势得不到充分利用。

基于医疗卫生服务属于公共服务、所有医院是公共所有制服务性质的政策设计和实施，从而不同投资主体的医院具有公共所有制同一性质、平等地位，不再有公立、民营、企业医院之分，医务人员也不再有高低贵贱之别。基于医疗卫生公共服务理论支持，可以有效促进政府对医疗卫生管办分开、推进医生多点执医、支持鼓励社会资本举办医疗机构等一系列改革。

医院管理景明模式正是在公共所有制理论指导下，主张对资产保值增值、对合作方互惠互利、对员工持续提高社会地位和经济待遇等原则，公开、公平、开放地与各种形式的法人主体进行合作，组建各种形式的混合所有制医院或医院集团。特别是国家鼓励扶持非公有医院发展的政策环境下，医院管理景明模式力推的公共所有制医院必将大有作为。

（二）二权并重

1. 二权是指资产所有权与经营管理权　资产所有权是资产所有者最基本的权利，简称为产权，表现为资产管理权和资产分配权。经营管理权是指对所有权人授予的、为获取收益而对所有权人的财产享有使用的权利，主要有经营方式选择权、生产经营决策权、物资采购权、产品销售权、人事劳务管理权、资金支配使用权、物资管理权、其他经营管理权等。

2. 二权并重是指资产所有权与经营管理权同等重要　资产所有权与经营管理权在资产保值增值中的作用同等重要，在企业发展壮大过程中同等重要。资本是基础，经营管理是手段。没有资本，经营管理就没有平台与机会；不懂经营管理，资产就不可能自动保值增值，甚至会成为负资产。

3. 资产所有权与经营管理权的目标一致　资产所有者和经营管理者都期望通过对资产有效经营管理取得最大经济效益，但是有的资产所有者并不善于经营管理，这可以通过引入职业经理人，建立现代企业制度，确保取得资产的最大效益。

为了确保一致性，使职业经理人充分发挥其经营能力，资产所有者可以对经营管理达成的管理和经济效果进行期权奖励，使经营管理者也成为持有一定股份的资产所有者。

4. 二权并重也体现在资产所有权和经营管理权共同取得　在医院集团发展到一定规模时，可以通过购买直接获得产权，可以通过参股控股获得对资产的处分权；对于暂时无法收购、参股控股的医院要将经营管理技术纳入股份，确保集团对医院资产和经营管理的话语权。

二权并重，一方面是保护原有法人主体的权益，确保资产保值增值；同时，也是保护经营管理者的充分权益，使管理者效益通过管理和期权实现。

5. 医院举办人与经营管理权责分开是现代医院管理要求　《国务院办公厅关于建立现代医院管理制度的指导意见》（国办发〔2017〕67 号）明确规定，作为不同的医院举办主体所形成的不同类型医院，如政府医院、大学医院、企业医院、军队医院、社会办医院等，按经营性质还可以划分为营利性医院和非营利性医院等。政府和大学等举办的医院，实行党委会领导下的院长负责制，举办人对医院综合管理明确提出满足社会效益要求，不要求经济效益回报；社会资本举办的医院，实行董事会领导下的院长负责制，要求在获得社会效益的基础上，医院必须获得经济效益，实现盈利。

（三）三大特征

1. 学科精细化分工　推行专业学科细化改革，实施划小核算单位，使三级科室和护理单元成为医疗、护理和经济的自主运行单位，避免以往传统的综合医院以二级学科为主、三级学科划分不明确、学科专业精细化缺乏的弊端，形成"三级学科—二级学科—专科中心"的新格局。通过公开竞聘学科带头人，有利于岗位成才，有利于专业人才引进，有利于调动每个人的积极性。借助数字化使学科精细化分工管理和划小核算单位相结合，激活内部运行与核算机制，实现多劳多得、优劳优得、少劳少得、不劳不得。

2. 护理机场式服务　是指在医护分开的前提下，将医院床位按一定规则划分给若干护理病区，使护理病区作为独立运行单位，工作自主安排，行政管理按"三级学科"运行，是医院护理经济管理的独立成本核算和奖金分配实体。

护理机场式服务把护士长同时任命为病区主任，负责统筹病区护理资源、协调和制订病区管理制度，保障各学科顾客医疗连续性、有效性和可追溯性。有利于护理管理人员的责、权、利的协调统一，使护士长成为护理病区的直接责任人，有利于建立健全配套管理制度，规范调整护理工作流程；合理设置护理岗位，护士角色能级对应。由护理病区分管床位，有利于激活床位资源牵引，实现医院床位资源各学科共享，有利于优势学科做大做强。护理病区作为单独经济核算单位，有利于提高护士主人翁意识，主动拓展护理发展空间，护理病区间展开良性竞争，努力提高效益，实现护理学科建设与医院改革并进，与医院发展同步。

3. 医院全天候服务　通过下放给科主任、护士长每周 40 小时排班权利，弹性安排时间，实现"医院无假日、员工轮流休"，使一部分工作人员可以连续休完假期。通过激活节假日闲置的医疗资源和人力资源，实现医院全天候服务，做到在节假日"所有诊室全部开放、所有检查检验项目全部开展、所有费用不另加收"，既缓解了看病贵看病难问题，还使医院每年额外获得 118 天节假日医疗收入。

（四）三维管理

在数字化时代，我们把医院管理景明模式概括为五维管理，即企业化、数字化、精细化、共享化和规范化。在工业 4.0，即健康 4.0 时代，数字化、精细化和共享化合称智慧化，所以景明模式与时俱进地把五维管理改为三维管理，意味着医院管理景明模式已经进入智慧化时代。

1. 企业化 景明模式推行董事会领导下的院长负责制，实行法人治理结构。压减纵向领导机关层次，实现院长对医院业务和人财物的一元化管理；通过压减管理层级实现管理扁平化，通过划小核算单位实现核算单位最小化管理，使每个行政及业务单位都成为核算单元和利润中心。医院按企业或按事业单位企业化管理，有效激活了内部运营机制，提高工作效率，提高公共服务竞争能力，获得最大经济效益。

2. 智慧化 在健康 4.0 时代，即健康服务智慧化时代，此时的信息化作为智慧化服务的基础出现，通过与精细化融合发挥作用，从过去的以医疗为中心转为以健康为中心全生命周期大健康服务，而且是以互联网+为基础的，全民健康智慧服务体系方式出现的。数字化、精细化和信息互通共享就成为智慧化的主要组成部分。

（1）数字化：医院数字化建设是一把手牵头，以医务、管理和 IT 技术人员三结合为主体的全员工程。一把手不但要亲自抓系统建设，还要亲自用数据讲评工作，提出管理需求，促进信息化建设；充分调动医务、管理和 IT 技术人员积极性，发挥三方人员知识互补作用，使信息建设能够支撑和引领医院业务和管理需要。及时、全面进行 IT 应用和管理模式培训，提高全员人员思想认识和应用水平。医院信息化建设要强调"通用"，"通"是基础，"用"是目的。全院信息必须做到横通互联，实现医院内部不同类别和岗位人员共享、医院外部实现区域协同医疗共享，为医院管理、行业管理和居民全生命周期健康管理服务。云信息服务模式通过医院集团信息云平台建设，实现云桌面推送业务服务和管理模式，明显缩短医院信息化建设初始化时间，借助 IT 快速实现信息化管理、绩效考评、数字说话。

数字化医院是以网络化管理为基本模式，以信息为医院发展的基本动力，以信息技术为增强医院竞争实力的基本手段，以信息化建设为医院发展的新的增长点，以信息文化改变着人们教育、工作方式和思想观念的新兴群体形态。

（2）精细化：通过专业细化和核算单位最小化，通过信息化手段使业务单位与核算单位融为一体，使学科建设获得绩效支持，促进学科发展，同时使绩效奖励也有了明确方向。精细化绩效管理体系是基于数字化平台，以成本核算为基础、质量管理为根本、效率优先、指标简化、突出学科建设动态管理重点为基本构架，实现全院物力资源共享、社会效益和经济效益齐头并进。

（3）共享化：在智慧化时代，强调在信息化条件下实现健康服务利益攸关方的各行各业，能够实现信息互通、利益共享。通俗讲就是大健康服务+互联网。

1）建立医疗联合体运营管理中心，公立医院通过医联体、医共体对医院进行人才、技术、市场、设备、学科建设等资源共享；民营医院通过参股、控股、委托经营管理等多种方式，实现不同类型和级别医院联合体，进行统一管理模式培训、考核，形成真正意义上的集团化。

2）建立医疗联合体集团物流中心，实行集中统一的招标、采购、配送、付费管理，形成集团采购和专业管理优势。

3）建立云信息服务中心，实现医联体、医共体统一信息支持、统一云 HIS 服务，实现信息化与精细化管理融合，实现在健康服务信息系统内的任何人，在任何地点、可以做任何业务，提高集团智慧医院服务和管理能力、提高医院核心竞争能力。

4）建立"医生联盟"服务中心，为医务人员和医院管理人才提供自由执业信息咨询，提供多点执业场所，提供对顾客、医院、公司执业的优势平台，提供医务人员相互学习、交流机会，保护医务人员合法权益。

3. 规范化　依据国家各级卫生健康委员会（以下简称卫健委）有关文件和医疗护理操作常规，对医疗流程进行优化并进行 ISO9000 认证，对医院组织体制进行重构，制订适宜公共所有制医院惯性运行和调度运行的制度体系，实现医院每项工作都有法可依、有章可循，出现医疗事件有据可查。规范化可以使医院从模糊管理变为精细化管理，使能人管理及经验管理变为制度管理及文化管理，保障医院持续稳定快速发展。通过规范化，使医院各管理层级形成办事有标准、做事有程序、过程有记录、落实有反馈的管理模式。

（五）四方满意

医院管理景明模式把员工、顾客、社会和股东四方满意作为衡量医院发展好坏的基本标准。

1. 员工满意　员工是医院发展的主力和动力。员工满意主要体现在：一是事业平台明显改善。竞争上岗机制让所有人都有机会，都有合适的位置；集团化发展提供集团内部晋升和跨地区交流，让有思路的人有出路，有作为的人有位置，有创新的人有发展，让干事业的人有舞台。二是快速提高医疗技术。集团将通过改善硬件条件，组织培训，提供学习进修机会，扩大业务量，帮助员工快速提高业务技术，争取业务技术跟国际国内一流医院对接。三是经济条件明显改善，保证现有待遇不变，绩效持续增长。四是宽松愉快的工作生活环境。

2. 顾客满意　景明模式把医院接诊的健康、亚健康和疾病状态三类人员统称为顾客，主动对顾客实施全生命周期健康管理。没有顾客的满意，我们就没有发展的空间和市场。顾客满意主要体现在以下几个方面：一是服务满意，通过标准化的服务，让顾客次次都满意；二是疗效满意，用较高医疗技术水平，切实解决顾客的就医需求；三是就医体验和环境满意。

3. 社会满意　卫生行政管理机关和医疗保险等第三方付费部门对医院经营管理的满意程度，决定医院等级评定、收费标准制订、是否向医疗机构采购服务并及时支付等。医院应该规范经营、积极实施数字化管理，与相关部门主动接轨，赢得信任，让卫生行政机关和监督部门省心、放心。

4. 股东满意　主要指医院举办人、投资人首先能够获得社会美誉，还能实现资产保值和增值，对于社会资本还可以使每个股东得到合理经济回报。

三、医院管理景明模式的形成和特点

（一）从医院管理景明模式产生的时间跨度来看

王景明院长1998 年到邯郸钢铁股份有限公司学习绩效管理，已经率先思考医院企业化管理。20 多年来，伴随着国家医疗卫生行业计划经济、市场经济和全面医保的 3 次历史性的改革调整，伴随着医院管理从粗放化到信息化，再到智慧化，医院管理景明模式从思考摸索、实践探索、归纳提炼、实施检验到复盘形成，用了 20 多年的实践检验，有利于景明模式的科学成长性。

（二）从医院管理景明模式创立者的职业经历来看

院长的思维层次、管理能力、执行能力决定了医院管理模式植入的全面性和彻底性。当前中国，医院院长的产生途径主要是学科专家型院长，真正职业经理人身份的院长并不多，而既懂医学专业，又懂医院管理，更懂企业管理的院长，更是少之又少。以"学而优则仕"遴选方式走上院长岗位的医学专家，没有实时走上院长职业化管理之路，仍将大部分时间和精力用于钻研医学科学。在公立医院管理体制、运行机制、管理流程基本固定的情况下，医院大多是惯性运行管理。王景明院长当过赤脚医生、卫生员、外科医生、医务处副主任、主任，以及医院副院长、院长，从事医疗和医院管理工作 40 多年，既有普通医生的一线经历，也有部门管理的丰富经验，更有驾驭医院的多次实践。从科室到机关再到领导，全岗位全流程进行过历练；对中国医院管理既有宏观的思考，又有对改革发展前瞻的判断，更有对医院运营全面的把握。任职经历的多样性，有利于医院管理景明模式的实践可行性。

（三）从医院管理景明模式实践检验来看

王景明院长运用景明模式，在军队医院、公立医院、民营医院、企业医院、合资医院都有推行尝试，在营利性、非营利性医院都有过推演操作，在二级、三级等大小医院都有检验评估，并取得巨大成功，实现了医院的社会效益、经济效益、品牌效益的全面提升，对不同医院的属性特征，有全面深入的洞悉和把握。这些都有利于景明模式在各类医院推广的兼容性。

（四）从医院管理景明模式发展趋势来看

当前医院管理企业化已经成为一种行业大势，不仅是国家政策导向，更是医院发展趋势。多年来，王景明院长既是上市公司的高管，又是医院管理公司的创始人，是企业家中懂医院管理的专家，也是医院院长中懂企业管理的医务人员。走进企业，思考医院的企业化管理；走进上市公司，推行医院企业化管理，有利于景明模式引领医院变革的前瞻正确性。

（五）从医院管理景明模式构成来看

医院管理景明模式，其内容涵盖医院管理的方方面面，从组织架构、服务模式、运营流程、绩效管理、活力激发、信息建设、智慧医院等方面，成系统、成体系的对现代医院建设发展进行全方位驾驭，可以说该模式方向性、前瞻性、指导性、创新性、操作性十分强，同时也有利于该模式落地的体系全面性。

第三节 医院管理景明模式推广实施

一、标的医院尽职调查

医院管理景明模式，是根据现代医院制度建设规则进行实践而形成的一套科学、先进、完整，适合不同类型、不同级别医院的管理体系。对于管理体系相对落后、效率效益整体偏低、已有一定业务规模的医院，适合整体引进这套管理模式，可以促进医院快速持续性发展。对总体上管理思路清晰、效率效益较好的医院，可按互补性原则，部分引进、借鉴这套管理模式的核心部分内容，如护理机场式服务、学科精细化分工、医院全天候服务、企业化管理等内容。

（一）尽职调查

尽职调查亦称审慎调查，是指在收购过程中收购者对目标公司的资产和负债情况、经营和财务情况、法律关系及目标企业所面临的机会与潜在的风险进行的一系列调查。尽职调查是企业收购兼并程序中最重要的环节之一，也是收购运作过程中重要的风险防范工具。在调查过程中通常利用管理、财务、税务方面的专业经验与专家资源，形成独立观点，用以评估并购优劣，作为管理层的决策支持。调查不仅限于审查历史的财务状况，更着重于协助并购方合理地预期未来，同时调查也发生于风险投资和企业公开上市前期工作中。

1. 尽职调查目的

（1）查证、核实被调查对象的真实情况：包括对方的主体资格是否合法、合格；对方的资信状况是否良好；对方的财产权属是否有瑕疵；对方的经营状况是否正常，以及对方可能存在的风险等，以确保双方交易安全和交易目的的实现。

（2）为签订医院合作协议等提供依据：当一家医院决定整体引进医院管理景明模式后，首先要对该医院的资源状况进行整体、全面的调查研究，摸清家底，分析优势与劣势，为制订科学、正确的整改实施方案做好充分准备，也为医院管理景明模式在医院发展中所起到的作用评估划定基础，为医院咨询、委托管理或承包经营协议签订等提供依据。

2. 尽职调查内容

（1）主体合法性调查

1）医院或公司基本情况：查看医院或公司最新的经当地工商局当年年检的营业执照，以及当地民政局、卫健委、残疾人联合会（以下简称残联）批准的营业执照。

目的：查看对方是否为独立法人；注册资金为多少及是否全部缴足；经营范围是什么；公司存续期间有多久（看营业执照的有效期）、是营利性医院还是非营利性医院，批准床位规模，是否已经验收、评审等。

查证方式：对方提供或向登记的工商局、民政局、卫健委、残联调查。

2）医院或公司经营许可文件：公司经营业务涉及行政许可或特许经营的，还应查验相关的资质证明、经营许可证、生产许可证或许可文件等。

目的：了解对方所开展的业务是否合法、合规，有没有非法经营，如卫健委对医院学科开设设置许可、开设名称与批准的名称是否一致，是否经过校验等。

查证方式：对方提供，必要时可向相关主管部门或颁证机构、许可单位查证。

3）医院或公司最新的章程

目的：核实营业执照上的内容是否与章程内容一致；对方哪些对外行为需要经特别决策程序，如经股东会或董事会授权；了解公司的治理结构等、院长授权范围及行使程序。

查证方式：对方提供或向工商局调查。

4）医院或公司的历史沿革：包括医院或公司设立时和历次变更的营业执照；医院或公司设立时和历次变更的合同、章程；医院或公司设立时和历次变更时审批机关的批复和批准证书；医院或公司设立时和历次注册资本变更时的验资报告（如存在以非现金资产出资的，还需查看相关资产的评估报告、产权证明或使用权证明）；医院或公司设立以来股东结构变化的情况、重大资产重组情况，以及这些行为的具体内容及所履行的法定程序。

目的：主要了解医院或公司的设立及变更过程是否合法、有无瑕疵；医院或公司的注册资金是否到位；实物出资是否合法、有无瑕疵；医院或公司股东变化和重大重组行为对公司业务、控制权及管理层，以及经营业绩是否构成影响等。

查证方式：主要是向当地工商局、民政局、卫健委、残联等部门调查。

（2）主要财产状况调查

1）医院或公司房产状况：包括房屋面积、土地面积、建筑面积、地理位置、所有权人、年限、抵押情况，最大床位展开规模、现在使用规模、医疗设备总值、百万元以上设备台件等。

目的：了解对方房产是否合法拥有，有无权属瑕疵和他项权利，以及根据房产的年限估算房产的原值、累计折旧、净值等，根据医院房屋、设备设施情况，分析经营现状和可持续发展能力。

查证方式：对方提供房产清单及房产证、现场查看、向房产登记部门查询。

2）医院或公司土地使用权状况：包括土地面积、地理位置、使用权人、性质（划拨或出让）、使用年限、抵押情况；土地使用权证；土地使用权出让金支付凭证等。

目的：了解对方土地使用权是否合法取得，权属是否有瑕疵和他项权利，能否转让、是否存在争议等。

查证方式：对方提供、现场查看、向土地管理部门查询（特殊房产：①未办理产权证的房产，应调查该房产的批准建设文件，如规划许可证、施工许可证等；②租赁的房产，应查看租赁合同及房产证）。

3）知识产权状况：包括商标、专利、著作权等相关证书、保护期限、质押情况、许可使用情况等。

目的：了解知识产权是否合法所有、价值状况及能否转让等。

查证方式：对方提供，并向国家商标局、专利局、著作权登记机构查询。

（3）资信状况调查

1）医院或公司最近 3 年的年度会计报表及审计报告。

目的：了解医院或公司最近 3 年的经营业绩。

查证方式：对方提供，并向审计机构核实。

2）医院或公司最近 3 年的纳税凭证。

目的：了解医院或公司的盈利能力，是否依法纳税、有无欠税等情况。

查证方式：对方提供，并向税务机关核实。

3）医院或公司的开户银行及最新的银行对账单。

目的：查看医院或公司的现金流和存贷款情况。

查证方式：对方提供，并向银行核实。

4）医院或公司的资信评级、银行授信额度等情况。

目的：了解医院或公司的资信等级。

查证方式：对方提供，并向评级机构核实。

（4）债权债务情况调查

1）主要债权有哪些。分别列出主要债务人的基本情况、债权金额、产生原因、账龄、履行期限、有无担保、有无争议等。

目的：分析其债权风险系数，是否已成或可能成为坏账。

查证方式：对方提供、向债务人核实。

2）主要债务有哪些。分别列出主要债权人的基本情况，债务金额、产生原因、账龄、履行期限、有无担保、有无争议等。

目的：了解其负债状况、评价其偿债能力，判断其有无资不抵债或不能偿还到期债务的风险。

查证方式：对方提供、向债权人核实。

3）对外担保及或有债务情况。所有交叉担保和反担保的细节及相关法律文件，包括担保人、债权人、债务人、担保金额、担保方式、担保范围、担保期限等。

目的：掌握其可能存在的较大的风险。

查证方式：对方提供、向相关方核实。

（5）公司治理状况调查

1）医院或公司的组织结构说明，各项管理制度。

目的：了解医院或公司组织架构、科室设置是否合理，制度是否完善，管理是否科学，医院优势科室有哪些。

查证方式：对方提供。

2）医院或公司发展战略与目标：包括公司发展目标的定位、长远发展战略、具体业务计划；公司实现未来发展计划的主要经营理念或模式、假设条件、实现步骤、面临的主要问题等。

目的：了解公司未来发展方向。

查证方式：对方提供。

3）劳动关系和人力资源状况：包括员工总数、工龄结构、学历分布、劳动合同签订情况，以及公司为员工购买、缴纳社会保险的情况。

目的：了解医院或公司人力资源成本、人力资源竞争力及可能面临的来自员工方面的负担问题。

查证方式：对方提供、向劳动与社会保障部门查询。

（6）对外投资情况调查：医院或公司所有全资或控股子公司、分支机构、参股公司的合法设立、经营的有关说明和证明文件，包括投资协议、公司章程、验资报告、营业执照等文件。

目的：了解公司的投资规模、投资结构，以及投资行为是否规范。

查证方式：对方提供、向工商局调查。

（7）关联交易情况调查：医院或公司的所有关联方（分别列示采购与销售），以及最近几年发生的或协议将发生的关联交易类型、定价依据和价格、数量和金额、占同类交易总金额的比例。

目的：了解公司业务与关联方的依存度，以及关联交易对公司经营的影响等。

查证方式：对方提供、向关联方调查。

（8）重大争议事项调查：尚未了结的重大诉讼（仲裁）案件、医疗纠纷赔偿诉讼案件、医保经费滞付、拒付情况、患者医疗费未结情况、行政复议、行政处罚程序，应了解诉讼（仲裁）、行政复议、行政处罚程序的当事人、争议金额、争议事由、程序进展现状。

目的：掌握可能存在的较大的风险，分析重大争议事项对公司的影响。

查证方式：对方提供司法机关或政府部门出具的法律文书，向有关机关或当事人核实。对将要发生的重大争议事项也应有所掌握。

说明：以上所列举的尽职调查内容并非适用于所有交易行为和业务活动。一般比较简单的交易行为可能不需要调查这么多事项，而那些重大的、关系复杂的、风险比较集中的交易行为或业务活动，所要调查的内容及深度可能要超出上述所列举的范围。如实践中，某些情况下可能还要调查对方已签订但尚未履行或正在履行的重大合同，或向海关、外汇、金融监管、地方国家发展和改革委员会（以下简称发改委）、地方国有资产监督管理委员会（以下简称国资委）等部门调查有关事项等。总之，实践中应根据业务开展的实际需要来决定尽职调查的范围和调查的深度。

（二）尽职调查提纲

1. 一般资料

（1）医院基本情况概述。

（2）医院公司及其下属机构的结构图。

（3）一般性文件，包括但不限于以下几类。①医院成立批文和改制批文；②医院营业执照、机构代码证、税务登记证；③资质证明，如等级综合医院、医保定点及其他经营需要的许可证明；④医院公司章程及其他内部管理规则；⑤注册资本、股东出资及验资等资料；⑥股东名册，股份转让登记名册，抵押登记册（如有）；⑦土地证，各类房产证；⑧改制以来股东大会决议记录；⑨改制以来董事会决议记录；⑩医院改制以来的一切重大发展事项的资料。

2. 股东

（1）截至目前的所有股东及股权比例。

（2）各股东之间的关系（独立或关联）。

（3）股权变动的历史沿革。

（4）有关股权转让的合同及凭证。

3. 重大合同及关联交易

（1）重大合同：①设备采购合同；②药品及耗材采购合同；③建筑及装修合同；④租赁合同；⑤借贷合同；⑥抵押及担保合同；⑦管理层聘用合同；⑧其他服务合同。

（2）关联交易：详细披露公司与关联人士（含股东、联营机构、董事及管理层）的关联交易（如采购、供应、租赁和其他服务的协议）。

4. 财务资料

（1）过去 3 年的财务报表。

（2）主要资产清单。

（3）主要债务清单。

（4）或然债务。

（5）抵押及担保（如有）。

（6）税务及政府收费。

（7）财务管理制度。

5. 土地及房产

（1）医院拥有的土地及房产清单（注明有无临建）。

（2）医院拥有的土地证，有无租赁土地及凭证。

（3）医院拥有的房产证，有无出租和承租房产及凭证。

（4）购买土地及房产的合同及凭证。

（5）在建工程情况。

6. 业务状况

（1）医院各部门、各医疗业务的分类明细。

（2）过去 3 年的收入和成本构成（前 10 项明细）、医院经营保本点，盈利科室有哪些。

（3）过去 3 年前 10 项药品明细。

（4）过去 3 年前 10 项耗材明细。

（5）过去 3 年的门诊、住院统计，门诊次均费用、住院患者平均收费。

（6）过去 3 年各医疗业务的收入、成本、毛利润、收费价格。

（7）目前执行的医保政策，不同区域、不同人员报销比例、门槛费，是否有医院报销总额限制。

7. 信息化管理

（1）信息科设置、分工、人数，学历、职称，绩效考评方法。

（2）医院信息系统（HIS）管理组织、信息科业务归口医院领导。

（3）在用 HIS 及各子系统共有多少，各自 IT 供应商，列表说明。

（4）医院人员、财务、物资、设备设施、医疗工作，是否存在部门、人员、业务信息孤岛，列表说明。

8. 人力资源

（1）组织架构图。

（2）公司董事资料。

（3）管理层（院级领导）及分工。

（4）职工分类（按科室）统计表。

（5）职工分类（按职称）统计表。

（6）职工福利计划（如有）。

（7）考评和奖惩制度。

（8）职工退休金。

9. 保险 提供有关各类保险资料，包括但不限于以下四类。

（1）财产保险。

（2）员工保险。

（3）第三者责任险、医疗责任险、医疗意外险。

（4）有无未解决的保险索赔。

10. 诉讼

（1）改制以来发生的所有诉讼、调解、争议、索赔及政府调查（包括已解决和未解决的）的资料。

（2）已知的将来有可能发生的诉讼和仲裁的任何资料。

11. 医院发展计划 医院近 3 年的年度工作总结和计划。

12. 医院品牌建设

（1）医院愿景：医院发展战略目标，医院精神、经营理念、医院广告语。

（2）医院标识（VI）：基础颜色、医院标志、视觉识别物料。

（3）对外公共关系：是否有专人或部门管理，促销活动、公益活动、文化手册、宣传渠道。医院网站、手机 APP、手机公众号等新媒体使用情况，线上形象、线下反响。

（4）医院品牌对医院管理的持续改进情况。

（三）尽职调查报告

在全面、深入调查的基础上，对医院现状进行认真分析，结合拟合作方式，引进管理模式等主要方面，提出医院经营管理的整改建议，形成正式的资源调查专题报告。

如属医院兼并的集团化运作，结合尽职调查，以尽职调查报告为基础进行整理、定稿。

附：关于××市××区人民医院尽职调查报告

1. 目录
2. 基本情况
3. 组织架构和管理
4. 医院老区业务发展及财务状况
5. 医院新区建设及功能设置情况
6. 评估和建议
7. 备查文件

二、医院管理景明模式植入

（一）管理模式对医院发展的适宜性

1. 承认现状　发现问题是水平，解决问题是能力。有的人发现问题的水平很高，解决问题的能力很低。满眼都是问题，就是解决不了，似乎发现的问题越多，解决不了问题的借口就越多。

（1）认真分析医院发展、学科建设在县区域、市域、省域所处位置。

（2）与级别、规模相近的医院进行比较，在员工个人收入、业务发展、医院整体规模、社会美誉度等方面具有哪些优势、劣势？

（3）医院近2年发展是在上升，还是停滞不前，抑或正在走下坡路？

（4）医院管理是否体现以人为本，人尽其才、物尽其用？

（5）医院、机关、科室领导体制，决策机制是否适应现代医院发展？想过改变吗？

（6）医院人才是否存在引不来、留不住现象？医院是否有事业留人、感情留人、适当的经济待遇留人的机制？

（7）个人职业规划与医院发展是否一致？是否毛遂自荐职称晋升或主任提拔？

（8）是否存在"外来的和尚会念经"，"请来了女婿气走了儿子"的现象。来的女婿没干好，走了的儿子在其他单位干得很漂亮？

2. 不甘于现状

（1）我差吗？同学、同事、战友专业有发展，经济收入有增长，我与他（她）们比较，强，强多少？差距，差距在哪里？想改变吗？怎样改？

（2）我的科室专业差吗？医院专业科室划分较多，总是看别的科室好，毕业分配或新调入医院，哪个科室发展的好，大家都往一处挤，没有分到好科室，觉得是自己门子不硬，领导不重视。其实差的科室干出来的机会更多。

（3）我的医院差吗？不同医院之间发展水平、员工待遇差别很大。且不论公立民营医院之间差距，公立与公立医院比，或民营与民营医院比，差距也是很大的。别人的医院好，是奋斗图强的结果。我们要下定立足当下的决心，爱岗敬业才是出路，才是正路，才是我们自己的路！

（4）医院所在区域差吗？富庶地区有穷人，贫穷地区有富翁。事在人为，一个医院存在的本身就说明它的存在价值，就说明这个区域人口数量、整体健康状况、医疗水平对医院的需要。

在非洲推销皮鞋的案例对健康服务市场培育具有借鉴意义。一家美国著名的皮鞋公司，准备开发非洲市场，同时派两个独立调查组到非洲考察。

甲组推销员向公司报告："建议不要开发非洲皮鞋市场，原因有两条，一是非洲人有不穿鞋的习惯，连鞋都不穿，就不用说穿皮鞋了；二是当地人穷，买不起皮鞋。"

乙组推销员向公司报告："建议加大非洲皮鞋市场开发力度，原因有两条，一是非洲人口众多，那么多的人都不穿鞋，仅有一定比例人群穿皮鞋，市场前景就会很乐观；二是非洲的经济发展很快，我们可以在非洲制作皮鞋，减少材料采购和皮鞋运输成本，对这部分买不起皮鞋的人同样是一个巨大市场。"

这个皮鞋推销案例说明不同的思维方式，会产生截然不同的看法、不同的解决问题方法。公司总部采用了乙组推销员意见，这家公司在非洲皮鞋市场赚得盆满钵满。

医院所在区域不管是穷或富，都有发展机会，市场＝人口＋购买力＋购买欲望。也正是所谓的"思路决定出路，视野决定高度"。

（5）希望医院管理改革吗？愿意承担改革风险吗？任何改革都有风险，尽管我们的改革是为了提高医院竞争能力，促进医院发展，但它毕竟是一个管理体系植入的系统工程。更换一个同品牌的手机，我们还会有短暂的不适应，更何况是一个管理系统的升级改造呢。

改革是一个利益再分配的过程，岗位再调整的过程，涉及医院全体人员。在涉及个人利益时，我们能否做到不当场外指导、教练员、裁判员，而是要当好医院改革的运动员呢？

3. 勇于改变现状 医院发展一是需要发挥团队精神，才能实现"从弱到强、从强到刚"、提高医院发展竞争能力。二是从来就没有什么救世主，也没有神仙皇帝，要创造我们的小康幸福，全靠我们自己。即便是引入先进管理模式，依靠的仍然是我们自己。正所谓"国家兴亡匹夫有责"，"医院兴衰员工有责"。

（1）明确医院发展战略目标。根据医院所处区域、医院等级、周围人群和疾病谱特点、与同业竞争优势和医院举办人对医院建设投入能力，确定医院发展目标，明确学科建设方向。

"努力建设区域一流、省内领先、国内知名智慧医院！"是景明模式对不同类型、级别医院共同建设的目标。可以分别采取高起点运行和自我滚动式发展之路。

1）采取高起点起步做法。通过高大上手段，建设高等级医院及就诊环境、引进优秀人才及技术、购置尖端医疗设备设施，迅速占领高中低端医疗市场，这在大型公立医院是一种常态。对于民营医院高起点起步做法，需要支付人才引进高额费用，但医疗市场并不一定同步响应。由于医保收费限制、高端人才多点执医的事实限制，以及目前看病基本上是"看庙不看和尚"，虽然已经有名医出诊，大多数病人对民营医院尚有偏见，致使民营医院举步维艰，在医疗卫生行业快速实现投资效益回报，不可能像在某些行业一样轻而易举。

2）采取自我滚动发展方式。目前这在民营医院是一个普遍现象。由于医疗市场的封闭性，有些前后政策的不一致性，对社会资本投资医院的法律环境、政策环境尚未形成，一些没有经济实力的公司投资或举办医院，境外及国外资本投资医疗卫生行业者很少，已经进入者也步履维艰，作者在香港医院管理公司体会颇深。一些国内房地产、矿业公司凭借强大的经济实力进入医疗卫生行业，在医院药品、耗材、设备供应上，投资人也获得了可观的回报。随着国家物流供应两票制的建立和国家医疗保障局（以下简称医保局）的成立等，即将刺破民营医院投资泡沫。如药品招标，过去是当地卫计局招标、社保局买单、医院付费、发改委管政策、物价局定价格，患者发牢骚的六龙治水乱象，一开始规定任何部门，包括医院不准进行二次议价；之后又要求医院必须进行二次议价。

医保局的成立，使药品招标、买单、付费都由一个部门完成，加上两票制、按病种付费等改革，使医院投资人在医院物流获利的空间逐渐被挤压，民营医院抛售潮流会在 2020 年上半年达到高潮，因为那个时候医保局已经可以完全履职进行物资招标管理，随之而来的，一些只经营 1～2 个盈利药品的医药公司就会转行或倒闭。

依靠现代医院管理和学科建设，是医疗卫生行业、大健康产业健康发展的必由之路。

（2）引进现代医院管理模式。所谓现代医院管理就是现代企业管理，涉及组织架构、岗位职责、工作流程、绩效考评、学科建设、医联体/医共体、私人医生/家庭医生、全员竞聘上岗等核心管理模式引进。

我们应该从一个体系建设进行思考，引入现代医院管理模式。如基于数字化平台以全成本核算为基础的绩效管理，就必须把医院作为一个整体，把医院预算和支出统筹考虑，实现医院与科室核算一致，"五全管理"，即全员、全部门、全流程、全要素、全成本核算的落实，在医院整体管理中就显得尤其重要。单独冒进的，只见树木不见森林的模式引进，虽然也能促进医院发展，解决一些管理问题，但对现代医院管理经营的某些方面可能是有害的。

医院管理景明模式源自邯郸钢铁股份有限公司的"模拟市场，成本否决"，在多家不同类型、不同级别医院获得推广应用，已经成为一个成熟的管理模式，但也需要与医院的实际情况相结合，才能继承发扬光大。

（3）实现个人与医院共同成长。医院核心竞争力是人才的竞争。一个人作用的发挥，受很多因素影响，故"千里马常有，伯乐不常有。"不管是单位人还是自由职业人，对于现代企业管理特别强调"契约精神与共同愿景"。爱岗敬业，遵守契约，是职场人员基本遵循和实现个人职业规划的根本。

"医院愿景"是一种由组织领导者与组织成员共同形成，具有引导与激励组织成员的未来情景的意象描绘，在不确定和不稳定的环境中，提出方向性的长程导向，把组织活动聚焦在一个核心焦点的目标状态上，使组织及其成员在面对混沌状态或结构惯性抗力过程中能有所坚持，持续依循的明确方向、步骤与路径前进；并且借由愿景，有效培育与鼓舞组织内部所有成员提升职能，激发个人潜能，促使成员竭尽全力，增加组织生产力，达到顾客满意度的组织目标。因此，愿景受到领导者及组织成员的信念和价值观、组织的宗旨等影响，是一种对组织及个人未来发展预期达成未来意象的想法，它会引导或影响组织及其成员的行动和行为。

根据医院发展战略进行的组织重构、流程优化、三级分科、医护分开管理、全员竞聘上岗改革，为医院每一个人提供了展示个人才华的机会。可以跟随志同道合人员在一个核算单元开展自己愿意钻研的学科业务；也可以让其他同事来支持自己做学科带头人，形成一个新的团队，共同开展新的医学业务，实现个人与团队、个人与医院、团队与医院共同成长。

（4）医院发展要达到四个满意。

1）员工满意，员工的技术水平和服务态度通过健康服务过程传递给顾客。员工主动作为和热心服务可以为医院创造价值，反之也可以造成顾客向医院投诉。

2）顾客满意，提高顾客对医院就诊环境、医疗技术、医疗收费、服务态度、就诊效率等方面满意程度，争取使每一位就医人员，一次就诊就成为医院忠诚顾客，通过忠诚顾客带动，使一些观望顾客也主动加入到被服务行列。

3）社会满意：反映在具有监管职能部门的结果检查和过程管理。卫健委、医保局、民政局、残联、商业保险公司等部门的行业要求，医院要认真贯彻执行，通过信息共享使监管部门参与医疗过程管理，把利益博弈变为利益共享。

4）股东满意：对公立医院和民营医院的举办人或投资人股东，要确保在规范经营基础上，实现社会效益和经济效益双丰收。

（二）引进实施具体步骤

景明模式引进实施计划可见表 1-1。

1. 宣传动员　医院管理景明模式的整体引进实施，对任何一家医院都是一件历史性的重大事件，对所有员工，特别是医院管理层的思想冲击非常强烈。所以及时做好宣传动员工作意义十分重要，必须引起相关各方的高度重视，提前做好充分准备，以求达到事半功倍的效果。

（1）及时召开各级宣传动员会。

主要包括：全员动员大会、领导干部动员宣讲会、机关职能部门新模式引进工作专题宣贯辅导会、科室领导改革方案征求意见会等。

通过这些会议，最大限度地让全院各级各类人员认识到全面引进景明模式的必要性、可行性和优越性，特别是与自身相关事项，要充分的了解、理解，以便其积极配合、主动参与、成为推动改革的促进力量。

（2）充分利用各种媒介宣传造势。

要通过悬挂标语、电子屏幕、内部网站、院报、APP 等医院现有的各种宣传手段，大力宣传这次引进景明模式的重大意义、医院的三阶梯发展目标、医院要打造的核心文化理念等内容，做到人人了解、个个参与。

还要对曾经对医院发展做出贡献，现在已经到其他医院、外地工作的医务人员进行宣传，欢迎这些人员"回家"建功立业。

发布向社会招聘医务人员广告，输入医院发展新鲜血液，加快实现医院发展战略目标。

（3）宣传动员的主要内容包括以下内容。

1）医院管理景明模式的核心内容。主要包括现代医院管理基本知识，"12334"诠释。

2）医院发展战略目标。结合医院实际，制订医院及科室发展方案、个人职业规划，实现战略目标与战役部署和战术动作相结合的分级分部落实办法。

3）医院发展人才观。如"赛马不相马、人人是人才"，"让有思想的人有出路、有作为的人有位置、有创新的人有发展、让干事业的人有舞台"。让高年资医生护士都能报名竞聘上岗，或实现向医院输送医院发展、学科建设、科室管理意见机会，提升员工对医院发展参与度，提升管理水平。

4）竞聘上岗的目的意义和操作方法。根据经营管理总体思路，医院对组织架构和学科进行重组和细分。医院对机关按企业生产、产品销售和管理服务三个类型进行设置，医务护理部属于生产管理和组织部门，也是管理服务部门；人事行政、财务运营部属于管理服务部门，健康服务公司属于医疗健康服务市场拓展部门，物业公司参照社会化和市场化管理办法，实行企业化管理。对已经确定编制的公立医院，采取职能任务划分的方式，实现医院经营管理以医院发展为中心，实现每个组织都是成本核算单元和利润贡献中心。医院按三级科（含护理病区）、二级科、学科中心进行学科建设设置。每个医院人员要按医院公布的学科设置，选择自己喜爱的专业学科进行报名；达到 3 个人的专业学科，通过竞聘上岗方式产生 1 个三级科主任，2 个相近专业的三级科组成 1 个二级科，二级科主任从三级科主任中，通过竞聘上岗方式产生。2 个相近专业的二级科组成 1 个学科中心，学科中心主任从二级科主任中通过竞聘上岗方式产生。

5）信息化管理、全成本核算绩效管理等先进管理方法内容介绍。

2. 引进实施阶段　总时间一般为 6 个月以内，在集团总公司派出的管理领导小组直接领导下开展工作，以医院管理景明新模式各项内容全部实施到位、能够正常运转为基本达标要求。这一阶段是景明模式实施的关键时期，它对景明模式引进成功与否有决定性作用。

3. 巩固提高阶段　时间为 6~12 个月，由医院本地化领导班子在集团总公司的督导下，按照总公司与医院领导班子共同确定的管理目标和制度要求负责医院日常运行管理工作。

4. 可持续快速发展阶段　一般在新模式整体引进 12~18 个月之后，医院领导班子在集团总公司的授权式管理下负责医院整体运行管理工作，医院的服务能力、经济效益、品牌形象都进入到可持续快速提升的发展阶段。

表 1-1　景明模式引进实施计划

医院管理景明模式整体引进实施计划一览表（第一阶段）

序号	项目名称	分项名称	时间安排（以接管之日起算）
1	尽职调查		
1.1		初步调查报告	接管前 1 周左右

序号	项目名称	分项名称	时间安排 （以接管之日起算）
1.2		完善修正调查报告	3 天内完成
2	制订发展目标		接管前完成
3	制订实施计划		第 1 周
4	宣传与培训		
4.1		召开实施医院管理新模式全院动员大会	3 天内
4.2		对院领导及机关领导进行新模式培训	5 天内
4.3		对职能部门进行新模式相关工作专项培训（以请集团专家到医院现场培训为主）	第 2～8 周
4.4		派出骨干到基地医院进行专项短期培训	第 5～26 周
5	组织体系重建		
5.1		确定新组织结构方案	5 天内
5.2		制订、公布全院竞聘上岗实施方案	1 周内
5.3		完成全院领导岗位竞聘工作	3 周内
5.4		持续局部微调、完善到位	4～8 周
6	绩效体系建设		
6.1		成立绩效方案制订小组	第 1 周
6.2		进行绩效管理模式培训（核心小组）	第 2～3 周
6.3		形成本院绩效管理方案讨论稿	第 3～4 周
6.4		组织完成基础数据整理工作	第 3～6 周
6.5		对独立核算科室领导进行绩效管理培训	第 5～6 周
6.6		绩效管理方案试运行	第 2 个月开始
6.7		绩效管理方案定稿运行	第 4 个月开始
7	信息系统建设		
7.1		确定信息系统建设方案	接管后 2 周内完成
7.2		完成信息系统建设资源组织工作、形成实施计划	第 3～4 周完成
7.3		全面启动信息化建设组织实施工作	第 2～3 个月
7.4		全面开展信息化应用培训工作	第 2～3 个月
7.5		信息化建设满足绩效管理试运行基本需求	第 2～3 个月
7.6		信息化建设满足绩效管理全部需求	第 4 个月
7.7		信息化建设达到设计标准80%以上	第 4 个月
7.8		信息化建设达到设计标准90%以上	第 5 个月
7.9		信息化建设达到设计标准98%以上	第 6 个月
8	制度体系建设		
8.1		制定制度体系建设实施方案（融 ISO9000、等级医院评审、景明模式于一体）	第 5～6 周
8.2		制度体系建设培训（以 ISO9000 体系为基础）	第 6～7 周
8.3		完成制度体系文件初稿编写工作	第 8～10 周

续表

序号	项目名称	分项名称	时间安排 （以接管之日起算）
8.4		完成制度体系文件审核工作并形成执行文件	第 12 周
8.5		将制度体系与信息化建设融为一体，形成特色	第 10～16 周
8.6		新的制度体系持续贯彻执行并修正、完善	第 13～26 周
9	物资体系建设		
9.1		学习掌握新模式下物资管理体系思想与方法	第 2～4 周
9.2		制订物资管理体系整改计划	第 4 周
9.3		制订新模式下物资管理体系的制度和流程	第 5～6 周
9.4		开展物力资源清查	第 7～10 周
9.5		开展物资采购模式改革	第 9～12 周
9.6		开展物资库存与供应模式改革	第 9～12 周
10	文化体系建设		
10.1		医院标识体系建设	第 6～8 周
10.2		医院形象宣传册编制	第 10～12 周
10.3		员工手册编制	第 10～12 周
11	品牌项目建设		
11.1		无假日医院	第 5 周起实施
11.2		机场式服务	第 10 周
11.3		门诊窗口一站式服务	第 13 周
11.4		区域医疗联合体	第 9 周启动
11.5		专科特色技术建设	第 6 周启动
11.6		信息化建设验收	第 18～24 周
11.7		设立公益救助基金	第 7 周启动
12	医院班子建设		
12.1		组建医院新的领导班子	第 0～4 周
12.2		建设医院本地化核心领导班子	第 5～12 周
12.3		实现本地化核心领导班子接管医院日常管理工作	第 13～26 周

第四节　医院管理景明模式的实践和案例

一、251 医院管理模式创建与实践

（一）251 医院管理模式改革前概况

251 医院创建于 1946 年，1996 年被评为三级甲等综合医院。到 1998 年，日均门急诊量 400 人左右、住院患者 500 名左右（其中 50% 为军队免费患者），年医疗收入总额为 3200

万元，在军队同等级医院中处于中等水平；诊疗规模及经济规模，均只有张家口市一流医院的 50% 左右。

251 医院驻地张家口市地处环京津贫困带，地区生产总值只有全国平均水平的 85%，所属 13 个县中有 10 个县是国家级贫困县，发展潜力较小。

（二）251 医院管理模式改革创新实施与成效

1. 第一次管理模式创建与实施　从 1998 年起，251 院医开始了以信息化建设、成本核算绩效管理、领导岗位全面竞聘上岗、双拥医疗联合体为特征的全面改革创新工作。到 2003 年，医院日均门急诊量达 800 人左右、住院患者 700 名左右（其中 30% 左右为军队免费患者），年医疗收入达 1.05 亿元，连续 5 年经济规模年均增长率在 25% 以上，较好地实现了可持续快速发展（表 1-2）。

表 1-2　251 医院 1998～2009 年整体改革创新成果主要指标（万元）

	1998 年	2009 年	增长率（%）
经济规模	3200	45 800	1331
门急诊量	185 055	513 920	178
出院量	7960	39 800	400
设备总值	2380	24 000	908

2. 第二次管理模式创建与实施　从 2004 年 9 月起，251 医院在全面总结前 6 年改革创新成果的基础，正式提出并有效实施了以数字化医院运行模式、全成本核算绩效管理、三级精细化学科体系建设、领导岗位全面竞聘上岗、床位"机场式"管理、无假日医院诊疗服务、双拥医疗联合体建设、市场化后勤保障服务、多维无障碍卫勤保障机制等为特征的医院管理新模式，并在实践中不断完善、提升。

实践证明，这一医院管理新模式具有巨大的潜力，使 251 医院实现了第二次可持续跨越式发展：到 2009 年，251 医院年医疗收入达 4.58 亿元，经济规模连续 6 年以 25%～60% 的速度持续增长；信息化建设成为国家卫生部和中国人民解放军总后勤部卫生部的示范单位，医院管理模式成为国家卫生部首家医院管理运行机制研究基地，有包括解放军总医院（301 医院）、北京协和医院、中日友好医院、湖北省妇幼保健院、南昌大学第二附属医院等全国 1000 多家医院领导和专家专程到 251 医院考察、交流，使 251 医院的管理模式得到了广泛的传播和应用，取得了很好的社会效益和经济效益。

该管理模式研究成果，在王景明院长的主持下，获得了军队科技进步奖二等奖；由王景明院长主编的《医院管理新模式》一书于 2009 年出版发行，第二版于 2015 年发行。王景明院长多次获得全军优秀院长、最具领导力全国优秀院长、全国优秀首席信息官奖等。

251 医院的综合实力达到全军同等级医院全面领先水平，在规模上跻身驻地一流医院行列。

3. 251 医院管理模式建设十年主要荣誉　①2004 年获卫生部首家"医院运行机制研究基地"称号；②2006 年获卫生部"全国十家数字化医院样板单位"称号；③2007 年获总

后勤部"全军医院建设工作先进单位"称号；④2007 年获卫生部"中国数字化试点示范医院"称号；⑤2008 年中国 IT 两会[①]，王景明获"2008 年推动中国信息化进程突出贡献奖"；⑥2009 年《医院管理新模式》由人民军医出版社出版；⑦全军"十一五"课题"军队数字化医院建设标准与模式研究"负责人单位；⑧2007 年"军队中心医院运行管理新模式研究与实践"获军队科学技术进步成果奖二等奖；⑨251 医院荣立集体二等功 2 次、三等功 3 次；⑩优势学科群建设成绩显著：获得批准 3 个全军学科中心、7 个军区学科中心。

二、长安医院景明模式引进实践案例

（一）引进景明模式前长安医院概况

长安医院是由国家卫生部、外经贸部批准，经国家工商总局注册，按照"高科技、现代化、小综合、大特色"三级甲等综合性医院标准兴建的一所中美合资医院。医院总体规划占地面积 120 亩、建筑面积 12 万平方米、设计床位 1000 余张，是陕西省跨世纪重点引资项目。按照"总体规划，分期实施"的原则，长安医院建设共分三期完成。一期建设于 2000 年 1 月启动，2002 年 9 月开业运营。一期建设工程投资 4.2 亿元人民币，开设床位 300 张；大型医疗设备投资 2.5 亿元人民币，引进了亚洲第 1 台正电子发射电子计算机断层扫描仪（PET/CT）、中国第 1 台肿瘤立体定向放射治疗仪（MM50）和头部肿瘤和癫痫治疗仪（Novalis）等具有世界领先水平的大型医疗设备；先后引进了享受国务院特殊贡献津贴专家 6 名，博士、博士后 20 余名。

到 2007 年，医院年医疗总收入达到了 1 亿元人民币，但医院发展进入了明显的滞长期。到 2009 年，医疗收入仅为 1.2 亿元人民币，医院管理模式落后、运行效率低下、信息化建设几乎归零（医院已 3 年没有信息科），二期工程兴建的住院大楼迟迟不能竣工，医院经济和业务规模在陕西省 48 家三级医院中排名最后，员工队伍对医院未来发展缺乏信心。

（二）引进景明模式后的主要工作

针对长安医院发展面临的严峻形势，医院董事会面向全国寻找优秀管理模式和领军人物，并最终邀请到了刚从 251 医院离任入京工作的王景明院长。

2009 年 10 月 27 日，王景明先生带着"医院管理景明模式"只身来到西安，正式出任长安医院院长，并按医院董事会领导下院长负责制的授权全面接管了长安医院，开始负责长安医院全面管理工作，立即启动了"景明模式"的全面贯彻实施工作。主要工作有以下内容。

（1）制订了医院整体引进实施景明模式工作方案，并在全院范围内进行宣传动员。

（2）确定了"建设'西北一流、国内领先、国际知名'现代化医院"的发展目标。

（3）开展了以学科精细化分工为核心的全员竞聘上岗工作，1 个月内全院所有领导岗

---

① 即中国 IT 财富（CEO）年会和中国信息主管（CIO）年会

位按竞聘上岗结果进行重新任命, 提拔了一批年富力强的优秀业务骨干担任科室领导, 实现了以三级分科为特征的学科精细化管理、护理机场式服务。在这一过程中, 全院没有因竞聘上岗改革而辞退任何 1 名原有员工, 却为引进更多优秀的员工和学科带头人创造了丰富的岗位平台和良好的管理机制。

（4）重新组建了信息科, 立即按景明模式中数字化管理要求建设国内领先的数字化医院（在"无纸、无线、无胶片"的老三无基础上建设"无漏、无疆、无时限"的新三无数字化医院）; 半年后承办了陕西省医院信息化建设现场会, 举办了全国首次虚拟医院高峰论坛; 1 年后参加了卫生部电子病历应用能力评比活动; 2 年后参加了卫生部推荐的美国 HIMMS 六级认证活动（全国 11 家医院参加, 长安医院是唯一的民营医院代表）, 承担陕西省卫生厅下达的组织制订"陕西省医院信息化建设标准"课题任务。

（5）实施了以信息化为依托, 以全成本核算为基础的绩效管理。

（6）实行了医院全天候服务管理模式。

（7）实行了病历向患者全部公开制度。

（8）开展并完成了全院 ISO9000 质量体系认证工作。

（9）在全面加强学科建设的基础上, 着力打造优势学科群。

（10）组建了以信息化为基础的区域医疗服务体系。

（三）引进景明模式的主要成果

在王景明先生的独立主持下（未带入任何景明模式的原管理团队人员）, 长安医院全面引进、实施完整的景明模式 3 年多时间来, 学科建设、人才建设、品牌建设、经济效益、社会效益都取得了巨大成绩, 全面进入了可持续快速发展的良性轨道。

1. 3 年主要指标　见表 1-3。

表 1-3　长安医院实施景明模式 3 年主要成效

	2009 年	2010 年	2011 年	2012 年
门诊量（人次）	256 306	395 004	405 042	500 000
出院量（人次）	10 595	13 064	21 604	31 000
手术量（人次）	2629	2669	3094	6600
年末在院病人量（人）	300	500	800	1080
医疗收入（万元）	12 214	16 336	26 653	38 700
非医疗收入（万元）	0.5	0.5	1078	1400
业务总收入（万元）	12 215	16 337	27 731	40 100
收入增长率（%）	5.46	33.75	69.74	44.60

注：2009 年医院业务总收入与 2008 年相比, 仅增长 5.06%, 低于国家 GDP 发展水平

2. 3 年信息化建设成果　3 年来, 长安医院信息化建设成就斐然, 成为中国最优秀的数字化医院品牌, 先后获得了"2010 年中国医院信息化示范单位""2011 年中国医药卫生信息技术金鼎奖""2011 年中国医院信息化先进单位""2012 年中国卫生信息化推进优秀

奖""卫生部电子病历系统功能应用全国检查评比第一名"等殊荣。同时长安医院也是中国首批通过美国 HIMMS 六级认证的三家医院之一（当时美国仅 7% 的医院达到六级以上）。

三、南昌 334 医院景明模式实践案例

（一）引进景明模式前南昌 334 医院概况

南昌 334 医院创建于 1953 年，是洪都航空工业集团公司职工医院，归江西省卫生厅行业直管。占地面积近 60 亩，建筑总面积 3 万多平方米，现可展开床位 700 多张；是一所集医疗、教学、科研和预防保健为一体的较大规模的综合性二级医院；是南昌大学医学院、江西中医学院、江西省卫校、南昌市卫校的临床教学医院，1998 年被南昌市卫生局列为"示范医院"。2012 年 12 月江西省卫生厅同意其按三级综合医院设置建设。

2005 年，南昌 334 医院从洪都航空工业集团主辅分离的改制工作正式启动，医院很快陷入了病源流失、后续发展资金不足等大多数企业医院面临的困境中。2006 年 6 月，上海仁济医疗集团就"南昌 334 医院改制合作"项目进行了正式签约。该项目被列为当年江西省发改委利用外资的重点项目，并提出了把 334 医院办成"江西省一流股份制合作医院"的总目标。

但是，改制 7 年来，医院发展的美好愿望未能实现。到 2013 年 6 月，医院管理始终没能适应医院改制后新的需要，出现了医院经济效益持续滑坡、骨干人才严重流失、设备设施难以更新、建筑与就医环境不能满足患者需求、医院运营成本过高（人力资源总成本已超过医疗毛收入的 50%、百元成本率达 130%）、医院日常医疗运行整体上处于严重的持续亏损状态等严峻局面，如不尽快扭转，医院发展将陷入各相关方都无法承受的境地。

为此，南昌 334 医院董事会与王景明先生团队经过 2 年多时间的持续考察与交流，于 2013 年 7 月正式聘请王景明先生出任南昌 334 医院院长、范水平先生出任南昌 334 医院常务副院长，按照董事会领导下的院长负责制整体接管 334 医院，全面引进了具有国内领先水平的医院管理景明模式。

（二）引进景明模式后的主要工作

王景明先生与范水平先生于 2013 年 7 月 5 日接管南昌 334 医院后，结合 334 医院的自身特点（如属转制后的混合所有制医院、仍有 5% 以上的国有股份、全院 40% 的工作人员为转制职工、长期严重亏损运营、转制 8 年来更换了 10 任院长、机关职能部门分为 18 个互不隶属的"部"、周边居民对医院的信任度很低等），全面、快速引进实施医院管理景明模式，主要工作有以下几点。

（1）全面按景明模式要求进行整体改革、重建。

（2）确定了"334 内涵"。"3"阶梯发展目标：建设江西一流、国内领先、国际知名现代化医院。"3"化管理手段：实施数字化、精细化、规范化管理模式。"4"满意评价标准：

让员工满意、顾客满意、社会满意、股东满意。

（3）将信息化建设提升到"云"服务的高度进行建设。

（4）将三级医院评审标准与 ISO9000 认证体系相融合，创建了"达标奖励制"医院质量管理模型，并成功开发了软件应用系统。

（5）制订了 5 年发展规划。到 2017 年底，将 334 医院建设成为"江西省一流、国内领先、国际知名"的三级甲等水平综合医院。

（三）南昌 334 医院实施景明模式 1 年主要成效

南昌 334 医院实施景明模式 1 年主要指标同比分析见表 1-4。

表 1-4　南昌 334 医院实施景明模式 1 年主要指标同比分析

项目	2012 年 7 月～2013 年 6 月	2013 年 7 月～2014 年 6 月	同比增长率（%）
医疗收入小计（元）	30 286 713	56 953 837	88.05
药品收入小计（元）	20 331 622	38 886 104	91.26
医疗总收入（元）	50 618 335	95 839 941	89.34
非医疗总收入（元）	1 686 431	3 745 783	122.11
全院总收入（元）	52 304 766	99 585 724	90.40
门急诊人次（人次）	113 475	177 386	56.32
出院人次（人次）	5 206	7 327	40.74
手术人次（人次）	612	759	24.02
期末在院患者人数（人次）	650	350	−46.15

四、承德市双滦区人民医院景明模式实践案例

（一）景明模式引入前承德市双滦区人民医院情况

承德市双滦区人民医院（承德市精神卫生防治中心、承德市精神病医院）坐落在承德著名的旅游风景区双塔山脚下，因城市规划，拟定 2 年迁至新医院，把医院临时迁到一个废弃的小学运营，院容院貌及设备设施落后，新医院建设因资金不能到位也成了烂尾楼，员工不能安心工作，出现群体性上访事件，医院发展走向下坡路。

（二）景明模式引入第一年初步实现四个满意

2015 年 9 月 9 日，中国卫生集团正式接管承德市双滦区人民医院后，全面按"景明模式"要求进行了复制式推广实施，全面完成了精细化学科建设、护理机场化管理、云平台信息化建设、全成本核算的绩效管理体系建设、药品材料采供体系建设与切换等"景明模式"核心模块工作，实现了接管工作平稳完成、人员积极性充分调动、学科建设快速发展、

经济规模大幅提升，1 年内基本达到了员工满意、顾客满意、社会满意、股东满意的"景明模式"总体目标要求，为今后持续、快速、健康发展奠定了坚实基础。

（三）景明模式引入第二年持续快速发展

第二年医院搬迁到开发区，水电气暖、公交车条件都不配套，周围 3 千米内没有居民，但凭着医院组织活力和员工积极性，当年门急诊人数量持续增加，社会效益、经济效益持续增长。医院成功承办全国开放医疗与健康联盟（OMAHA）会议、中国基层医疗机构改革高峰会议，医院被评为中国基层医疗机构改革卫生改革先进医院、全国健康示范区先进医院；骨科、中医科被评为河北省专科中心。

（四）承德市双滦区人民医院实行景明模式以来同比主要指标

承德市双滦区人民医院实行景明模式以来同比主要指标见表 1-5。

表 1-5　承德市双滦区人民医院实行景明模式以来主要指标

项目	2015 年	2016 年	2017 年	2018 年
门诊量（人次）	59 605	83 066	97 995	131 219
出院量（人次）	2279	3920	6801	8103
手术量（人次）	146	412	828	1086
实际占床天数（天）	68 460	106 129	167 976	178 937
门诊收入（万元）	896.38	1 522.58	2 507.89	4 016.63
住院收入（万元）	1 664.70	2 563.95	5 656.37	7 223.91
医疗业务总收入（万元）	2 561.08	4 086.53	8 164.26	11 240.54
环比收入增长率（%）		59.56%	99.78%	37.68%

第二章 健康4.0赋能智慧服务管理

第一节 工 业 4.0

一、各国充分重视工业4.0发展

所谓的工业4.0，是基于工业发展的不同阶段做出的划分。按照目前的共识，工业1.0是蒸汽机时代，工业2.0是电气化时代，工业3.0是信息化时代，工业4.0则是利用信息化技术促进产业变革的时代，也就是智慧化时代，也称为第四次工业革命时代（图2-1）。

工业革命四个阶段，从工业1.0到工业4.0

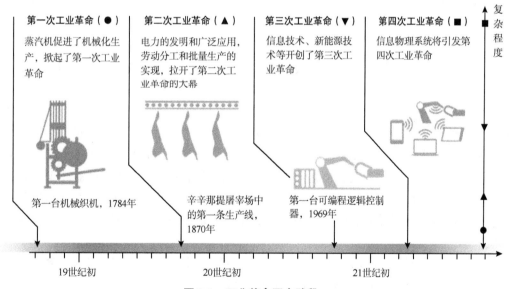

图2-1 工业革命四个阶段

工业4.0这个概念最早出现在德国，于2011年汉诺威工业博览会上正式推出，其核心目的是为了提高德国工业的竞争力，在新一轮工业革命中占领先机，随后由德国政府列入《德国2020高技术战略》所提出的十大未来项目之一。该项目由德国联邦教育局及研究部和德国联邦经济技术部联合资助，投资预计达2亿欧元，旨在提升制造业的智能化水平，建立具有适应性、资源效率及基因工程学的智慧工厂，在商业流程及价值流程中整合客户及商业伙伴，其技术基础是网络实体系统及物联网。

（一）德国工业 4.0

德国工业 4.0 是指利用信息物理系统（cyber-physical system，CPS）将生产中的供应、制造和销售信息数据化、智慧化，最后达到快速、有效、个人化的产品供应。

（二）美国工业互联网

美国工业互联网以通用电气（GE）为代表，注重通过机器互联、软件及大数据分析，提升生产效率，创造数字工业的未来。工业互联网的本质和核心是通过工业互联网平台将设备、生产线、工厂、供应商、产品和客户紧密地连接融合起来。美国工业互联网可以帮助制造业拉长产业链，形成跨设备、跨系统、跨厂区、跨地区的互联互通，从而提高效率，推动整个制造服务体系智能化，还有利于推动制造业融通发展，实现制造业和服务业之间的跨越发展，使工业经济各种要素资源能够高效共享。

（三）中国工业 4.0

中国制造 2025 与德国工业 4.0 的合作对接渊源已久。2015 年 5 月，国务院正式印发《中国制造 2025》，部署全面推进实施制造强国战略，成立两化融合领导小组，推动互联网+行业的运动，提出智慧城市、智慧中国建设目标，试图在第四次工业革命时实现弯道超车或换道超车。从国家战略、组织层面成立了以国务院副总理牵头，各部委参加的，推动智慧中国建设的领导组织，实现目标任务时间节点等各方面明确具体，效果也颇为明显，缩小了与发达国家之间的差距，因而也受到美国等西方国家的无情打压。

华为集团副董事长孟晚舟在加拿大被无理扣押，就是对中国高新技术产业有组织的无情打击的一部分。经过华为集团的不懈努力，至少在华为集团所涉足的领域，我们已经把美国定义中国的国际制造业分工角色，大踏步地转向研究开发领域，一系列专利技术已经明显走在国际前列，稳固地占有行业领先地位；我们已经从 3G 技术时期的购买专利技术和一般性参与，到 4G 技术时期参与部分标准的制订，到达 5G 领域时期，我们不但实现技术遥遥领先，而且很多相关行业标准是由我们主导制订，我们开始销售专利技术。

5G 技术的应用，不仅会改变我们的工作方式、生活方式，而且在军事、航天及各行各业都会产生革命性的影响，这也是工业 4.0 的具体应用。

近代中国，科技一直落后，我们从西方发达国家引入科学理论、先进技术，在核心科技方面，如航天、军事我国不能与西方国家平等交流。发达国家通过制订标准、出售技术获得利益，并实现对“中国制造”的国际分工。华为集团 5G 的科技进步，使我们从简单的产品生产，上升到技术领先、标准制订，一跃实现国际领先，并且超越了美国的领先地位。这对美国来说是难以接受的事实，美国迅速成立五眼联盟，对华为集团进行有组织的无情打击，但仍然不能阻挡 5G 技术的推广应用，在这里“科学没有国界”得到验证。

二、工业 4.0 特征

（一）两化融合

1. 两化融合是指电子信息技术广泛应用到工业生产的各个环节，信息化成为工业企业经营管理的常规手段。

信息化进程和工业化进程不再相互独立进行，不再是单方的带动和促进关系，而是两者在技术、产品、管理等各个层面相互交融，彼此不可分割，并催生工业电子、工业软件、工业信息服务业等新产业。

2. 两化融合是工业化和信息化发展到一定阶段的必然产物。

两化融合的核心就是信息化支撑，追求可持续发展模式。"企业信息化，信息条码化"，是国家物联网十二五规划中的描述，它能够实现业务工作全流程信息化管理、物流工作全寿命周期追溯管理。

3. 信息化与工业化主要在技术、产品、业务、产业四个方面进行融合。也就是说，两化融合包括技术融合、产品融合、业务融合、产业衍生四个方面。

（1）技术融合：是指工业技术与信息技术的融合，产生新的技术，推动技术创新。例如，汽车制造技术和电子技术融合产生的汽车电子技术，工业和计算机控制技术融合产生的工业控制技术。

（2）产品融合：是指电子信息技术或产品渗透到产品中，增加产品的技术含量。例如，普通机床加上数控系统之后就变成了数控机床，传统家电采用了智能化技术之后就变成了智能家电，普通飞机模型增加控制芯片之后就成了遥控飞机。信息技术含量的提高使产品的附加值显著提高。

（3）业务融合：是指信息技术应用到企业研发设计、生产制造、经营管理、市场营销等各个环节，推动企业业务创新和管理升级。例如，计算机管理方式改变了传统手工台账，极大提高了管理效率；信息技术的应用提高了生产自动化、智能化程度，生产效率显著提高；网络营销成为一种新的市场营销方式，受众大量增加，营销成本显著降低。

（4）产业衍生：是指两化融合可以催生出的新产业，形成一些新兴业态，如工业电子、工业软件、工业信息服务业。工业电子包括机械电子、汽车电子、船舶电子、航空电子等；工业软件包括工业设计软件、工业控制软件等；工业信息服务业包括工业企业 B2B（即 Business-to-Business 的缩写）、工业原材料或产成品大宗交易、工业企业信息化咨询等。

（二）两网整合

两网整合即互联网与物联网整合为一个统一的物联网络，通过应用云存储、云平台信息技术，把中央集中式控制，变为分布式智能部署，也称去中心化，提高工作效率、提升工作效益。

1. 互联网（internet） 是网络与网络之间所串连成的庞大网络，这些网络以一组通用的协议相连，形成逻辑上的单一巨大国际网络。

（1）互联网能够不受空间限制来进行信息交换。

（2）信息交换具有时域性（更新速度快）。

（3）交换信息具有互动性（人与人、人与信息之间可以互动交流）。

（4）信息交换的使用成本低（通过信息交换，代替实物交换）。

（5）信息交换的发展趋向于个性化（容易满足每个人的个性化需求）。

（6）有价值的信息被资源整合，信息储存量大、高效、快速。

（7）信息交换能以多种形式存在（视频、音频、图片、文字等）。

2. 物联网（internet of things，IOT） 就是物物相连的互联网，是新一代信息技术的重要组成部分，是在互联网基础上的延伸和扩展的网络，也是"信息化"时代的重要发展阶段。

物联网的核心和基础仍然是互联，其用户端延伸和扩展到了任何物品与物品之间，进行信息交换和通信，也就是物物相息。物联网通过智能感知、识别技术与普适计算等通信感知技术，广泛应用于网络的融合中，也因此被称为继计算机、互联网之后，世界信息产业发展的第三次浪潮。

3. 去中心化智能部署的物联网络 物联网是互联网的应用拓展，与其说物联网是网络，不如说物联网是业务和应用。因此，把中央集中控制变为分布式智能部署的物联网络，应用创新是物联网发展的核心，以用户体验为核心的创新是物联网发展的灵魂。从大的范围来讲，没有互联网，就没有物联网。物联网就是物与物通过互联网的通信信道相互协调、控制、分析等。

分布式智能部署的物联网应用，依靠云信息中心处理，通过云平台、云存储、云信息交换，实现云信息应用。物联网应用技术条件已经具备，法律环境也已经建立健全。用户可能会担心的通信带宽、信息处理速度、信息安全保密、法律保障等问题，已经得到解决。

（1）通信带宽要求：中国移动、中国联通和中国电信三大运营商所提供的国家骨干网宽带和移动宽带服务，完全能够满足用户业务要求，未来 5G 应用会使移动应用更有保障。

（2）信息处理速度：只要通信带宽满足要求，现在的计算机处理速度，可以使用户感觉不到信息处理是在本地或云端，不会感觉到图像信息处理延迟。

（3）信息安全与保密问题：在公用网络上建立虚拟专用网络（virtual private network，VPN），通过特殊的加密的通信协议在连接在 Internet 上的位于不同地方的两个或多个企业内部网之间建立一条专有的通信路，进行加密通信。VPN 网关通过对数据包的加密和数据包目标地址的转换实现远程访问。VPN 有多种分类方式，主要是按协议进行分类。VPN可通过服务器、硬件、软件等多种方式实现。VPN 具有成本低，易于使用的特点等。一些专业大公司提供的网络安全软件，对于信息系统正常运行保障，明显优于应用局域网的机构，如勒索病毒攻击的大部分是局域网建设的机构。

（4）国家信息安全法律：国家制定了一系列网络安全法律和信息建设行业规范，为物联网应用增加了法律保障。

（5）机构使用云信息中心的优势：不仅可以节省购置服务器、交换机等硬件的费用，还可以节省招聘计算机硬件工程师费用。对于一个中小规模的机构，可能会出现硬件工程师招聘高不成低不就的情况，技术高的工程师聘不起、留不住，技术低的工程师又解决不了问题。尤其是电子行业的摩尔定律，计算机 2～3 年就有一次升级换代，对于一个机构一直会面临信息设备更新压力。对于信息系统软件，存在着与硬件一样的问题，一个机构需要几个工程师，需要什么专业水平高度？

采用云部署、云存储、云应用、云维护的云信息中心，不仅可以节省软硬件购入成本，还可以节省人工使用成本，云存储的费用也不会高于自建信息中心存储；信息安全对于云存储的几家国家级电信运营商，安全级别可以达到 99.999999% 级别，是机构自营信息中心所不容易达到的，这是"让专业的人干专业的事"的具体体现。

（三）信息共享

1. 信息共享（information sharing）概念：指不同层次、不同部门信息系统间，信息和信息产品的交流与共用，就是把信息这一种在互联网时代中重要性日趋明显的资源与其他人共同分享，以便更加合理地达到资源配置，节约社会成本，创造更多财富的目的。信息共享是提高信息资源利用率，避免在信息采集、存贮和管理上重复浪费的一个重要手段。

2. 信息共享的基础是信息标准化和规范化，并用法律或法令形式予以保证。

信息共享的效率依赖于信息系统的技术发展和传输技术的提高，必须严格在信息安全和保密的条件下实现。

3. 信息共享受技术条件制约，更重要的是受人们观念、利益、法律等各方面制约。

不同国家的信息共享程度是不一样的，当前看来，西方国家的信息共享程度要大得多。信息共享对各部门、各行业间无论是工作方面的合作还是科研方面的数据需求都有极大的促进作用。因而，如何尽早解决各岗位工作平台、流程、质量等信息互联互通和共享，实现个体、部门、机构、行业、区域、城市、国家信息共享、全球信息共享，将是一个非常具有里程碑意义的事件。

三、工业 4.0 应用案例

例 1：家里的门被恶意开启。门磁会给家庭网关一个开启信号，如果家里的门被恶意开启，那么家庭网关会通过互联网发到服务器，服务器通过 4G 网或者短信发到用户手机。手机获得消息后会立刻开启通知用户远程查看，只要一点按钮，那么又从互联网返回到用户家里的视频监控摄像头，看到家里的状态，可以立即进行处置。

例 2：工厂 4.0 工作模式。机器、装置、工件及其他元件将能实时交换数据及信息，实现物联网与互联网的结合。这代表了从采板的集中式工厂控制系统到分散式智能工厂控制系统的转变。仍由中央主控电脑执行的任务将会由组件来替代执行。这些元件将智能地彼此联网，可以自行配置，且过程简单，能够独立满足生产订单的各种需求。

例 3：车联网系统。车联网系统是指通过在车辆仪表台安装车载终端设备，实现对车辆所有工作情况和静、动态信息的采集、存储并发送。系统分为三大部分：车载终端、云计算处理平台、数据分析平台，根据不同行业对车辆的不同的功能需求实现对车辆有效监控管理。车辆的运行往往涉及多项开关量、传感器模拟量、CAN 控制器局域网络）信号数据等，驾驶员在操作车辆运行过程中，产生的车辆数据不断回发到后台数据库，形成海量数据，由云计算平台实现对海量数据的"过滤清洗"，数据分析平台对数据进行报表式处理，供管理人员查看。车联网是互联网与物联网的具体应用，在有互联网络时，无人驾驶汽车正常行驶，在没有互联网信号时，物联网就需要分布式智能部署的信息处理中心进行工作，每辆汽车之间，车辆与环境之间都可以进行信息交互，并能够做出决断，向车辆发布各种指令，保证正常行驶。否则无人驾驶汽车就不能正常工作，也不会有用户市场。

例 4：数字化士兵。它由单兵，以及全套装备，如武器、综合头盔、计算机、通信、软件和防护、携行装备等组成的。数字化士兵使士兵的态势感知、战场协调、指挥控制、通信、进攻、防护能力得到了质的提高。数字化士兵的头盔就是一个信息化平台，它安装了显示器、夜视眼镜、耳机、话筒、激光告警器等多种信息设备。

侦查及作战任务已经预先设置在数字化士兵所佩戴的头盔里，对于符合授权任务的行动，计算机可以自动进行报告和指挥作战行动，一个在国外执行侦察任务的数字化士兵，可以远程调动导弹攻击预定目标。这样一个单兵，就可以当成一个营、一个团、一个师，甚至一个军的兵力使用。尤其是在信息化条件下，战场已经没有前方后方之分，战争状态大部分也是以超视距攻击形式出现的。各国都在努力发展自己的数字化士兵系统。这种"单兵"就是去中心化的具体应用，他们已经把中心集中控制规则、权限赋予数字化士兵，当出现的情况符合想定的战斗、战役情况时，数字化士兵就可以自动完成战斗指挥任务。作为一个系统来装备和管理，既是信息时代出现的新军事理念，也是军事思想的一次重大突破。

例 5：无人驾驶的智能飞行器，可以担负人类赋予的各项职能，完成攻击、拍摄、救援、天气信息采集等任务，是工业 4.0 应用成功案例。

第二节　健　康　4.0

一、健康 4.0 建设的战略机遇

（一）大健康产业成为国家发展战略

1. **大健康概念**　是根据时代发展、社会需求与疾病谱的改变，提出的一种全局的理念。它围绕着人的衣食住行及生老病死，关注各类影响健康的危险因素和误区，提倡自我健康管理，是在对生命全过程全面呵护的理念指导下提出来的。

大健康追求的不仅是个体身体健康，还包括精神、心理、生理、社会、环境、道德等方面的完全健康。提倡的不仅有科学的健康生活，更有正确的健康消费等。它的范畴涉及各类与健康相关的信息、产品和服务，也涉及各类组织为了满足社会的健康需求所采取的行动。

2. 健康中国发展战略

（1）没有全民健康，就没有全面小康。习近平主席在 2016 年全国卫生与健康大会上强调，要把人民健康放在优先发展的战略地位，以普及健康生活、优化健康服务、完善健康保障、建设健康环境、发展健康产业为重点，加快推进健康中国建设，努力全方位、全周期保障人民健康，为实现"两个一百年"奋斗目标、实现中华民族伟大复兴的中国梦打下坚实的健康基础。

（2）将健康融入所有政策。2017 年 11 月出版的《习近平谈治国理政》第二卷指出，在推进健康中国建设的过程中，我们要坚持中国特色卫生与健康发展道路，把握好一些重大问题。要坚持正确的卫生与健康工作方针，以基层为重点，以改革创新为动力，预防为主，中西医并重，将健康融入所有政策，人民共建共享。要坚持基本医疗卫生事业的公益性，不断完善制度、扩展服务、提高质量，让广大人民群众享有公平可及、系统连续的预防、治疗、康复、健康促进等健康服务。要坚持提高医疗卫生服务质量和水平，让全体人民公平获得。要坚持正确处理政府和市场关系，在基本医疗卫生服务领域政府要有所为，在非基本医疗卫生服务领域市场要有活力。

（二）大健康服务覆盖全生命周期

按照人类生命周期划分为生、老、病、死四个阶段。

按照生长阶段划分为儿童、少年、青年、中年、老年。

按健康状态划分为健康、亚健康、疾病状态。

按大健康业态划分为健康管理、医疗医药、康复智能、养老养生四个维度。

按健康服务体系划分为供给侧、需求侧、监管侧。每个侧别还可以细分。

按供给侧可以分为医疗、医药、医技、护理、预防保健、管理人员等。

按医院类别还可以分为政府举办医院、大学附属医院、军队医院、民营医院等。

按医疗机构等级可以细分为社区诊所、一级医院、二级医院、三级医院，还可以分为综合医院、专科医院、护理医院、康复医院、养老院等。

按需求侧可以把客户按身份划分为工人、农民、城市居民、职员、公务员、解放军等。

按医疗费用支付方式可以自费、公费、基本医疗保险、大病补充保险、商业医疗保险等。来自不同区域报销的项目和自付比例也不完全一样。

按监管侧可以划分为卫健委、医保局、物价局、发改委、民政局、残联、商业保险公司等。

按医保局业务可以细分为核查参保对象身份、医保报销项目、诊疗合理性、是否骗保等。

二、健康行业信息化处于 3.0 阶段

（一）健康还没有形成行业管理

由于国家经济水平低，国家对于健康行业的投资，也就是对医疗卫生行业的投资，与

健康相关行业，如人社部、民政部、残联、发改委、物价局等没有形成健康行业统一领导、协调一致行动。即便是进行健康行业管理，也是站在部门角度各自为政。

（二）健康经费拨付以医疗为中心

作为病人所能得到的医疗经费，是按罹患疾病所规定的报销项目进行付费，预防疾病费用不在报销之列，形成重治疗、轻预防现象。这就使健康行业服务与管理，只能局限在医疗卫生，局限在具体报销项目，没有涵盖大健康行业。

（三）按医疗机构等级报销医疗费用政策设计不合理

同一疾病在一级、二级、三级医院的报销比例不一样。一级和二级医院可以诊治的疾病，请三级医院医生到二级医院手术，仍按二级医院收费；如果转到三级医院，报销费用就会成倍增加。

按医疗机构等级报销医疗费用的政策设计，激发出三级医院虹吸小伤小病的极大热情，这也使若干二级医院挤破头也要评上三级医院，以使其能享受医保经费报销。不同等级医院分灶吃饭的医保经费报销做法的政策导向，使县区医院积极评审三级医院，若都如此，二级医院的职能由谁承担？医保经费按医院等级报销，使三级医院收费明显高于二级医院，另外增加医疗费用难保医保基金不会超支，对医保基金的管理使用造成巨大压力。

对已经评上三级医院的医院，要求进行双向转诊向下级医院转诊者比较少，这与大部分医院属于差额拨款单位有关。对一级和二级医院收治疑难杂症病人的积极性造成挫伤，稍有难度的疾病一转了事，影响基层医疗卫生工作开展，使分级救治工作受到影响。

（四）医院信息化建设缺少顶层设计

健康行业信息化建设从医疗收费开始进行，不同医院所使用的公司软件开发语言和数据库产品不尽相同。各家公司产品对医疗机构信息化建设都发挥了历史作用，不同开发语言所形成的医院信息系统，在具体应用中各有短长。若以行政命令方式推出一款适合不同类型和等级医院使用的医院信息系统（hospital information system，HIS），在目前形势下很难做到，一是没有这样一个 HIS；二是如果有这样一个 HIS，更换的费用，对于二级医院至少也会在几百万元，三级医院会在几千万元；三是更换 HIS 对于医院业务的冲击，要有充足的思想准备，业务是全面系统的，所带来的冲击也必然是全面系统的；四是国家卫健委应用 JAVA 跨平台开发语言的规范要求，会对医院引进信息化产品转型，对 IT 公司进行信息化产品开发形成政策引导，使之有充足的转型适应时间，避免简单的一刀切造成不良后果。

（五）经费不足制约信息化建设

医疗卫生机构基本上是差额拨款单位，对于医疗信息化投入，基本上是应用自筹资金解决。对于不能直接带来效益的信息化建设，医院一般都不舍得投入。公立医院可能会获得上级专项资金支持，民营医院全靠自筹资金解决，这样就导致各家医院信息化建设水平参差不齐。

社保局对没有进行计算机收费的医疗机构取消医保定点医院资格的要求，对医院信息化建设促进作用最大，忽如一夜春风来，千树万树梨花开，不同类型的医院就此正式开始医院信息化建设，尤其是民营医院。

信息化建设的经费问题，实质上是医院领导，尤其是一把手对信息化建设的重视问题。把信息化建设当成医院管理的基础、管理的手段时，信息化建设的经费就不是问题。

（六）异质异构软件形成信息孤岛

医院信息系统开发语言从 ASP、PB 到 JAVA、BS，数据库有 Oracle、Sybase、Informix、Microsoft SQL Server、Microsoft Access、Visual FoxPro 等产品，使医疗机构成为异质异构软件的载体，软件引进越多，信息化孤岛就越多，就易形成医疗机构人员、部门、信息孤岛。消灭信息孤岛，实现信息共享，需要通过开发不同软件接口才能实现，这不仅仅是技术问题，也是商务问题，更是管理问题。

例：某大型三甲医院引进一家通过招标进入的电子病历，实施三年未能落地。某 IT 公司是这家医院 HIS 供应商，其能够提供应用的电子病历产品投标未中；在接待电子病历中标公司业务时，提出每 1 个接口收 5 万元接口开发费用。这个经费医院没有预算，不能支付；对于中标公司已经超出了行业 1 个接口 5000 元的公允价格支付额度，也不能接受。这个问题，在商务上似乎是原 IT 公司的面子问题，本质上是 IT 市场垄断问题；对于医院来说是一个管理问题和医院 IT 市场秩序维护问题，没有医院领导出面，这个问题就不好解决，受害的还是医院。

（七）信息化建设是一把手工程

作为院长，对医院信息化建设，一是要舍得投入，二是要在思想上对信息化建设真正重视，不但要亲自抓，还要亲自用信息化手段进行工作和决策，才能使信息化建设发挥赋能作用。作为公立医院，大部分院长不是职业化院长，院长任内大部分时间仍在钻研自己学科专业业务，能够进行信息化建设，舍得投资已属不易，致使医院信息化软件越多，信息孤岛就越多，钱花了，但管理问题并没有解决。

（八）大健康需要与医院信息互通和支持多机构使用

1. 医院信息化建设通是基础，用是目的　从健康行业信息化建设来讲，医院是健康行业的重要组成，医院信息化软件要能够支持医院内部两化融合，实现"通用"。通，即医院内部人员信息、部门信息、业务信息、管理信息必须通畅，没有信息孤岛，才能实现互通共享；用，即信息利用，包括顾客、医务人员和医院管理使用。

2. 信息化建设要满足跨平台和多机构使用　从健康 4.0 来讲，信息化软件 HIS 架构必须能够支持多医疗机构，能够实现跨生命不同时期，满足儿童、少年、青年、中年、老年时期，满足健康、亚健康、疾病 3 种状态，满足院域、区域、广域医疗机构等健康服务管理需要。如果不能满足上述条件，医院信息化建设在健康行业同样是一个孤岛，对健康行业智慧化服务与管理同样是一个制约。

三、健康 4.0 是大健康产业第四次革命

(一) 健康 4.0 建设需要组织重构和流程优化

1. 明确大健康内容　大健康就是全民健康，包括医疗卫生、医保合疗，包括诊断治疗、预防保健、养老优生和健康族谱的全生命周期健康服务。

2. 明确大健康服务机构　明确大健康产业功能任务之后，需要对现有组织架构、工作流程、岗位工作标准、绩效考评办法等，根据管理和智慧化要求，进行彻底梳理，进行大健康服务组织重构。

3. 进行数字化与精细化管理融合　信息化建设不是对传统工作方式简单地引进数字化管理，要根据大健康功能任务要求及时进行组织重构、流程优化和及时制订智慧化条件下的管理办法，才能够实现智慧化服务与管理。

(二) 健康智慧化建设是一个系统工程

1. 健康智慧化建设实质上是健康管理模式建设　这就要求在建设、管理、应用过程中一定当作系统工程、全员工程抓紧抓好。一把手真抓实用、各级领导分工明确、各负其责，各级部门、各类人员、各项业务，都要按工业 4.0 工作标准落到实处。

2. 重视信息客户化基础工作　组织架构、科室、人员、物资等数据字典客户化质量，会影响大健康智慧化服务与管理效果。出现数据字典级别错误纠正，通常需要对各种相关软件进行逐一排除，不但费时费力影响使用效果，还很可能造成不了解信息化建设的医院人员怀疑信息化软件存在问题，无端进行指责，影响信息化软件的安装与实施。

3. 医院信息各子系统必须互通互联　未能实现共享可能是技术因素，也可能是管理因素，甚至可能是学术或数据垄断因素引起。

例 1： 如某大型三级特等医院要求 CT、MR 及其他 X 线检查，拍照后即时上传，在落实过程中出现莫名阻力。经调查是某知名专家和另外影像科室专家有矛盾，不愿意把自己诊断意见被其作为参考，这就形成技术信息孤岛。

例 2： 医院成本核算要求院级与科级核算一致。但财务人员通常会以各种理由不提供院级财务数据，对开发成本核算与医院财务接口也百般阻挠，影响医院绩效管理。现在一些医院仍然存在财务软件、计算机和服务器单独运行情况，理由是保密和安全，但在出现问题时，财务人员不能自行解决，还需要信息技术人员帮助解决，这就形成财务信息孤岛。

（三）健康 4.0 赋能大健康产业智慧化服务

1. **建立健康智慧服务流程** 医院的产品是健康，健康的载体是人。以人的健康订单事件驱动形成的业务流，激发途经的医、药、护、技、药品、物资、质量控制、社保合疗等工作岗位的维基式参与，形成诊断、治疗、发药、手术、付费、随访等方面的人财物伴随云保障、云计算的智慧化服务过程。

（1）顾客就诊流程：顾客通过医院网页、触摸屏、应用程序（APP）、医院人工窗口进入医院信息系统，提交健康订单（也就是电子健康记录），获得医院就诊医生预约安排；到医院后直接到预约诊室就诊，根据病情安排检查、手术、取药、自动扣费等。整个诊疗过程，顾客按预约流程有序进行，顾客可以预知每个诊疗操作，还可以看到每个医务人员的诊疗意见，形成过程参与和全程告知。

（2）医务人员诊疗流程：收到健康订单信息，诊疗活动被激活，按订单要求进行各种检查检验、诊断治疗，自动统计工作量、成本核算，接受顾客或同事的匿名或实名评价。

（3）诊疗活动收费流程：根据人员、设备、检验、房屋设施使用情况，自动扣减顾客费用，分别计入承担该项工作的个人及核算单位。

（4）诊疗活动物资设施保障流程：根据诊疗需要，自动安排手术室、医疗物资材料等，保障医疗活动有序进行。

（5）医疗活动业务流程：门诊、住院顾客业务流程，反映顾客、医务人员、财务、物资保障程度和使用效率，是对顾客、医务人员、财务、物资流程合理性和医院管理水平的检验。

2. **建立全民健康智慧服务友好体系** 人在医疗机构及健康服务体系诊疗过程中，形成以人的健康为中心的核心业务信息流，形成以人的健康记录为核心诊疗过程记录，健康服务的各利益攸关方共同参与，建立信息共享的全民健康智慧服务友好体系。

（1）供给侧：整个业务活动均在网上进行，形成实时、客观记录，分别向顾客本人公开诊疗记录，向卫健委公开医疗过程，向医保局公开合理诊疗过程及收费情况。

（2）需求侧：无障碍全程参与诊疗过程并可以实时看到诊疗记录、随意下载，随时看到每项检查收费情况，随时与医务人员进行交流，可以看到每个给自己实施诊疗的医务人员的学历、职称、相关技术开展例数，以及同行和顾客的评价等，如果需要，还可以预约与医务人员进行交流。

（3）监管侧：医疗过程、诊疗收费，以及顾客身份验证信息，实时公开，使监管部门参与诊疗并实现过程管理、提高工作效率，使部门之间的利益博弈，通过信息共享实现利益共享，成为健康服务利益共同体。

我们一直在强调以供给侧为主的医疗卫生改革，对医务人员、医院及卫生行政部门都提出了若干明确具体的要求，但是医疗卫生改革并没有达到预期要求。无论是服务的公平可及、服务态度和医疗价格等，没有一项不被诟病。

医疗卫生改革是一个体系改革，涉及供给侧，也涉及需求侧和监管侧。我们从健康 4.0 入手，实现数字化与精细化管理融合，把各部门的中央集中式控制变为诊疗事件现场分布式智能控制，通过过程参与、信息共享，建立健康服务利益共同体。

当然，一些配套改革措施也要跟上。如对医疗卫生服务到底是事业还是产业服务，医务人员到底是公务员、事业编干部，还是自由职业的医务人员。提出这些问题讨论，目的在于对一些司空见惯的情况进行思考，希望能够得到解决。

> **例 1：** 顾客对 15 元专家诊费嫌贵，但对一上午停车场收费 100 元不置一词。
>
> **例 2：** 护士毕业工资就是最低保障线工资，一般在 3000 元以下。对于一个没有学历和医学背景的保姆，在北京月工资一般在 5000 元以上，还管吃管住。

列举以上两个例子引起思考，目的在于表明医疗卫生改革真的不是医疗卫生系统一家的事情。医疗卫生改革已经改到医学世家不愿了承父业，大学考生宁可报考兽医，也不愿报考医生专业，遑论良相。医疗卫生改革是一个体系，它的出路就在于应用健康 4.0 手段，建立健康智慧服务体系，把在体系外担当教练、裁判的需求侧、监管侧人员和部门，拉入体系共同担当医疗卫生改革的运动员，唯有如此医改才能成功。

3. 实现全生命周期健康服务　应用工业 4.0 理念、技术和方法，实现对人生不同阶段的疾病、亚健康及健康状态的诊疗及维护、预防保健，实现全生命周期的健康服务。这就要求实现不同医疗机构之间的健康信息能够共享，实现跨越医院，实现县域、广域能够调阅健康记录，实现检查检验结果互认，实现异地实时报销。

四、引进咨询赋能大健康智慧服务

（一）咨询实施一体化

健康 4.0 是一个管理体系，也是一个工作体系，政策性与技术性要求高。尽管健康中国已经列为国家战略，各行各业都很重视，但是毕竟涉及的是相关行业的管理体系和各种门类的专业知识，如果仅仅从局部入手，不能从整体入手，可能会影响体系的整体性、协调性，进而影响对机构的适宜性和可操作性。引进咨询，会达到事半功倍的效果，尤其是在非职业化人员担任医院领导时，引进咨询管理就更显得重要。

对于健康 4.0 这样一个体系进行咨询，咨询公司不但要为客户提供纯管理上的咨询服务、纯软件系统的 IT 服务，而且要进一步通过有效的方法、工具和推进力，将最初的咨询方案和提升目标转变成分阶段的、可落地的转型步骤，将实施变成是咨询公司与企业共同承担的一系列的子目标、策略和行为。如将单纯的软件实施扩展到对机构的 IT 战略规划、业务流程梳理、流程优化、非 ERP 的流程电子化、管理和信息化应用提升等，只有这样，才能顺利实现两化融合，实现去中心化，实现信息共享。

（二）以智慧化服务结果导向为咨询标准

1. 实施时间　对于机构的领导，可能是某一方面专家，在机构惯性运行时可以得心应手；但对于一个需要组织重构、流程优化、重新定义岗位工作职责和绩效管理时，就需要调度运行，需要调动各级各类人员的积极性，同时要科学地使用咨询公司这个外脑，把专业的事交给专业的人去干。咨询公司的成功经验和失败教训，对于一个具体的机构来说是很重要的可以参考的资料。以智慧化服务结果为导向的实施咨询，既要咨询公司结果落地责任，也要赋予实施权利和相应利益，尽量减少组织重构时对正常生产的冲击。

2. **实施效果** 信息技术可以是"交钥匙"工程，但是企业的管理与信息整合本质是管理提升，是"两化融合"、流程优化，而不是"交钥匙"工程。从业务流程这一企业基础管理的角度入手，采用与企业互动而非"交钥匙"的方式，与企业一起工作，同企业一起成长。

咨询公司通过管理与信息整合服务总包、专业外包等方式，形成与企业和所在行业更紧密的服务，将工业化与信息化两大领域"无缝集成"，真正实现"两化融合"，咨询公司可以按贡献程度分享实施成果。

第三章　全民健康智慧服务体系建设与管理

第一节　全民健康智慧服务体系

一、全民健康

（一）全民健康概念

健康是指一个人在身体、精神和社会等方面都处于良好的状态。

传统的健康观是"无病即健康"，现代人的健康观是整体健康，根据世界卫生组织（WHO）给出的解释：健康不仅指一个人身体有没有出现疾病或虚弱现象，还指一个人生理上、心理上和社会上的完好状态。现代养生学者宋一夫率先提出"养生之前必先修心"的理论，由此可见心理上的健康与生理上的健康一样重要，这就是现代关于健康较为完整的科学概念。因此，现代人的健康内容包括躯体健康、心理健康、心灵健康、社会健康、智力健康、道德健康、环境健康等。健康是人的基本权利。健康是人生的第一财富，同时健康也是一种心态。

身心健康才是真正的健康。我们平时只关心亲人的身体是否健康，大多忽视了亲人的心理是否健康。好多人因为工作忙，就用金钱弥补对老人的孝敬，其实老人们的精神健康更值得关注。人老了，儿女不在身边，更感到孤独寂寞，人老了，会更加想念儿女。所以，在我们工作之余一定要多抽时间回家陪老人说说话，不只是尽到物质孝敬，更要做到精神上孝敬老人，关注老人的身心健康。而我们自己，也要注意做到身心健康，注意调节自己的心情，身心健康才是和谐统一的健康。只有我们自己身心健康了，才会有更多的精力去关注父母的健康。

（二）全民基本医疗保险形成

我国医疗经费保障制度是从公费医疗、自费医疗制度转变而来的。

在计划经济时期，由于国家经济发展水平较低，工农差别、城乡差别很大，国家只能对公职人员，包括工人、商业人员、干部进行医疗保障，农民和没有工作的城市居民均是自费医疗，健康服务不在国家提供服务之列。

随着社会保险制度的逐步实施，基本养老保险覆盖范围不断增加，农民参加了新型农村合作医疗保险，城市居民参加了城镇居民医疗保险，分别由卫健委和人社部进行服务与管理。卫生部先后更名为卫计委、卫健委后，功能任务也进行了重新划分，不再承担农民新型农村合作医疗保险的服务与管理工作。城乡居民基本养老保险管理统一由人力资源部，后又转到医保局管理。

社会保险的内容包括养老保险、医疗保险、失业保险、工伤保险和生育保险。其中养老保险包括城镇职工基本养老保险和新型农村社会养老保险；医疗保险包括城镇职工基本医疗保险和城乡居民基本医疗保险（包括城镇居民基本医疗保险和新型农村合作医疗保险）。公职人员的公费医疗也逐渐参加到基本医疗保险系列，不同类别人员的保险支付比例是不一样的。这样就基本实现了对社会保险内容、服务与管理的统一，一个全民医疗保险体系已经建立，奠定了全民健康服务的医疗保险基础。

（三）全民健康实现

1. 医疗卫生是全民健康主要内容 实现全民医疗保障，就建立了全民健康枢纽，方便实现以医疗为核心的疾病诊疗，向亚健康和健康服务与管理发展，实现以人的健康服务与管理为核心，向不同生命时期、不同生活区域的健康服务延伸拓展，实现预防保健、诊断治疗、康复养老的生老病死的一条龙服务。

定义健康服务范围，明确医疗与健康关系，就可以使健康服务与管理利益攸关方，聚焦健康服务，共同建设健康服务利益共同体。在健康服务与管理范畴，利益攸关方都应该是健康服务的运动员，不能跳出这个范畴去当医疗卫生改革的场外指导、教练员或裁判员。从健康服务体系建设去设计和推动医疗卫生改革，使利益攸关方共同参与，才能使医疗卫生改革达到预期效果。否则我们的推动力度越大，单方面成果越明显，对健康服务体系建设损害可能越大。

2. 没有全民健康就没有全面小康 全民健康指的是全国人民健康。党的十九大报告指出："人民健康是民族昌盛和国家富强的重要标志。要完善国民健康政策，为人民群众提供全方位全周期健康服务。"健康是促进人全面发展的必然要求，是经济社会发展的基础条件，是决胜全面建成小康社会、建设社会主义现代化强国的重要前提，也是广大人民群众的共同追求。习近平同志在全国卫生与健康大会上强调，把人民健康放在优先发展的战略地位，"没有全民健康，就没有全面小康"（中国青年报 2016 年 8 月 18 日版）。

党的十八大以来，以习近平同志为核心的党中央统揽全局、系统谋划，从党和国家事业全局出发，做出推进健康中国建设的重大决策部署，突出重点，立柱架梁，从民生关切着手，实施一系列利当前、惠长远的重大举措，推动医药卫生体制改革由易到难渐次突破。2016 年 10 月，国家发布《"健康中国 2030"规划纲要》，对实施健康中国战略进行部署。党中央、国务院共同部署多项医疗改革任务。同时，积极推广全民健身运动，增强人民体质。

全面建成小康社会的出发点和落脚点就是要让老百姓过上好日子，就是要抓住人民最关心最直接最现实的利益问题，就是要想群众之所想、急群众之所急、解群众之所困。只有让人民群众满意了，让人民群众认可了，全面建成小康社会的目标才算真正实现。我们的人民热爱生活，期盼有更好的教育、更稳定的工作、更满意的收入、更可靠的社会保障、更高水平的医疗卫生服务、更舒适的居住条件、更优美的环境，期盼孩子们能成长得更好、工作得更好、生活得更好。全面小康一个不能少，人民群众要生活得更好，第一是身体健康，如果有人总是处于亚健康状态，就不能说生活得好，从这点上说，全面健康是全面小康的前提。第二是在决胜全面建成小康社会的征程上，如果身体不佳，精神状态就不好，就无法做好工作。全面建成小康社会的目标，需要全体人民的共同奋斗，需要我们有健康的体魄、昂扬的斗志，才能在决胜全面小康中做出贡献。

一个人的健康，关系着个体乃至家庭的命运；全体人民的健康，决定着国家和民族的未来。我们应当看到，一个拥有近 14 亿人口的国家，在人口增速放缓、老龄化日益迫近的新形势下，保证高素质、高质量劳动力人口增加，是一项长期而艰巨的任务。因此，需要我们提高对全民健康概念的认识，积极倡导健康理念。

要完善国民健康政策，为人民群众提供全方位全周期健康服务。深化医药卫生体制改革，全面建立中国特色基本医疗卫生制度、医疗保障制度和优质高效的医疗卫生服务体系，健全现代医院管理制度。加强基层医疗卫生服务体系和全科医生队伍建设。全面取消以药养医，健全药品供应保障制度。坚持预防为主，深入开展爱国卫生运动，倡导健康文明生活方式，预防控制重大疾病。实施食品安全战略，让人民吃得放心。坚持中西医并重，传承发展中医药事业。支持社会办医，发展健康产业。促进生育政策和相关经济社会政策配套衔接，加强人口发展战略研究。积极应对人口老龄化，构建养老、孝老、敬老政策体系和社会环境，推进医养结合，加快老龄事业和产业发展。

全民健身计划是一项国家主导、社会支持、全民参与的体育健身计划，是与实现社会主义现代化目标相配套的社会系统工程。全民健身计划的实施，对提高劳动者的全面素质，建立科学、文明、健康的生活方式，促进竞技体育与群众体育的协调发展，推动社会主义物质文明和精神文明建设等都将产生积极的作用。目前，因病致贫及因亚健康引起的工作、学习、家庭问题时有发生，这就需要引起我们高度重视，因为个人的健康不仅关系到家庭，还影响到工作，是构建和谐社会的基础，更是建成全面小康的前提。因此，要调动社会各界关心、支持、参与全民健身运动，提高全民体育意识，普及群众性体育。要建立、健全适应新时代特点的群众体育工作的体质，全力实施全民健身计划，并把全民健身提到全社会全民族的事业的高度来抓，通过家庭体育、社区体育、企事业单位体育、学校体育、俱乐部体育等形式，有组织有计划地开展活动，促进人与人之间的交流、沟通、合作，对改善亲子关系、邻里关系、同事同学关系和同志关系都有重要的作用，使人们达到身心健康的目的。

3. 全民健康最高境界是天人合一

（1）全民健康人人有责。如果没有人的健康，谁来建设小康，谁来享受小康，那小康就成了空架子？因此，实现全民健康的任务，不是党政机关或医疗卫生单位的事，也不是哪一个部门或哪一个企业的事，而是全民的事，是每一个人自己的事。这是关系国家富强、人民健康的大事，人人有责。每个人健康就是对全面小康的贡献，就是对全民健康的贡献。从个人角度讲，健康也是头等大事。有人把健康比作"1"，其余的都是"0"，有了"1"后面的"0"才有效，否则无效。

遗憾的是，人们对自己的健康的关注度，远比不上自己的一辆爱车，对爱车还要天天精心地养护。相反,对自己的健康就不那么精心了,而是过多地放纵自己的欲望,过分的吃喝玩乐,就等于变相地自残、自虐、自贱、自取灭亡。

人的生命是短暂的、宝贵的,人的生命不是个人财产,它是属于家庭的,属于社会的,更是属于自然的。人有家庭价值,有社会价值,有自然价值。人要对自己的生命、健康倍加珍惜和爱护,使人的一生释放出更多、更大的正能量。自己健康就是对自己的生命负责,对家庭负责,对社会负责,对自然负责;自己健康是献给人生最丰厚的礼物,也是对全社会实现全民健康做出的最大贡献。钟南山院士说,什么是幸福?我认为健康就是幸福!有了健康并不等于有了一切,没有健康就等于没有了一切。

(2)对健康的重视要做到知行合一。没有人说自己不关心健康,漠视健康,但是对健康的认知度,知与行的统一,还是存在很大的差异。不知不行,光知不行也不行。现在,不知者甚多,光知不行者也不在少数,这是目前实现全民健康所面临的重要课题。要解决知与行的问题,不光是卫生部门、教育部门,还要各行各业各个部门共同承担宣传教育的使命。

要实现全民健康,首先要明白什么是健康?健康的概念是什么?要形成一种全社会的共识。有了统一的认识,才会有统一的行动,才会形成全党、全国人民同心同德、齐心协力的共同行为。

(3)健康体现在人与身心、社会、自然和谐。道德是一种社会意识形态,是人们共同生活及其行为的准则与规范,具有认识、调节、教育、评价及平衡5个功能。

人首先是自然人,靠自然所生自然所养,人与自然有着极其密切的关系。这就需要正确处理人与社会、人与自然、人的身与心的三大关系,达到人的身心、人与社会、人与自然的"三大和谐"。而处理好"三大关系",更要顺应人体生命运行、社会发展和自然发展等三大规律,这里,自然发展规律为主导,制约着社会发展规律和人体生命运行规律。

道德的最高境界是"三大和谐",人的三大和谐实现了,就表明人已经达到"圆满道德和完满健康"了。

(4)心理既是健康内容也对健康产生重要影响。健康应该包括生理健康、心理健康和道德健康。人的身体之所以有毛病,心理因素占主导地位。疾病只是对人的一种提示,一种告诫,提醒人们要注意自己的心理活动和行为。俗话说"万病皆源于心,百病皆生于气",相由心生,境随心转。"杯弓蛇影"的成语故事,是一个典型的心理对健康影响的案例,人们早就知道病根在心。

人们总结养生三境界:"上士养心,中士养气,下士养身"。养生的最高境界是养心,养心又是道德健康的核心。养生不讲养心,不讲伦理道德,光讲养身,只是抓住了皮毛,达不到养生的目的,更达不到健康的目的。心态决定命运,好心情造良药,坏心情造毒药。喜、怒、忧、思、悲、恐、惊对人体功能状态的影响,早已经引起中医重视,并总结为"七情"。现代医学所开展心理医学和康复医学就是对这种疾病状态的干预。

二、健康智慧服务体系

（一）智慧健康要求无漏、无疆、无时限信息服务

所谓医疗信息化的"化"，是把医疗活动过程所包含的顾客求诊或寻求健康服务的每个环节，不同岗位人员提供健康服务的所有过程及记录、对健康服务每个环节或项目提供的财务支付与核算、物资及设备设施的遂行保障及记录等，通过信息化方式形成以就诊事件驱动的"五流合一"医疗活动，即顾客流、医务人员流、财务流、物资设备设施流和医疗活动主流的协调统一活动。

医院及健康服务体系信息化建设，必须达到"新三无"，即无漏、无疆、无时限特征要求，才能提供智慧化健康服务，才能达到健康 4.0 要求。

1. 无漏　健康服务体系内"任何一个部门、任何一个人员、任何一个流程、任何一个服务信息必须及时、准确、完整记录并传输和交换"，才能保证完成健康智慧化服务。这四个信息一个都不能少，漏掉任何一个，就会出现延迟或错误诊疗。

健康 3.0 时代，医院信息化三无特征为无纸、无线、无胶片，我们现在称其为"老三无"，是"新三无"的基础。

（1）无纸：医疗活动过程记录全部电子化，实现无纸化传输、无纸化记录、无纸化查询，典型应用为电子病历、电子病案室、电子图书馆等。

（2）无线：医疗活动信息实现无线传输，典型应用有移动护士工作站、移动医生工作站等，实现在患者床旁可以进行诊疗操作，形成电子记录，可以下达医嘱、书写病历等。

（3）无胶片：影像检查记录包括 X 线检查、病理图像、内镜图像等均能实现电子化记录、传输、存储和查阅等，实现无胶片进行诊疗活动。

2. 无疆　健康服务体系内医院、当地卫健局、社保局、商业保险公司和顾客之间信息交换要做到及时、准确、全面，不能存在任何信息交换疆界和孤岛。

（1）医院内部：人员、部门、软件、流程等信息必须流程顺畅，没有信息孤岛，主动向顾客公开诊疗信息，邀约参与诊疗过程。

（2）医院外部：与当地卫健局、社保局、商业保险公司共用健康服务信息系统，或通过异质异构信息系统信息接口，实时参与诊疗过程，共享诊疗及收费等信息，实现利益攸关方健康服务信息共享、利益共享。

3. 无时限　通过医院信息系统连接的各 PC（个人计算机）终端、触摸屏，和无线连接的手机、PDA（掌上电脑）等实现对医务人员、顾客、当地卫健局、医保局、商业保险公司等提供 365 天×24 小时连续服务，确保正常健康服务工作惯性和调度运营。

（二）智慧服务要求健康保障组织重构

1. 重构机构内部适应健康服务的组织架构　作为一个以医疗为中心单独运行的医疗机构，向以健康为中心的多机构服务体系转变，必然涉及对原有组织重构和新的功能任务

划分。原来独立运营、单独核算的医院，在多机构健康服务体系内，是承上启下非常重要的一部分。为了适应健康服务改变，整个服务体系，包括医院，需要明确健康服务组织建设、管理层次，对健康服务行政领导与业务指导关系、核算管理办法等，同时还需要进行健康服务区域和行政协调等。

2. 建立多机构健康服务管理协调组织　过去在一个医院发生的普通、封闭、孤立的诊疗活动，在健康服务体系运行时，就变成就诊事件流程驱动，健康服务体系多方联合的行动。

流程驱动健康服务人员在不同区域、不同岗位参与不同的健康服务，如诊断、治疗、检查、检验等。

驱动财务人员对不同服务环节收费和内部工作进行核算。

驱动物资、设备设施对医疗服务随时提供保障，如药品材料的随时保障、设备设施及操作人员的随时待命和设备遂行保障备用状态。

对于一个疾病就诊的孤立事件，也可能变为预防保健、康复理疗、体检、养老等健康服务，变为对一个人全生命周期健康的服务与管理，不仅涉及一个医疗机构，还涉及整个智慧健康服务体系，正所谓牵一发而动全身。在健康工作模式转变的情况下，需要对智慧服务体系内多个机构、人员、物资材料、设备设施、信息化保障等，进行非隶属关系的统一管理协调，以适应和满足健康智慧服务需要。

（三）优化流程提高健康服务效率水平

1. 流程　是指一个或一系列连续有规律的行动，这些行动以确定的方式发生或执行，促使特定结果的实现；而国际标准化组织在 ISO9001：2000 质量管理体系标准中给出的定义为："流程是一组将输入转化为输出的相互关联或相互作用的活动。"流程也是指在工业品生产中，从原料到制成品各项工序安排的程序。

（1）流程六要素，即资源、过程、过程中的相互作用（即结构）、结果、对象和价值。把一些基本要素串联起来：流程的输入资源、流程中的若干活动、流程中的相互作用（如串行还是并行。哪个活动先做，哪个活动后做，即流程的结构）、输出结果、顾客、最终流程创造的价值。

不论用什么样的语言来表达，一个完整的流程基本包括这几个要素。即更多的是从执行的角度把个人或组织确定的目标去执行到位，而不考虑或者改变组织的决策，在决策确立之后，流程要解决的就是怎么更好地实现决策的目标，而不是改变决策的目标。

（2）流程管理（process management），就是从公司战略出发，从满足客户需求出发，从业务出发，进行流程规划与建设，建立流程组织机构，明确流程管理责任，监控与评审流程运行绩效，适时进行流程变革。

流程管理的目的在于使流程能够适应行业经营环境，能够体现先进实用的管理思想，能够借鉴标杆企业的做法，能够有效融入公司战略要素，能够引入跨部门的协调机制，使公司降低成本、缩减时间、提高质量、方便客户，提升综合竞争力。

一般认为，流程管理是一种以规范化地构造端到端的卓越业务流程为中心，以持续地提高组织业务绩效为目的的系统化方法。它应该是一个操作性的定位描述，指的是流程分析、流程定义与重定义、资源分配、时间安排、流程质量与效率测评、流程优化等。因为流程管理是为了客户需求而设计的，因而这种流程会随着内外环境的变化而需要被优化。

（3）流程具有以下特点。

1）目标性：有明确的输出（目标或任务）。这个目的可以是一次满意的客户服务，也可以是一次及时的产品送达等。

2）内在性：包含于任何事物或行为。所有事物与行为，我们都可以用这样的句式来描述，"输入的是什么资源，输出了什么结果，中间的一系列活动是怎样的，流程为谁创造了怎样的价值"。

3）整体性：至少有两个活动组成。流程，顾名思义，有一个"流转"的意思隐含在里面。至少有两个活动，才能建立结构或者关系，才能进行流转。

4）动态性：从一个活动到另一个活动。流程不是一个静态的概念，它按照一定的时序关系徐徐展开。

5）层次性：组成流程的活动本身也可以是一个流程。流程是一个嵌套的概念，流程中的若干活动也可以看作是"子流程"，可以继续分解若干活动。

6）结构性：流程的结构可以有多种表现形式，如串联、并联、反馈等。这些表现形式的不同，通常给流程的输出效果带来很大的影响。

2. 智慧健康服务需要订单式管理　以人的健康记录为核心的全生命周期健康服务与管理，是一个跨生命不同阶段、跨健康不同状态、跨不同区域医疗机构、跨不同健康服务类型的大健康智慧服务体系。整个大健康服务过程围绕健康订单进行，这就需要定义订单内容、把提供订单服务的机构及人员按服务流程和体系进行梳理，明确各相关单位、人员功能任务，实现全方位、全周期、全项目健康订单服务。

（1）中国的年龄分段。

1）童年：0～6 岁（周岁，下同）。婴儿期 0～3 周月；小儿期 4 周月～2.5 岁；幼儿期 2.5 岁后至 6 岁。

2）少年：7～17 岁。启蒙期 7～10 岁；逆反期 11～14 岁；成长期 15～17 岁。

3）青年：18～40 岁。青春期 18～28 岁；成熟期 29～40 岁。

4）中年：41～65 岁。壮实期 41～48 岁；稳健期 49～55 岁；调整期 56～65 岁。

5）老年：66 岁以后。初老期 67～72 岁；中老期 73～84 岁；年老期 85 岁以后。

（2）（WHO）提出新的年龄分段：44 岁以下为青年人，45～59 岁为中年人，60～74 岁为年轻老年人，75～89 岁为老年人，90 岁以上为长寿老人。这 5 个年龄段的划分，把人的衰老期推迟了 10 年，对人们的心理健康和抗衰老意志将产生积极影响。

（3）制订不同年龄阶段健康订单：不同年龄阶段疾病谱、生理、心理、道德形成与发展具有很大不同，需要分别采取预防接种、疾病诊疗、心理疏导、强身健体、养生康复等健康服务，形成不同年龄阶段个性化的健康服务订单，分别由不同机构对不同人群提供健康订单服务。健康订单也可以向前延伸至胎儿时期，开展优生优育；向后延伸至顾客死亡以后，建立维护健康族谱，为家族遗传医学和家族发展做出贡献。

（四）智慧健康服务需要流程式管理

流程管理就是从人的全生命周期健康服务与管理出发、从满足客户每一次健康需求出发、从具体诊疗、预防接种、休闲养老等业务出发，进行健康服务流程规划与建设，建立多机构健康服务流程组织机构，明确各机构流程管理责任，监控与评审流程运行绩效，适时进行健康服务流程变革。

健康服务流程管理的目的在于使流程能够适应医疗卫生行业经营环境，能够体现以人的健康为中心的管理思想，能够引入大健康服务跨部门的协调机制，使大健康服务降低成本、缩减时间、提高质量、方便客户，提升综合竞争力。

1. 顾客就诊流程 在以人的健康为中心的全生命周期健康服务与管理体系中，顾客在医疗机构单一、孤立的就诊行为，改变为对顾客系统的、多维的健康智慧服务。顾客可以通过医院信息系统相连的各种终端，包括挂号室、触摸屏、顾客手机、诊室计算机等，实现挂号、交费、诊疗、查询医疗过程记录、检查检验记录等，完美实现信息系统与就诊流程融合，实现互联网与物联网融合，实现对各科室健康服务的过程参与，实现健康服务信息共享。

2. 医务人员诊疗流程 提供健康服务的不同类别、不同级别医务人员，在就诊事件驱动下，分别提供诊断治疗、检查检验、预防接种、康复理疗等工作，同时形成自己的工作订单。

（1）门诊医生：接受健康订单后进行病史采集、查体、开具检查检验申请单等。对回报的检查检验结果进行分析，诊断疾病，决定治疗方法，进行手术申请、药品处方或开具住院申请单。

（2）住院医生：接收病人住院，进行病史采集、查体等门诊医生重复性工作，只是住院病人病情复杂一些，需要医疗干预的技术会高一些。

（3）检查检验人员：接收检查检验申请后，核对病人信息、按检查要求进行检查，出具检查检验报告，上传信息系统后申请医生可以查阅，做出临床诊断，病人也可以了解诊断情况，以及医生下一步诊疗安排。

3. 财务核算及支付流程

（1）门诊一站式服务：门诊挂号、收费，包括医保人员收费、分诊、办理出入院、借阅电子病历、开具诊断证明等均在一个窗口完成，顾客站在任一门诊窗口，所有门诊业务就应该都能承担，真正做到客人不动、信息流动。完成一站式服务需要明确一站式服务是一个行政组织，对各项业务的行政领导关系，还要明确医院财务对门诊一站式服务科财务的业务领导关系，即财务审批权限仍在财务部门，必须做到日清日结。

（2）核算到班组考评到个人：财务管理及经济核算软件，可以对各核算单位所发生的每项业务收入支出进行自动记录，而且是以业务人员个人的登录、操作记录每一项业务，开展财务全过程保障，这就实现了核算到班组，考评到个人；还能够实现对医技科室进行单机核算、分室核算。

4. 物资材料设备设施运行保障流程

（1）药品供应保障流程：从药品招标、采购、供应、使用、淘汰、管理实现全寿命周期管理。药品通过虚拟一级库，直接进入二级库供应环节，合并门诊、住院等各类药房，包括科室小药柜存药也是药房存药的一部分，只是货位不同存放地点，不能出现病人使用时在系统内"借药"，之后系统还需要"还药"的现象出现。

很多医院药品信息统计不准确，造成的原因主要有，一是药品字典不准确、一个药品有七八个名字，没有进行归集处理；二是对药品管理流程不清楚，对于药品采购进入医院的正常流程是一级库、二级库（含科室小药柜存药），根据医嘱用到病人身上。对于出现的科室退药、病人退药、盘盈入库、社会捐赠药品入库，必须通过一级库向二级库办理手续。如果药房作为管理部门收集退药，也必须退到一级库后，再按新药一样履行药品入库和供应程序。遗憾的是，大多数医院直接退到药房，造成医院药品存量、消耗量、货位存量不能够清晰准确、管理混乱。

（2）设备设施保障流程：健康服务体系内的每一台设备都是信息互联网设备，接收到系统指令后进行的每一项检查检验，设备都会自动记录，在发出诊断信息的同时，也发布设备收费信息，还会对机器每日完成检查例数、成本收益进行自动核算，还提供设备技术状况，是否需要维修保养等信息。这样就自动做到了单机核算或单室核算。

5. 智慧健康服务流程　以人的健康记录为核心的就诊或健康维护过程，形成顾客、医务人员、财务、物资保障的医疗健康服务主流，也就是"五流合一"，也即智慧健康服务流程。

（1）信息化基础：智慧化健康服务的基础是信息化支撑，信息化必须能够延伸到每个用户、机构和设备，而且必须和医疗流程、健康服务流程、康复理疗流程、休闲康养流程紧密结合，使信息化和业务系统精细化服务与管理融合，使系统内用户能够以维基式参与健康维护过程，实现人财物信息实时共享。涉及共享信息安全与保密问题的，按技术支持和法律标准要求解决。

（2）健康服务体系关系协调：大健康产业形成互不隶属的产业集团，在进行健康服务时应该明确各自分工，在服务过程中的权利、责任和利益分配。明确具有行政领导的上下级之间关系、没有隶属关系的协作健康服务关系、具有流程式监控行政指导关系，还有作为健康服务获得者顾客的健康服务费用支付等关系，这些都应该经过反复讨论，形成文件，切实落到实处，而且还要不断修正，以更好地进行健康服务。

（3）健康服务政策落实：从医疗保险向大健康产业过渡，涉及服务人群、服务范围、健康服务发生地点、健康服务报销经费额度等一系列问题。虽然政策性趋势已经明朗，但作为全国性的统一政策只能逐渐实施落地。对一些经济发达先行先试地区，与落后地区政策衔接等还需要一些时间才能实现。

（4）健康服务理念：多年来我们重医疗、轻预防、轻保健的健康服务理念，在大健康产业和智慧化健康服务体系条件下，追求生活品质逐渐成为健康服务新理念正在形成，随着信息化支持便捷程度、健康服务覆盖人群、报销比例逐渐增加等配套政策落地，一个健康中国、全面小康中国正在从希望变成现实。

（五）智慧健康服务需要维基式参与

1. 维基式参与健康服务过程

（1）需求侧：作为追求健康服务的顾客，不但需要健康服务的结果，也更关心健康服务的过程，信息化条件下，这种要求很容易实现。而影响实现的不是技术，是医疗机构以医疗为中心的理念影响，我们只注重疾病的诊疗，对于顾客的心理需求不闻不问；医患关系紧张也是医院不愿意向顾客公开医疗或健康服务过程资料的原因之一。如果我们从心理、道德等方面关心顾客需求，顾客对医学技术会增加一些敬畏感，医患关系也会更加和谐。

（2）供给侧：医院是主要健康服务提供者。在大健康产业条件下健康服务提供者增加了预防接种、健身保健、休闲养老等功能。这些健康服务供给侧需要参与整个过程，需要共享其他健康资料，这对健康服务可以起到互相促进、互相监督作用，对健康服务体系建设是有利的。

（3）监管侧：当地物价局、医保局、卫健局、民政局、残联等对健康服务过程的监管，是健康服务行业有序运行的保障。智慧化条件下监管侧可以实现维基式健康服务过程服务与管理，如对健康服务客户身份的确认、是否进行合理诊疗、合理用药等。智慧化服务使监管侧维基式参与过程，共享健康服务结果，使与供给侧的关系从过去的"猫"和"老鼠"关系变为利益共同体。

2. 维基式信息共享需要理念更新和法律保障

（1）健康信息由健康服务机构与健康客户共同拥有。健康服务信息的主要来源是病历。在以医疗为中心的年代，病历是医院进行医疗、教学、科研的资料，基本不向病人开放，只有当涉及会诊、医疗经费报销、法律纠纷时，凭本人申请和单位证明才给予复印。在以人的健康记录为核心的全民健康智慧服务体系建设的条件下，如果不向顾客公开和共享健康记录资料，我们还怎么说以病人为中心、以顾客为中心、以人为本？健康记录是健康服务机构与顾客共同拥有的资料，作为机构代行记录建立、维护与存储，有收取储存、打印费的权利；作为顾客和其他健康服务机构，在顾客本人授权时，可以无障碍调阅健康服务记录，包括病情分析等所谓的主观病历。

（2）251医院主动向病人公开电子病历案例。笔者在担任解放军251医院院长期间，251医院于2004年成为全国首家率先向病人公开电子病历的医院。当时，全国电子病历用户还很少，电子病历应用处在前沿和探索阶段。我们为什么要先吃这个螃蟹呢？主要有以下两方面原因促使我们走在全国前列。

第一，笔者在做泌尿外科医生的时候，每次向病人交代手术中可能出现的并发症与意外时，很多病人家属被吓得面色改变、晕倒，与病人关系越密切者，被吓得越严重。对于医生来说，虽然一直在强调并发症和意外只占千分之一、万分之一，但病人家属对这些说明根本就听不进去，勉强签字，还是不放心，反复询问。能不能给病人看病历呢？用什么形式看呢？这引起了笔者的思考。

第二，医患关系逐渐紧张，每次打官司，医院病历一般都经不起推敲，怎么办呢？

一是医生书写病历马虎，只是当作病历文书，没有把它当成一个法律文书。本来写错一两个字在其他行业也算不得大错，划掉留痕就可以了，但在医疗行业，病历一页内出现2个以上错字就必须重新书写，医学生都练就了用"刀片刮字"的功夫，不用技术手段鉴别，"老军医"一眼就能看出，但这在法律上就是瑕疵。

二是医院强调病案表面质量，在医院评审时病历都会重写，1984年上半年，为了迎接上级对三级医院的评审，我们十几个刚毕业的医学生帮助我们从未谋面的医生修改或重新书写病历。一个真实的病历就是历史记载，怎么能够为了迎合检查需要，而随意修改或篡改呢？对于我们不能进入临床工作，干这种没有意义的事，自然是怨声载道，也曾正式书面向上级卫生行政机关反映此事，也未得到纠正。在 20 世纪 80～90 年代三甲医院的评审都是这样，有人戏谑说是"三假"评审，其中就包括病历造假，为了证实病人死亡需要心电图资料，我们会按病历要求，补做那个时间段的心电图，现在看起来很荒唐，但在那时候却是司空见惯，只能服从。

三是医生书写病历不认真，以为医疗纠纷发生概率较低，侥幸认为不一定会发生在自己身上。在有了电子病历之后，随意粘贴，有时贴错了姓名，张冠李戴，有时弄错了性别，某医院医疗纠纷病历记载"63 岁老汉有月经史"，被无良记者尽情发挥。

四是在出现医疗纠纷时，对病历进行及时全面分析是对的，但在管理实践中我们经常会看到有组织地进行病历修改。每次迎接上级业务检查时，有组织地进行病历自查、修改已经成为"常规"工作。在信息化时代，顾客通过各种机会可以看到自己的病历资料，我们如果再这样修改病历，无异于自找麻烦。

笔者担任医务处主任后，对医院病案质量管理组织、岗位职责、工作流程进行了彻底梳理。对医疗质量管理委员会进行重组，成立了医院、机关、科室三级质量控制小组，由医务处医疗办牵头，把经常性工作与突击性工作相结合，专职病历检查与科室交叉检查相互补充。从过去的一份病历分别由分管病历质量的医生、护理质量的护士和分管医院感染的医务人员反复查阅，变为病案质量责任人制，谁查谁负责，不必再反复查阅，不但提高了病案质量，还提高了工作效率。从此，在迎接上级检查时，医务人员不必再到病案室加班修改病历，出现医疗纠纷时也必须保持病历原始记录，不准修改。

2003 年我们尝试通过医院信息系统联网的触摸屏，向病人公开医疗收费情况、提供病人知情、择医、评价权利，搭车开药及医疗收费纠纷明显减少，密切了医患关系。

2004 年我们向病人公开了全部病历，包括后来定义的主观病历。病人凭就诊卡和密码，在医院无人值守的触摸屏上可以查阅自己的所有病历，包括医生会诊记录，病例讨论等，尤其是费用信息的公开，不用医院催费，病人家属提前就进行补缴费。

2005 年我们建立了电子病案室，对原有纸张病历全部应用缩微加扫描技术进行无纸化处理。医疗活动产生新的病历已经全部电子化，我们按照一个都不能少的要求，对所有医疗过程产生的记录全部无纸化，包括没有标准接口、非常少用的仪器设备，我们也采用虚拟打印 PDF 文件方式实现无纸化。医生在书写电子病历时，写对了诊断，ICD10 编码会自动对应，这样就代替了病案室病案编目工作，而且用这种方式上架的病案，在临床医疗、科研需要时不会找不到，而且也不用再到病案室借阅。病案室保留的纸张病历资料只剩下病人的知情同意签字书。病历无纸化后，节省了 300 多平方米病案室存放空间，也不必再担心年年产生病历存放空间问题；电子化病案室，使病案室工作内容发生了根本性变化，不必再进行病历编目、上架、借阅、复印等工作，病历复印变成了打印。病案室人员转行成为病案质量监督员。

病历公开后，病人成为病历质量监督员。只要医生提交病历，病人马上就可以看到，医生会反复核对，不会再出现"老汉来月经"这样的低级错误。同时医院要求，病历是历史记载，提交后就不要更改，尤其是出现医疗纠纷后就更不能修改。医院规定"谁修改病历谁负责，不修改，病历出现问题医院负责"。医疗纠纷要求的结果，与病历记载的错误，只要没有因果关系就不能作为证据。如果病历有一处修改，法院就会判决"部分病历记录有涂改现象，本病例不作为法院采信的依据"。我们曾经遇到一个纠纷，病人对医院服务态度有意见，到法院起诉。开庭时让我们念病历记载错误部分，我院按原始记录如实读出，病人提出病历记录有错误为什么没有修改？医院答复记录错误已经成为历史，不能随意修改，请问与您起诉的赔偿有因果关系吗？病人无言以对，不再起诉医院。

笔者曾担任院长的北京北亚骨科医院、西安长安医院也都实现了主动向病人公开病历，促进了病历质量及医疗服务服务质量的提高，医患关系也得到极大改善。

（3）参与过程和共享结果是健康服务体系共同责任。在智慧化条件下，实现利益攸关方参与健康服务过程和共享健康服务结果，在技术实现上已经不是问题，如果有问题基本上是观念问题。一是让健康客户参与过程，就等于向健康服务对象全部公开服务过程和共享健康记录结果。对于一个封闭式服务工程，客户毕竟是陌生人，难免会对服务过程"鸡蛋里边挑骨头"，何况，我们的服务体系和服务过程不能说是无懈可击。二是在健康服务体系内，让其他利益攸关方共享结果，需要连接各系统之间接口，需要简单地进行信息化改造。对于供给侧、需求侧、监管侧必须要有共同责任意识，只有过程参与，所获得的结果才会真实可信，要牢固树立只有利他才能利己观念，大健康服务是利益共享的产业，不是部门间利益博弈。在健康智慧服务体系内，我们全民都是健康服务的"运动员"，关乎你我他，人人为我，我为人人。只有过程参与才能实现过程公开，结果共享，才能促进健康体系服务水平及管理水平的提高。

第二节　病历及健康记录归属问题探讨

一、病历和健康记录归医院和病人所共有

（一）病历是医疗过程记录和健康服务凭证

病历是病人的就医历程记录，是病人为了明确诊断和获得治疗，是通过付费而获得的一种医疗服务凭证。

在门诊，病人付费看病获得病历，医患之间没有争议；住院时，病情更加复杂，出现三级检诊、会诊、病历讨论等情况，即使存在诊疗过程医务人员之间诊疗意见分歧，但不能改变病人付费看病的事实，不能改变医患双方诊疗疾病的共同目标。

所以，门诊病历、住院病历都是病人的病历，病人有无障碍获得的权利，医院因教学、科研、诊疗等需要病历，只能是与病人共同享有，决不可本末倒置，反倒成了医院的病历，对病人实施的诊疗记录，病人倒成了局外人，病人不能及时、完整、方便获得病历，使病人产生好奇，怀疑医患目标不一致、怀疑有意隐瞒，而且纠纷也一再证明病历一般经不起

检验，特别是纠纷病历，如"老汉来月经"记录等。

（二）主客观病历管理规定不利于智慧医院建设

卫生部门出于自身保护定义了"主观""客观"病历，无端地在医患之间筑起了一道墙，不但增加了医患距离，更增加了病人对病历的好奇和猜测，围绕病历纠纷不断，争论频起。

规定可以公布客观病历，法庭上可以出示主观病历的条例更是错上加错。病人全部病历应在医疗过程中向病人公开，经受检查检验，病人及家属就是医院虚拟的病案一般项目质量监督员；非法用户不能查询、打印，合法用户查询可适当收费，医生提交病历的同时进行 CA 认证（电子签名认证），提交后不能修改，包括在出现医疗纠纷时；这样可以自律医务人员医疗行为，及时提交、认真书写，有意增加与病人沟通和自我保护书写的意识等，可以密切医患关系，减少不必要的医疗纠纷。

二、电子病历存储与归档

（一）病历无纸化

大部分医院医疗过程已经基本实现病历无纸化，不再打印病历，医疗终末也就无必要再进行打印。医疗过程阅览病历要求可以通过无线上网本实现。病人复印病历要求可以直接通过打印实现。

（二）采用虚拟打印技术实现病历电子化

利用现有的医生、护士工作站等业务系统的打印功能，通过虚拟打印接口，将每个病人的病案资料从医院信息系统（hospital information system，HIS）中调出，以便携式文档格式（PDF 格式）按病案号长期在线归档、集中存储于电子病历归档库中，方便调阅单个患者完整的住院资料，通过授权开启安全密钥为病人提供病历打印服务。

（三）病案室只保留知情同意签字书

出院病案只保留、装订病人知情同意手工签名部分的纸质病案，其余包括病程记录、医嘱、检查与检验单、治疗操作单等电子化的病历内容均无须打印，直接保存于医院 HIS 系统数据库中，以备临床查阅、患者复印、医保咨询所使用。手写板加指纹的签字程序，可以把知情同意书实现电子化。

三、病历无纸化存储是医院数字化的重要标志

1. 各种病历资料要完整　存储的电子病历中不能漏掉任何一个项目、一个记录，否则

可能影响疾病诊断、治疗、区域医疗，还可能成为医患纠纷的扳机点。

2. 全部病历资料电子化，否则不能无纸化　要求所有业务流程必须信息化，包括医疗经费信息、非常少用的电测听、胃电图等，一个都不能少。

3.存储的病历要能够经得起检验　存储的法律问题已经不再是问题，存储的病历包括医疗过程病历和终末病历应该让医患双方都放心。解决的办法就是在全程，包括医疗过程公开病历，满足、维护病人知情权、选择权利，消除病人好奇、猜忌心理。得到诊疗过程公开检验的病历，是病人维基式参与的结果，已经达到病人认可。如果不向客户公开病历或健康记录，即使应用了电子签名认证（CA）和时间戳技术手段，病人仍然会对诊疗过程与结果提出异议。

4. 无纸化存储病历好处　不在科室打印，减少打印机的投入和维护；减少纸张的浪费；避免医疗信息的外流（偷、抢、丢失）；住院病历能及时回归（自动回归）；减少病案管理人员；减少病案库房的压力；医疗信息的再利用；医疗质量的提高。

5. 对 IT 公司提供商机　有利于电子病历推广，有利于所有医院信息系统软件的全面推广，如 LIS、PACS、RIS 的应用，有利于无线网络系统的推广应用。

第四章　智慧医院建设与管理

第一节　智慧医院从健康 4.0 发展而来

一、智慧医院是健康 4.0 的重要组成部分

工业已经进入到智慧化时代，各国争相发展，中国也不落后，在这个领域意图实现弯道超车或实现换道超车，及时地与德国和美国进行交流合作，应该说中国的发展与探索基本与世界同步。健康 4.0 是工业 4.0 在大健康产业的具体应用，智慧医院是健康 4.0 的重要组成，也是数字化医院建设的高级阶段。

大健康产业从纵向明确了人从生到死不同成长时期的健康、亚健康和疾病服务与管理内容，横向定义了提供健康服务的各相关部门，进而实现以医院为主体、个人为主线的全生命周期健康智慧服务。

二、智慧医院概念

智慧医院是在智慧医疗概念下对医疗机构的信息化建设，是健康 4.0 的有机组成部分。从狭义上来说，智慧医院可以是基于移动设备的掌上医院。在数字化医院建设的基础上，创新性地将现代移动终端作为切入点，将手机的移动便携特性充分应用到就医流程中。

智慧医院概念在全球提出来只有 10 年的时间。自这个概念提出以来，各个医院都进行了不同的探索，把互联网技术、智能技术，甚至包括现在人工智能的一些技术都运用在医疗服务的领域。

三、智慧医院内容

现在圈定的智慧医院的范围主要包括以下三大领域。

1. 面向医务人员的"智慧医疗"　以电子病历为核心的信息化的建设，电子病历和影像、检验等其他的系统互联互通，形成智能辅助诊疗。

2. 面向患者的"智慧服务"　很多医院的一体机、自助机，用手机结算，预约挂号、

预约诊疗、信息提醒，包括衍生出来的一些服务，如停车信息的推送、提示等，让病人感受到就医更加方便和快捷。

3. 面向医院的"智慧管理" 医院精细化管理很重要的一条是精细化的成本核算，用于这些医院内部后勤的管理，管理者用手机或在办公室的电脑上，包括办公自动化（office automation，OA）的办公系统，就可以看到全院运转的状态，实现可视化指挥，数字化决策。

第二节 智慧医院建设

智慧医院由智慧医院系统、区域卫生系统及家庭健康系统三部分组成。

一、智慧医院系统

智慧医院系统由数字医院和提升应用两部分组成。

（一）数字医院

数字医院包括医院信息系统（hospital information system，HIS）、实验室信息系统（laboratory information system，LIS）、医学影像信息存储传输系统（picture archiving and communication systems，PACS）和传输系统及医生工作站5个部分，以实现病人诊疗信息和行政管理信息的收集、存储、处理、提取及数据交换。

医生工作站的核心工作是采集、存储、传输、处理和利用病人健康状况和医疗信息。医生工作站包括门诊和住院诊疗的接诊、检查、诊断、治疗、处方和医疗医嘱、病程记录，以及会诊、转科、手术、出院、病案生成等全部医疗过程的工作平台。

（二）提升应用

提升应用包括远程图像传输、大量数据计算处理等技术在数字医院建设过程的应用，实现医疗服务水平的提升。例如：①远程探视：避免探访者与病人的直接接触，杜绝疾病蔓延，缩短恢复进程；②远程会诊：支持优势医疗资源共享和跨地域优化配置；③自动报警：对病人的生命体征数据进行监控，降低重症护理成本，精神病病人走失；④临床决策系统：协助医生分析详尽的病历，为制订准确有效的治疗方案提供基础；⑤智慧处方：分析病人的过敏史和用药史，反映药品产地批次等信息，有效记录和分析处方变更等信息，为慢病治疗和保健提供参考。

二、区域卫生系统

区域卫生系统由区域卫生平台和公共卫生系统两部分构成。

（一）区域卫生平台

区域卫生平台包括收集、处理、传输社区、医院、医疗科研机构、卫生监管部门记录的所有信息的区域卫生信息平台；包括旨在运用尖端的科学和计算机技术，帮助医疗单位及其他有关组织开展疾病危险度的评价，制订以个人为基础的危险因素干预计划，减少医疗费用支出，以及制订预防和控制疾病的发生和发展的电子健康档案（electronic health record，HER）。例如：①社区医疗服务系统：提供一般疾病的基本治疗，慢性病的社区护理，大病向上转诊，接收恢复转诊的服务；②科研机构管理系统：对医学院、药品研究所、中医研究院等医疗卫生科院机构的病理研究、药品与设备开发、临床试验等信息进行综合管理。

（二）公共卫生系统

公共卫生系统由卫生监督管理系统和疫情发布控制系统组成。

三、家庭健康系统

家庭健康系统是最贴近市民的健康保障，包括针对行动不便无法送往医院进行救治病人的视讯医疗，对慢病及老幼病人远程的照护，对智障、残疾、传染病等特殊人群的健康监测，还包括自动提示用药时间、服用禁忌、剩余药量等的智能服药系统。

从技术角度分析，智慧医疗的概念框架包括基础环境、基础数据库群、软件基础平台及数据交换平台、综合应用及其服务体系、保障体系 5 个方面。

1. 基础环境　通过建设公共卫生专网，实现与政府信息网的互联互通；建设卫生数据中心，为卫生基础数据和各种应用系统提供安全保障。

2. 基础数据库群　包括药品目录数据库、居民健康档案数据库、PACS 影像数据库、LIMS 检验数据库、医疗人员数据库、医疗设备的卫生领域的六大基础数据库。

3. 软件基础平台及数据交换平台　软件基础平台及数据交换平台提供三个层面的服务：①基础架构服务，提供虚拟优化服务器、存储服务器及网络资源；②平台服务，提供优化的中间件，包括应用服务器、数据库服务器、门户服务器等；③软件服务，包括应用、流程和信息服务。

4. 综合应用及其服务体系　综合应用及其服务体系包括智慧医院系统、区域卫生平台和家庭健康系统三大类综合应用。

5. 保障体系　包括安全保障体系、标准规范体系和管理保障体系三个方面。从技术安全、运行安全和管理安全三方面构建安全防范体系，确实保护基础平台及各个应用系统的可用性、机密性、完整性、抗抵赖性、可审计性和可控性。

第三节　智慧医院特点及应用

一、智慧医院特点

（一）互联协作平台

经授权的医生能够随时查阅病人的病历、病史、治疗措施和保险细则，能够搜索、分析和引用大量科学证据来支持他们的诊断，提升知识和过程处理能力，进一步推动临床创新和研究，获得医学继续教育。病人也可以自主选择更换医生或医院。

通过专业的无线信息平台将患者、医护人员、医疗服务提供商、保险公司等以无缝协同的方式智能互联，让病人体验一站式的医疗、护理和保险服务。

（二）互通共享平台

把信息仓库变成可分享的记录，整合并共享医疗信息和记录，以期构建一个综合的专业的医疗网络。支持乡镇医院和社区医院无缝连接到中心医院，以便可以实时获取专家建议、安排转诊和接受培训。实时感知、处理和分析重大的医疗事件，从而快速、有效地做出响应。

（三）智慧健康服务平台

通过医疗信息和记录的共享互联，整合并形成一个高度发达的综合医疗网络。使各级医疗机构之间，业务机构之间能够开展统一规划，实现医疗资源的优势互补，达成监管、评价和决策的和谐统一。

二、智慧医院应用

《国务院办公厅关于建立现代医院管理制度的指导意见》（国办发〔2017〕67号）要求坚持以人民健康为中心。把人民健康放在优先发展的战略地位，将公平可及、群众受益作为出发点和立足点，全方位、全周期保障人民健康，增进人民健康福祉，增强群众医疗改革获得感。这也就意味着在健康4.0时代，医院必须从医疗工作向健康服务转变，从院域的就诊事件服务，向全方位、全周期健康服务转变。

（一）从病人角度出发

1. 智慧医疗的核心就是"以病人为中心"，给予病人以全面、专业、个性化的医疗体验。通过智慧医疗整合区域医疗体系，能够使大量的医疗监护工作实施网络化、无线化的应用，实现医疗信息的共享。如社区医院可以预约三级医院的专家号和特殊检查，各种检查和检验结果各级医院共享共认，区域医疗"一卡通"等便民诊疗措施。

2. 智慧医疗本着对患者负责的态度，在后台就实施预防性核实，全程对病人的姓名、电话、身体状况、药品使用情况等敏感数据的操作访问进行监控，使病人的资料可在授权许可范围内访问。

3. 智慧医疗通过联网也可开展远程会诊、自动查阅相关资料和借鉴先进治疗经验，辅助医生给病人提供安全可靠的治疗方案。

（二）从医护等工作人员角度出发

1. 智慧医疗通过快捷完善的数字化信息系统使医护工作实现无纸化、智能化、高效化，不仅减轻了医护人员的工作强度，而且提升了诊疗速度，还让诊疗变得更加精准。在提高诊疗效率的同时也提高了医护人员的绩效，从而调动了医护人员的工作积极性。

2. 智慧医疗根据病人病理特征，对医护人员的系统操作进行全流程实时审核，减少医疗差错及医疗事故的发生，如病人出现相对的危机值时，系统可发出即时提醒或远程报警，也可避免医生在开药时出现配伍禁忌等现象和避免使用病人过敏性药物，还可实施各级医生权限控制，避免抗生素的滥用等现象，使整个治疗过程安全可靠。

（三）从医疗机构的角度出发

1. 整合的智慧医疗体系除去了医疗服务当中各种重复环节，降低了医院运营成本的同时也提高了运营效率和监管效率。

2. 通过信息交换平台，提供对疾病数据接近实时的访问。通过这些数据，即提高了医疗机构的医疗水平，起到良好的品牌效应，也能使用户能够预测和分析健康风险，为医院和国家腾出更多的时间应对可能爆发的灾难性疾病。

3. 通过整合医疗信息系统，医院可对其就诊量、医生用药及检查检验情况、医保基金使用、财务结余等业务运作的每一项数据都能做到实时监控。在最难把控的药品监管方面能从入库、每个医生工作站的使用、库存量、过期期限等全程跟踪每一种药品，使限制大处方、滥检查的实时监控成为现实。

4. 医院的信息系统是一个数据量巨大，数据类型复杂的实时系统，由于医院业务的特殊性，任何人为或自然因素所导致的应用或系统中断，都会造成医院巨大的经济和名誉损失及严重的法律后果，所以医院的业务运转和发展对 IT 系统的持续稳定运行提出了非常苛刻的要求。

（四）从健康服务体系角度出发

1. 医院医疗服务信息储存在最合适的存储设备或云平台上，建立信息使用或调用机制，方便各健康智慧服务机构，根据数据的类型，自动调用、使用顾客不同生命周期阶段的数据。

2. 按照集中、整合的方式统一构建医院信息系统需要的存储资源，保证患者数据在多个站点间的可访问性、可靠性和安全性。

3. 数据安全。数据存储具有自动纠错功能，当风险发生时能够自我修复，自动重建，保证患者数据在多个站点间的可访问性、可靠性和安全性。

4. 信息保密。建立信息使用规则，方便授权用户使用。对非授权用户要从行政管理、技术保障、法律应用等多方面进行管理，保证多用户使用条件下的信息安全保密。

三、智慧医院建设注意事项

（一）数字化医院建设要达到无漏、无疆、无时限"新三无"标准

智慧医院是数字化医院建设的高级阶段，如果数字化建设基础不牢固，智慧医院建设的效果就会大打折扣。数字化医院建设要达到无漏、无疆、无时限的"新三无"特征。

1. 无漏的基础是"老三无"（无纸、无线、无胶片），要做到一个都不能少，健康记录、工作岗位、部门都要进行电子化。

2. 无疆要做到医院内部、外部利益攸关方都能够信息共享、实时服务和管理。

3. 无时限包括医疗服务、信息服务（7天×24小时或365天×24小时），如顾客查询等。

如果医院业务存在孤岛，人员与部门、医院与医院、医院与社会信息交换存在疆界，不能提供无时限信息服务，智慧健康服务就不可能实现。

（二）要按照大健康服务体系进行组织重构和流程优化

保证以医院为主体、个人为主线的全生命周期健康智慧服务得到落实，就要对从生到死不同成长时期的健康、亚健康和疾病服务与管理相关部门、健康服务具体细节，逐一梳理，进行健康服务组织重组，服务流程进行优化，服务内容进行系统规范，确保每一项健康服务都能得到组织保障、流程保障和信息技术和智慧化保障。

（三）积极发挥智慧医院对医联体/医共体建设的促进作用

智慧医院与医联体/医共体在疾病预防控制体系中，可以相互促进、达到事半功倍的效果。作为智慧医院应该是健康服务的枢纽，医院要做到对医联体/医共体开放人才、技术、设备，形成对体系内医疗机构及人员帮带关系，不但可以实现教学相长，还可以增加外界对医院的信任，提高医院影响，扩大医院在分级救治市场的份额。

（四）积极发挥智慧医院对私人医生/家庭医生签约的促进作用

线上线下（online to offline，O2O）模式，提供了三级医院、二级医院医务人员新的私人医生市场，这个与家庭医生的基本医疗政策设计不但没有矛盾，而且还可以对家庭医生形成市场补充和技术支持；私人医生主要向有个性化医学专科需求的高端顾客提供服务。

作为医院支持医生以私人医生身份参与医疗市场活动，是对医生以医院为品牌依托，开展多点执医和自由执医的有力支持，也是医院留住医学人才，吸引疑难危重病人、高端病人到医院就诊的有效办法。体制内与体制外的业务能够同时兼顾，利益可以共享，医学优秀人才就没必要辞职闯世界，协和医院某医生辞去公职，半年多执医手续也没有办不下来就是例证。体制内的龙头医院，毕竟在人才、医疗技术、设备水平、就医环境等方面具有一些先天性的优势，何况医疗市场还没有形成。

（五）智慧医院建设重在发挥智慧作用

数字化建设对医院来说就是一个工具，引进同一软件的各家医院，应用效果大不相同。就如同世界射击冠军徐海峰一样，他可以用这个牌子的枪打破世界纪录，他的队友就不能，还有射击爱好者用这把枪可以打到兔子、打到鹰，但是也有的人什么也打不到，还有的人，从来没有使用过，直接把这个牌子的枪挂在墙上当成艺术品展示讲故事。医院信息化建设同一个道理，一把手重视，只要把信息化建设当作管理模式建设，自然会作为领导者工程、全员工程抓紧抓好。否则，智慧化医院的智慧就不会发挥出来，只知道抱怨软件，或者炫耀引进高级软件。

软件使用效果，也就是智慧化健康服务效果是对管理水平和管理能力的最好检验。发现问题是水平，解决问题是能力。发现问题是为了解决问题，不应该变成推卸责任的理由。

第四节　虚　拟　医　院

一、虚拟技术

（一）虚拟

虚拟是相对实体而言，是对实体的真实反映和外延展现，是对实体抽象、综合、概括和提高的产物。如神是对人的虚拟，其所具备的民族性、区域性、时代性，源于人类，但却高于人类、指导人类，是人的精神领袖，在精神和意识形态方面为人类服务。

在信息化时代的各类实体的虚拟形态应运而生、如虚拟社会（网络）、虚拟财产（股票）、虚拟宠物、虚拟医院等，这些都是以信息化、数字化、网络化为平台，对实体进行宣传、展示和提高，同时也具有对实体的完善和促进作用。

（二）虚拟医院

虚拟医院是指通过计算机网络提供求医、电子挂号、门诊预约、病房预定、专家答疑、远程会诊、远程手术、远程医务会议、新技术交流演示等服务。不论病人在何处，足不出户就能得到医疗救助；医生能通过网络迅速得到病人的全部病史资料，从而迅速确诊病情，对症治疗。而偏远地区的病人通过网络同样能拥有著名医院、高级专家，这是病人的福音，同时普通医院在虚拟医院的帮助下，医疗水平也会得到提高。我国有应用网络使用机器人远程脑部手术的成功案例，网络学校、远程教学、远程会议、远程会诊等也成为常态，这些分别以局域有线网、局域无线网、互联网、卫星网等为依托。美国对远距离医疗技术也极为重视，他们准备在 2021 年投资 900 亿美元用于建立主要用于军事医疗的虚拟医院。目前，在互联网上已经有 25 000 个与医疗相关的站点，上面有数不清的医疗文献、医学教科书、医学杂志。你可以搜索有史以来人类任何一种疾病的症状、诊断及治疗方法。

将来，互联网病历资料库也将成为虚拟医院的重要组成，可以实现用户无障碍调用。

二、虚拟医院的基础

虚拟医院需要"三无"（无线、无纸、无胶片）、"三网"（局域网、互联网、物联网）支撑。"三网"是数字化医院的特征，不仅需要一个医院局域网，还需要互联网（internet）和物联网（internet of things）的支持，才能实现网上查询医疗资料和区域医疗，才能实现虚拟医院。

（一）数字化医院运行保障

1. 信息要求　信息完整、及时，达到"三无"要求。医院内部信息必须流畅，医疗、药品、物资、人力资源、后勤保障、成本核算、绩效考评等信息必须做到全域共享、不能有信息孤岛，即便是非常少用的检查检验项目，也不能游离于电子病历，电子病历资料必须完整、准确、实时和不可抵赖。

办公信息也会出现大量纸张，也应做到自动化、流程化、无纸化。

2. 组织要求　医院组织适应数字化建设需要。医院组织应该是信息化条件下的，经过优化流程后的领导组织，如物资经费管控流程的虚拟一级库，经济、财务、物资管理的分段管理，互为补充，相互制约。信息科分为技术保障组、信息利用组等，进行全成本核算、绩效讲评等；信息利用组分管统计病案、电子图书、内外网站等，主要负责虚拟医院建设与管理。

3. 使用要求　虚拟医院是在实体医院数字化基础上建立的，它以实体医院为依托，是对实体医院的宣传展示和升华，如果实体医院建设管理达不到要求，虚拟医院就是空中楼阁，反之则是锦上添花。

在局域网要把流程优化、组织重建、各业务系统充分整合，包括对局域物联网整合，使医疗信息、管理信息、电子图书馆、电子病历、员工满意度评价、设备、物资、财务、经济管理等整合在一个平台，使用通用语言推送到指定平台，便于合法用户无障碍使用，达到虚拟运行（代替人）获得实际结果的效果。

在互联网能够满足患者、医务人员、医疗机构无障碍获取病人资料、医院信息需要，能够进行医疗预约、咨询、查询、远程会诊、区域协同医疗、能够自动抓取数据进行统计，这就要求实体医院信息时时刻刻流畅、年年月月在线。硬件、软件配置、带宽购买、经常性管理都会影响虚拟效果和实体医院形象。

（二）遵循数字化医院标准

数字化医院遵循一系列国际标准或国家标准，如 HL7（即卫生信息交换标准）、DICOM3.0（医学数字成像和通信）、ICD-10（即世界卫生组织国际疾病分类第 11 版）等，通过宽带网络把数字化医疗设备、数字化医学影像、系统和数字化医疗信息系统等全部临床业务过程纳入到数字化。病历是数字化医院建设的核心，不论是在医院内部进行正常诊疗，还是在区域协同医疗时，病历是需要进行交流的主要资料。因此需要有统一的格式、统一的传输交换协议、统一的阅读工具，还要注意病人隐私的保护机制。

（三）关注全生命周期健康服务需求

数字化医院（e-hospital）是以临床信息系统为应用核心的实体医院，医院将转变为提供"以人的健康为中心"的服务模式。现将以病人为中心和以人的健康为中心进行对照，见表 4-1。

表 4-1　以病人为中心和以人的健康为中心对照表

以病人为中心	以人的健康为中心	要　点
以病人作为关注对象	以人的健康为关注对象	关注点不同
突出生命周期的特定阶段即疾病状态	突出整个生命周期，包括疾病、健康和亚健康状态	关注一段特定时期和整个生命周期
医院管理经营突出为病人服务	医院管理经营为所有人服务，包括健康人	客户群体、业务范围差异很大
以住院号、门诊号等记录生命周期的分散的疾病状态及处置情况，记录分散	以身份证号做健康号主索引，涵盖生命周期，如预防接种、妊娠、分娩记录，记录完整	身份证主索引可以使生命周期不同阶段的健康，包括疾病记录完整，有利于区域医疗和个人查询

人人享有健康权利是 WHO 的提法，以人的健康为中心是中共中央、国务院关于医疗改革意见要求的提法，均涵盖预防、免疫接种、妊娠、分娩、疾病、健康、亚健康等状态，政府、医疗行政机关和医疗机构应该关注和解决人的全生命周期健康问题。

三、虚拟医院的形式

网络改变了人们的生活方式，同样也会改变人们的就医方式，基于互联网的"虚拟医院"的就诊模式是一套个人健康"管家"式的服务。虚拟医院一定是与实体医院相结合，以实体医院为基础的。

（一）凭授权获取医院健康云信息

没有数字化医院就没有虚拟医院，虚拟医院是数字化医院建设的重要或主要特征和自然外延展示，是数字化医院的高级阶段。

1. 医院信息云存储方便调阅　数字化医院的核心是存储量巨大的计算机多媒体系统，

病人的多种图像、资料等都存储在云端、光盘或硬盘上，并随时可以传送到医院的任何一个工作站和院外特定用户。

2. 在医院内部 医务人员可以根据角色、权限，无障碍获取信息系统资料，用于对病人的诊疗。

3. 在医院外部 电子化的病人资料放置在互联网上，根据访问者的角色、权限，病人、监管部门人员，可以使用手机、计算机、无人值守触摸屏获取信息系统资料，用于查询或监管。

当然这还取决于文本格式、行政壁垒、隐私保护、观念认识等多重限制。

（二）虚拟地（网）址

医院应该有自己的虚拟地址即域名，可以是英文或拼音，便于患者或网民记忆、便于访问交流。如长安医院的网址为 http：//www.cacah.com，意为 China-American Chang an Hospital（中美长安医院），发音咔咔咔姆，原来为 www.cah.cc，有大量重名。

医院网站本身就是一个终日服务的咨询医生，或者说是一座面向特定人群的资料库，无论是普通人还是职业医生，都可以在上面找到相关的医疗信息，对自己进行终身的医疗培训。

（三）虚拟医务人员

病人不管是在内网的触摸屏上，还是在互联网上，点击医院网页，应该看到医院科室、技术特色、医生的姓名、性别、职称、学历、技术专长、学术造诣等医院官方介绍资料、医务人员自己撰写的推介资料和病人对医务人员的评价数据等；应该能够获得诊疗咨询服务，需要时可以与实体医生预约诊疗。

（四）虚拟诊疗

在"虚拟医院"就诊，可以获取咨询、"旁听"同类疾病患者网上就医对话，可以获得简单的诊疗，如心理测验等，预约医生门诊、远程服务或医生登门服务，通过快捷的物流系统进行常规药物治疗、远程手术治疗；虚拟医院预约咨询、实体医院进一步诊疗可能成为人们就医的一种方式。

（五）远程医疗

远程医疗是利用信息技术进行远距离医疗。如今，在巴黎的心脏病专家可以直接监视远在南美圭亚那丛林中进行汽车拉力赛的车手心脏搏动的频率，家住农村的产妇可以将腹中胎儿的图像传送到几百千米外的医疗中心，由那里的专家为她会诊。

（六）网上会诊

1995 年 4 月，清华大学一位女生忽得怪病，在国内医学专家无法确诊的情况下，她的同学通过互联网发出求救信息，很快就得到了全球 1000 多位医学专家的"网上会诊"，被确诊为铊中毒，经抢救脱离了危险。现在医院网上会诊已经是一种常态。

（七）虚拟手术

虚拟手术是虚拟技术在医学上的现实应用。据报道，美国的科技人员已经发明了一项数字化的虚拟手术技术，并即将由实验室进入手术室。应用这项技术，医生能够对一个计算机生成的三维立体环境中的病人进行"遥控操作"手术。与以往的手术不同的是，医生不是直接对病人"动手"，而是在控制台上利用计算机虚拟系统将自己的手术动作转换成数字信号传递给一个微型机器人，由机器人在病人体内同步进行手术。而机器人的动作精度、速度和稳定程度都比人好得多，达芬奇手术机器人就是应用实例。

（八）虚拟图书馆

数字图书发行、供应、存储、调阅各项程序已经相当成熟，借助局域网实现把数字图书推送到桌面，便于员工随时查阅，既节省医院和个人订购经费，还节省到图书馆的路途、开闭馆时间限制、热门图书排队等候借阅和图书催还的烦恼等。尤其是对于研究生课题查询、检索、资料获取更是既节省经费又节省时间。

（九）虚拟病案室

数字化病案的无纸化存储，可以根据借阅人的角色、权限在医院信息系统内自动调取。数字化病案书写、检查、存档等一系列流程已经与手工模式大相径庭，病案首页由医生填写、病案质量控制突出在线在院过程控制、病案室人员从简单劳动中解放出来，成为质量监督检查员。

（十）虚拟教室及考场

各种讲座、考题放在网上，方便员工随时学习，自我测验，积累知识经验，从容应对各级、各类考试。

（十一）物资虚拟库存

借助物联网、局域网、互联网，可以最大限度地实现虚拟库存。作为二级医院实现一级库虚拟库存，可以节省资金 200 万～500 万元，等于增加相应数值的流动资金，同时更便于物资的流通利用。

我们定义物资管控分为供应、管理、使用 3 个部门。全院只有一个采购部门，负责采购和招标时商务标制订，采购物资向二级库全部发放，不准向使用单位发放，包括自身使用也要经过审批程序；物资管理部门没有采购权，负责向物资科申报采购计划，目前已经要求医院不超过半个月的最高限量。使用单位急用物资采取一日量库存，而且在未用到病人时是二级库的物资，使用单位只是代为保管的虚拟库存，发放时凭医嘱。

（十二）虚拟办公

医院办公需要权限审批内容繁多、流程复杂，计算机化、流程化的逐级审批可以节省各环节大量时间和减少过程中对各环节的干扰。各种通知、文件放在通用平台，与网站指定部门网页连接，方便调取、学习阅读，还不过多占用空间，同时还可把各部门网页访问量作为考核指标。

四、虚拟医院角色体验

（一）病人就医模式

通过网站了解医院、科室和医务人员，通过虚拟医务人员咨询和解决简单问题；复杂问题预约到实体医院，通过实体医生检查检验，实施诊断治疗。虽未到过医院，通过虚拟3D导示也有似曾相识的老场景感觉。

（二）医务人员诊治模式

通过外网初步了解病人情况，如同网友相见，新人已成老朋友。病人检查检验及病历资料，已经在网络共享，不必病人携带；诊断治疗增加智能化辅助诊疗功能，如检查检验历史资料对比、药物医嘱配伍禁忌查询、临床路径、诊疗方案标准化提供及实施，年轻医生已成老专家。

（三）就医流程模式

凭身份证刷卡提取个人信息，发放就诊 IC 卡，充值后到指定科室就医，医生在工作站读取病人信息，凭病历模板书写病历，开具检查检验申请和药物处方；也可直接凭身份证或医保证提取个人信息，或者直接刷脸也可提取和验证病人信息，只要个人身份信息与人脸绑定就可以进行医疗流程身份确认。病人凭检查检验通知单直接到检查检验科室等候区或药剂科刷卡或刷脸代缴费，信息自动传到指定的设备或药房，电子显示屏会显示病人排队情况，电脑合成语音会呼唤待诊病人进行检查检验或取药。

1. 刷卡或刷脸就医　病人每次就诊可以节省对检查、检验、药物等交费排队 3 次以上，加之检查检验等候节省的 2~3 小时，医生书写等待时间，每人平均至少可以节省 2~4 小时，这样就可以使大部分病人，通过虚拟的交费、下发检查检验结果等获得实惠，大部分病人当天就可以完成诊疗，尤其是对外地求医病人，还可以省却就餐、住宿费用，而病人自己也在数字化就医过程中愉快地成为医院虚拟的收费、分诊人员。

2. 节省时间　优化后的数字化流程，医务人员从重复的手工劳动中得到解放，如检查检验申请单中一般项目，如姓名、性别、年龄、诊断等的重复填写至少十几次，每次十几秒，一个病人至少 3~5 分钟，书写病历十几分钟，浪费大量时间；同一疾病的诊疗套餐达到标准化、数字化目的，节省了医务人员诊疗时间和病人等候时间。检查检验标本预置条码后送，提高了工作效率，大部分做到 1 小时出报告，结果自动推送到医生工作站或发送到病人手机。

（四）医院内部员工工作模式

登录内网浏览医院公共信息、通知、享用数字图书馆、数字教室服务，进入个人界面，处理信件、批转文件、进入数字考场，根据个人角色、权限以云计算方式进入相应业务系统，不用反复登录进出，处理业务时会得到专家辅助系统支持，如药物配伍实验、用药指导、临床路径、数字图片阅读等，各种检查检验申请、报告均在网上传输；请假、上班、会议签到、论文登记等均在网上完成。

五、虚拟医院与实体医院应该无缝链接

（一）保证预约诊疗正常进行

虚拟医院可以独立完成实体医院部分功能，如咨询、预约等，但在向实体医院下达医院任务时，应该无缝和及时。采取预约咨询论坛版主直接由科室医务人员担任，要求及时回复，至迟不能超过 24 小时，提高病人访问率。

（二）注意信息安全保密

预置防火墙，保证在外网访问内网时医院信息安全不受影响，还要保证足够快的网速。严格进入信息系统口令，定期更换密码，及时清除调出、辞退的单位人员，严格按层级进行管理，保证系统运营安全可靠。

第五章 现代医院企业化管理

第一节 医院企业性质

在互联网搜索医院性质一词及一系列相关词句组合，搜索结果中没有满意答案，更多的却是疑问。这个搜索结果，恰巧可以解释我们国家医疗改革一直未能达到满意结果的原因。我是谁？医院是否具有企业性质？这么一个浅显的问题，恰恰又是一个根本性的问题，如果弄不明白，那在医院管理上出现一系列混乱信号，也就不足为奇了。

一、大部分公立医院是自主事业单位

自主事业单位又称为自收自支事业单位，是国家不拨款的事业单位。

（一）公立医院是差额拨款单位

从政策设计上公立医院，乡镇卫生院、县市人民医院、中医院，二级以上国有医院是差额拨款事业单位；国有医院的妇幼保健所（院）、血防站、防疫站属于全额拨款事业单位。但在执行过程中，由于国家投入差额拨款经费不足，医院人员费用、其他费用也需要医院自筹，致使大部分二级以上公立医院，事实上变为自主事业单位，也就意味着早已经在企业化道路行走。

（二）二级以上公立医院事实上成为自主事业单位

自收自支事业单位作为事业单位的一种主要形式，由于不需要地方财政直接拨款，因而一些地方通常放松对它的管理，造成自收自支事业单位有不断膨胀的趋势。

在公立医院总收入中，业务收入的占比非常高；与此相对照，政府拨款或补贴已经无足轻重了。这些年公立医院规模扩大、基础建设改善，人员聘任及薪酬的发放基本上源于自收自支经费的支出，客观上弥补了国家经费投入不足和医疗资源的不足。

二、政府购买服务倒逼医院企业化管理

（一）医疗卫生服务属于政府购买服务范畴

《国务院办公厅关于政府向社会力量购买服务的指导意见》（国办发〔2013〕96号）把医疗卫生、保健养老等列为政府购买服务范畴。也就意味着政府在购买这些服务时，看中的是提供医疗卫生服务的质量和时间，不会在意是哪种类型医院提供。

（二）公立医院改革是为了提高医疗服务市场竞争能力

公立医院改革，去编制化、去行政化和全员合同化，是为了提高医院运行效率和促进医务人员合理流动，提高医疗卫生市场竞争能力，向政府提供性价比高的公共服务。

公立医院的"市场化"运行，方方面面都受到行政性协调机制的制约，其实是"伪市场化"。这是一种行政型的市场化。公立医院并未变成真正的市场主体，也不是真正的独立法人。无论是在人财物各方面，公立医院都无法就资源配置做出独立的决策，其法人代表自然也就无法为其行为的后果独立承担民事和刑事责任。涉及重大资源配置的战略决策，以及诸多日常性的管理决策，都由诸多政府部门来承担。

诸多政府部门对公立医院的干预，并不限于基于规则进行奖惩的监管行为，而是经常参与到公立医院的管理决策之中。对公立医院日常管理行为及其后果的关注和参与，甚至都体现在中国政府关于公立医院改革的指导意见之中。

三、公立医院发展出路在于实行企业化管理

中国公立医院行政型市场化的变革之路有两条：其一是伴随着去市场化的再行政化，即涉及资源配置的各项权力由各政府部门转移到卫生行政部门手中，从而使现行的分散型行政化转变为新的集中型行政化的制度格局；其二是伴随着进一步市场化的去行政化，让公立医院成为真正的独立法人，并在全民医疗保险所引致的医疗服务购买行为大转型的市场环境下，自主地选择适宜自身情况的竞争策略。

（一）再行政化是新的垄断管理办法

将公立医院中所有资源配置的权力集中在卫生行政部门手中，具体而言包括以下内容。

1. 卫生行政部门对公立医院实行"收支两条线管理"，即公立医院将全部收入都上缴，然后主管部门对其下属实施全额预算管理。

2. 卫生行政部门不仅负责公立医院管理者的任命，还要掌管公立医院的所有人员编制。

3. 卫生行政部门负责公立医院基础设施建设项目的审批、医疗设备的添置和耗材与药品的集中采购。

4. 在医疗服务、耗材和药品的价格制订上，都由卫生行政部门全权负责。

事实上，众多政府部门对于卫生部门在新医改过程中扩充自身权力范围的努力，普遍抱持不以为然的态度。当然，众多政府部门对于现在掌握在自己手中的权力，如基础建设审批权、编制管理权、价格管制权等，也都紧握不放。因此，上述再行政化的变革思路，实际上不大可能变为现实。尽管再行政化思路在很多地方没有实现，但其很多内容，如药品与耗材上的集中招标采购、编制管理、价格管制等，却又体现在中央及各地医改的很多政策文件之中，以及各地的具体实践当中，进一步造成医疗卫生改革乱象。

（二）去行政化管理办法势在必行

另一种改革思路则是依据管办分开的原则，推动去行政化，以彻底打破公立医院所处的行政等级体制，赋予公立医院真正的独立法人地位。因此，公立医院去行政化的另一种说法就是公立医院法人化，具体改革路径如下所述。

1. 完善法人治理结构　公立医院建立并完善以理事会制度为核心的新型法人治理结构，赋予理事会行使战略管理的职能。

2. 建立政府购买服务的新机制　公共财政通过购买服务，促使公立医院行使社会职能，保持社会公益性。

3. 推进人事制度改革　全面推进全员劳动合同制，最终形成医疗人力资源市场化的全新格局，即医师成为自由职业者、院长成为职业经理人。

4. 推进价格管制改革　解除不必要的价格管制，让医保机构与医疗机构建立新型的谈判机制，通过医保付费改革，以契约化的方式控制医药费用的快速增长。

所谓"去行政化"，即推动公共服务的主办者与监管者分开，也就是"管办分开"，很早就成为整个事业单位体系改革的核心原则之一，而公立医院改革的原则也不例外。2009年的国家新医改方案尽管重申了"政事分开、管办分开"的原则，尽管也提出要落实公立医院的独立法人地位，但却没有明确给出"去行政化"这一提法。这一点在 2013 年党的十八届三中全会上取得了突破，其决议明确写明"推动公办事业单位与主管部门理顺关系和去行政化"。

（三）法人治理结构不能流于形式

1. 法人治理结构有利于管办分开　在法人化的制度环境中，所有公立医院同卫生行政部门脱离行政关系，解除上下级隶属关系。公立医院成为完整意义上的独立法人，对其所有活动，包括人员雇用、服务提供、资产购置、接待与投资等，独立承担所有法律（民事和刑事）责任。现有公立医院的行政级别没有必要保留。医院之间只有规模大小、服务领域、服务水平的差别，而没有行政级别的高低上下之分。卫生行政部门从绝大多数公立医院的行政主管，转变为超越于各类医疗机构之上的监管者。

公立医院的法人化，表面上是改变了医院的组织和制度结构，但根本上是改变了政府与公立医院的关系。

2. 管办分开有利于去行政化　在实践中，管办分开原则和去行政化精神的落实，实乃异常艰难。迄今为止，关于"管办分开"的讨论和实践，主要停留在将公立医院的经营管理职能从原来的政府机构分离到另一个政府机构（或准政府机构）中去，不少地方建立了诸如"医院管理局"之类的新机构。在有些地方，这类新设的机构隶属于各地卫生行政部门，俗称"管办分开不分家"，而在另外一些地方，则在卫生行政部门之外组建这类机构，俗称"管办分开又分家"。其实，落实"管办分开"原则，走向去行政化，根本不在于行政机构的调整或新设，而在于推动公立医院走向法人化。可是，在现实中，再行政化的"管办分开"取代了去行政化的管办分开，导致公立医院法人化迟迟难以落实。

第二节　现代医院管理制度建设

《国务院办公厅关于建立现代医院管理制度的指导意见》是现代医院管理制度建设的一个系统性指导文件，要求不同类型、等级的公立医院，2020 年以前完成现代医院制度建设。国家要求明确具体，不但提出功能任务要求，还提出具体完成时间，说明这项工作从国家层面的高度重视和落实具体要求的紧迫性。

一、去行政化

长期以来，行政化对公立医院的发展形成了严重制约，不仅导致医院服务不能令人满意，管理工作中也存在各种各样的问题。因此，为了提高医院的管理水平，保障医院的正常发展秩序，就必须重视加强医院的各项改革，真正实现医院去行政化改革目标。

（一）去行政化是事业单位分类改革的一部分

党的十八届三中全会明确指出，加快事业单位分类改革，加大政府购买公共服务力度，推动公办事业单位与主管部门理顺关系和去行政化，创建条件，逐步取消学校、科研院所、医院等单位的行政级别。

去行政化是一项带有明显综合性特征的改革，是公立医院健康发展的基本保障。对于公立医院来讲，去行政化不仅是当前面临的重要挑战，同时也是难得的发展机遇，去行政化带给医院的"痛苦"是暂时的，给医院发展带来的益处则是长远的。然而，由于当前缺乏完善的顶层设计，去行政化改革的开展并不顺利。

（二）公立医院去行政化的核心目标

厘清公立医院和政府的关系；消除行政级别；采用法人治理结构；解决公立医院的实

际问题，如机构臃肿和人员冗余等；在人事、绩效机制等方面加强创新，形成科学、高效的管理体制，更好地满足社会民众对医院服务的要求，规范我国医疗卫生行业发展秩序，确保公立医院的健康运行。

（三）公立医院去行政化路径

公立医院采用法人治理结构，可以实现"管办分开"，对于医院管理水平的提升有着重要意义。

人事制度改革是公立医院去行政化改革的重要内容，改革目标是建立聘用管理制度，实现公立医院由传统人事管理到社会化人力资源管理的重要转变。公立医院院长的行政级别本来就很高，近几年又出现卫健委、人大、政协副职兼任医院院长的情况，使医院行政级别陡然提升，陡然增加去行政化难度。

公立医院长期以来实行的传统管理模式带有明显的行政特征，不仅管理工作效率低下，医院的服务质量也受到了很大影响。新时期背景下，我国医疗卫生体制改革不断推进，公立医院改革中应重视取消行政级别，真正实现去行政化，消除发展中的管理障碍，推动医院的健康发展。

二、去编制化

编制通常是指组织机构的设置及其人员数量的定额和职务的分配，由财政拨款的编制数额是由各级机构编制管理部门确定的，各级组织人事部门根据编制调配人员，财政部门据此拨款，通常分为行政编制和事业编制。

（一）公立医院人事编制的负面影响

1. 管办不分，权责不清 编制改革不仅是人事管理的变革，还涉及政府与公立医院的职责划分问题。现行体制下，卫生行政部门用行政手段配置医疗资源，大包大揽，导致医院缺乏自主权，运行体制僵化，活力不足。管理混乱，腐败现象难以避免，影响医院的建设和长期发展。

2. 员工情绪消极 编制体制下，薪酬待遇与职称挂钩，编外人员在身份、待遇、养老等方面与编内人员差距过大，同工不同酬。编内职工"吃皇粮"、人浮于事，而编外人员职称晋升受到限制，缺乏归属感和集体荣誉感，工作积极性不高，出现消极怠工甚至离职等一系列问题。

3. 医院运营成本增加 在人员进口方面，由于编制紧缺，医院不得不通过高薪酬、高待遇吸引优质人才；在人员出口方面，固化的人头编制使医院对员工的解聘缺乏操控权，有些人能力不足却占据重要岗位，造成资源浪费，医院包袱沉重。此外，由于社会化养老没有全面推行，编内人员的退休养老问题仍由医院负担，人力成本高昂。在政府补贴不到位的情况下，通过诱导消费等方式维持医院运行，增加了群众的医疗负担。

（二）公立医院去编制化的意义

所谓去编制化，就是以事定费而非以人定费，强化医疗服务内容，弱化人员在其中的作用，实行以事定费、以费养事、以事定岗和按岗聘用的人力资源管理方式。

1. 去编制化对人才队伍建设的影响

（1）去编制化是对医院和医生的松绑：编制改革并不是为了打破人们的"铁饭碗"。去编制化后，医院根据能力和技术水平录用或解聘员工，是对医院和医生的松绑，优质资源得到活化。工资待遇随行就市，晋升考核取决于个人实力，让有能力者真正发挥社会价值，有助于提高医务人员的主动性和学习能力，促进人才队伍建设。

（2）去编制化有利于从单位人向社会人转变：加快编制改革，实现单位人向社会人的转变，有利于满足多元化的医疗服务需求，形成对医院长远发展的影响。一方面，人是一个组织最重要的资源，学科带头人的发展壮大有利于带动医院医、教、研的全面发展，提高服务能力和整体水平；另一方面，取消编制、引入灵活的体制机制，为医院的发展注入活力，有助于缓解公立医院运行体制腐败和僵化等问题。

（3）去编制化有利于把医院推向市场：我国事业单位改革要求人事制度不纳入编制管理，但是要考虑公立医院的公益属性，不能完全推向市场，这意味着会有相当数量的公立医院继续市场化，或通过提供社会服务收取费用，或改制成民营医院。而公立医院取消事业编制就是为下一步的市场化做准备，促进多元办医格局的形成。

2. 去编制化对患者的影响

（1）减轻了患者的就医负担：新的绩效考核方式避免了诱导消费和开大处方、大检查的行为。

（2）提高就医满意度：医生能力的提高和态度的好转让患者体验到更优质的医疗服务，减少医疗纠纷的发生。摆脱了编制束缚，医生转变为社会人，打破了多点执医的体制障碍，促进了医疗资源的优化配置，有利于提高医疗市场的供给能力，解决看病难的问题。

（三）公立医院去编制化的难点

改革牵一发而动全身，涉及方方面面的利益，能否成功关键在于利益相关者的推动。去编制化是公立医院改革的必经之路，面临的最大挑战无外乎医生和医院的阻挠。

1. 从医生的角度来说

（1）取消编制后医疗人才被推入市场，就业风险增加：在新的人事管理制度下，各职位任职与编制无关，竞争上岗。编制被全员合同聘任制替代，医院人事自主权扩大，能进能出、能上能下的用人机制对医护人员来说是机遇也是挑战。即便保留公立医院事业单位的性质，但依旧实行人员工资的差额补贴，编内人员过去引以为豪的"铁饭碗"不复存在。

（2）去编制化需要各方面的协调和配合：去编制化意味着与原编制相关的薪酬、养老、住房、户籍制度等一系列配套设施的重新整合，因此编制改革不可能一蹴而就。

北京某大型医院采取全员合同制方式招聘医务人员，签订合同时待聘人员提出要正式编制。对于一个刚开业的医院，求贤若渴，没有别的办法，通过自身影响，在北京市为这些人要到了正式编制。

也有的医院明明知道上级人事部门只给医院编制报备制，也就是只给编制规模，不拨经费；但是在人才市场招聘时，仍然大打"正式编制"牌。为什么要这样做呢？对于新员工可能意味着欺骗，对于医院本来没有纳入正式编制的权利，尤其是在去编制化、全员合同化的大背景下，这样越权行事是自找麻烦。公立医院招聘人员尚且如此，民营医院更是可想而知了，因为他们本来就没有编制。

2. 从医院的角度来说

（1）造成医院吸引和留住人才困难：由于配套措施不完善，盲目改革会使编内人员对体制改变产生忧虑，思想不稳定；医院学科带头人和技术人才招聘困难，不利于学科建设。

以深圳市去编制化为例，与人员编制挂钩的财政补助核算方式取消，财政部门和卫生行政部门根据医院的手术难度、转诊量、病床周转率及医疗医护岗位比等综合指标考核结果决定财政投入的多少，对医院来说既是激励，也是无形压力。出于对医院整体利益的考虑，医院领导可能缺乏改革的热情。

（2）缺少医院领导及各级管理者支持：由于编制改革是一个自上而下的过程，医院是被动承受者，缺少院长及各级管理者主动作为和支持，改革将无法顺利开展。

（四）公立医院去编制化原则

1. 循序渐进原则 目前，医院运行新机制还未建立，养老并轨仍未全面推行，去编制化改革必须稳步推进。如何保证编内、编外人员福利待遇并轨，如何调整过去臃肿的人力资源结构，避免人才流失，都需要相关部门出台相应的配套措施，兼顾效率与稳定原则，对改革过程和步骤进行更加审慎细密的设计。

2. 上下联动原则 作为一种管理方式的变革，去编制化政策的复杂性和高度关联性要求各方最大限度地参与到政策执行过程中。既需要医务人员积极响应，也需要政府部门及医院领导大力支持；既需要促进多元办医格局形成、分级诊疗新秩序建立等周全的顶层设计，也离不开完善的配套措施；既需要政府高昂的投入，也需要政策执行者对财政资金的严格管理和分配等。因此，公立医院去编制化是一个上下联动、全方位展开的过程。

3. 互利共赢原则 公立医院编制改革是多方利益博弈的过程，不仅涉及医院的公益性、医务人员的利益，更是涉及政府管理方式变革、职能转变等问题。当前公立医院的改革已经进入深水区，每前进一步都是一次利益的深入调整。如何加强监管，避免医生成为体制的牺牲品，如何实现共赢、保障权责的一致性等一系列问题不可忽视。作为利益相关者，应秉承坚定不移的信念，认识到去编制化的长远利益，以更大的热忱投入到编制改革的工作中。

4. 权变原则 由于不同性质、不同规模的医疗机构有其特殊性和运行特点，因此各个医院既要响应政策号召，适应整体大环境，又要保证政策的灵活性，采取权变的原则，根据医院的经营目标、运行特点、不同级别员工的性质制定不同的鼓励措施，注重不同类型医院、非技术人员、年轻医务人员的改革诉求。要实事求是，加快编制改革的顺利推行，而不是"一刀切"式的盲目取消编制。

（五）公立医院去编制化做法

1. 政策制定者层面

（1）割断编制和待遇养老的关系：取消编制首先应保证待遇，核定公立医院编制总量，实行编制备案制，根据实际情况进行调整，规范使用编外人员，并缩小编制内外人员的身份差距，使编制失去吸引力。

在职工养老方面实行基本养老与职业年金相结合的养老保险制度，实行"老人老办法，新人新办法"。既不损害原编内人员利益，自由选择原编制内老办法或社会化养老保险，又要保证新聘员工的退休金待遇不低于编内人员待遇，使编制内外人员享受同等待遇。

（2）建立多方约束的利益保护机制：去编制化作为一场自上而下的变革，必须制订标准，有标准才能见成效，法律就是最大的标准。要通过制订一套针对医院领导的问责机制和针对医务人员的行为规范机制及相应的法律规章，提高编制改革推行过程的透明度，提升工作效率。同时要制订一套保证公平的利益保护机制，保障医务人员的合法执业、合理医疗，妥善处理医疗纠纷和医患矛盾，提升医院的影响力。

2. 政府卫生行政部门层面

（1）明确公立医院的功能定位：一方面，政府要简政放权，改变过去的行政隶属关系为新型契约关系，赋予公立医院经营管理和收入分配权。医院管理者根据医疗行业的复杂性和特殊性，自主运作；另一方面，做好财政补助工作，杜绝医院将药养医作为经费来源的问题。取消编制意味着人员、财务和养老基金的重新分配，实行社会化养老后，大量临聘人员的职业年金需要一次性补齐，为了减轻公立医院的资金压力，财政部门应继续加大财政在养老及配套措施方面的投入。

（2）建立新的监督约束方式提高监管能力：行政监管部门应通过相关立法加大对医疗市场和医生行为的执法监督力度，防止因过度市场化和利益羁绊造成的违法行为。要加强对医院功能定位、社会服务、人事管理方面的监管，取消院长的行政级别，防止因院长权力过大滋生的腐败，保障公立医院的公益性。财政部门应加强对医改资金的监管，专款专用，提升财务运行的透明度；对违法使用者制订惩罚措施，保障医改基金的安全。加强对改革进度和成果的考核，提高相关人员的紧迫感，确保财政资金的高效使用。

3. 医院管理者层面

（1）转变员工的观念：为了避免改革带来的员工情绪不稳定和心理抵触问题，医院管理者不仅要把握好改革的力度，更要注意安抚人心。要适时组织员工培训，不断强化新的组织目标，让员工充分了解改革意图，增强心理认同感。重视与员工的沟通及思想疏导，健全反馈机制，让医务人员摒弃"铁饭碗"和官本位意识，认识到取消编制意味着个人更大的发展和晋升空间，提高医务人员对改革的积极性。

（2）树立共同愿景：要从医院的使命和愿景出发，建立新的以顾客为中心的组织文化，树立服务意识，遵守医疗规范。通过医院文化的引导和规范作用，以情感人，以事业留人，使成员在追求个人利益最大化的同时实现医院和社会效益最大化。

（3）立足实际采取灵活的用人机制。

首先，考虑公立医院的岗位与人员相匹配的整体性和复杂性，采用社会化用人、自主设置岗位的方式，注重实用型人才，竞争上岗，多劳多得。

其次，改革行政化的管理体制，逐步取消行政级别，引入高级管理专家及现代法人治理结构，为医院的发展注入特色与活力。

最后，重视人力资源的培训和开发，改善医生的执业环境。通过住院医师和专科医生规范化培训加强对医疗人才的教育力度，提高医生的医技水平。适时提供进修机会，为临床核心人才提供更好的发展平台，引导他们正确处理医院、科室和个人的关系。

（4）建立基于公立医院绩效评价的科研队伍建设：从医院使命出发，以病人为核心，通过定量和定性指标相结合的方式把病人满意度与医院战略目标有效整合。根据临床、医技、行政、药剂等不同科室制订不同的考核指标与考核周期，通过不同科室员工的绩效计划，如医德医技、诊疗水平、服务量体现出来，注重考评结果的反馈与持续改进，并将考核结果与员工薪酬挂钩，公平竞争。通过有效的评估激励手段，为有能力者提供晋升机会，人尽其才，才尽其用。

三、全员合同化

人事制度改革是公立医院去行政化、去编制化改革的重要内容，改革目标是建立聘用管理制度，实现公立医院由传统人事管理到社会化人力资源管理的重要转变。

（一）医院全员合同制

医院全员合同制是医院与全体职工在平等自愿、协商一致的基础上，通过签订劳动合同明确双方的责、权、利，以法律形式确定劳动关系，并依照合同进行法制管理的新型用工制度。实行全员劳动合同，是医院用工制度改革的根本方向。

（二）全员合同制是医疗卫生改革重要内容

根据 2017 年《事业单位分类改革方案》规定，县级以上公立医院，保留事业单位属性，取消编制使用，统一实行合同制管理，因此医院合同制人员就成为今后县级以上公立医院的主要工作力量。实行合同制管理，充分突出了专业技术人员的专业技能，有利于提高专业技能，增加流动性和工作积极性。

（三）实行全员合同制带来的影响

1. 有利于员工能力发挥　实行合同制管理有利于专业技术人员能力与收入水平直接挂钩，按劳分配，能者多劳，多劳多得，不至于因为编制身份等问题，影响劳动价值。

2. 有利于医务人员自由执医　只要综合能力强，业务水平高，不管是在公立医院，还是在私立医院，都可以凭本事吃饭，可以选择在同一个医院，持续工作，缴纳五险一金，满15 年以上，就可以正常退休。也可以根据个人能力，选择更为优质的生活、工作环境，更合适自己发展的医院和岗位。社保全国联网，可以异地结转，只要连续缴纳，不管是不是在同一个用人单位工作，或者在同一地区持续缴纳，满 15 年同样可以按时退休，领取养老金。

3. 有利于医务人员得到医院及病人尊重　医院的竞争实质上是人才和技术的竞争。在编制体制内的医务人员容易造成"吃大锅饭"，无所事事。去编制化和全员合同化的情况就大不一样了，员工从单位人变为自由职业人。那些掌握高新技术的医务人员，会受到不同类型医院和病人的追捧，这些稀缺资源，自然会得到不一样的价值。

医院为了留住和吸引人才，就不仅仅是提供事业平台，还需要提供尊重人才的文化氛围，已经从简单的人才使用变为与人才合作。尽管他是医院培养起来的，医院也要放下身段，对成长型人才予以充分尊重，同时还需要提供随行就市的经济待遇。

这种职场导向，对于一般医务人员钻研医学、形成自身学科特色、提高自身在医疗市场价值既是鼓舞也是鞭策，对于形成基本医疗、选择医疗、高端医疗细分市场也会起到促进作用。对于病人来讲，需要找专业人员治疗，就需要遵守医疗市场规律，进行预约挂号和按专家级别和技术水平付费，不会抱怨看病贵。

第三节　现代医院企业化管理

一、法人治理结构

法人治理结构的科学性已经得到广泛认同，公立医院采用法人治理结构，可以实现"管办分开"，对于医院管理水平的提升有着重要意义。

（一）建立理事会、监事会和管理层治理结构

公立医院的法人治理结构由负责决策的理事会、负责监管的监事会、负责医院实际运营管理的管理层三者组成，是一种具有较高科学性的管理方式。

1. 理事会　主管公立医院的关键决策，享有决策权，属于医院的主要决策机构。

党委班子成员应当按照章程进入医院管理层或通过法定程序进入理事会，医院管理层或理事会内部理事中的党员成员一般应当进入医院党委班子。新医改新形势，公立医院改组改制加速，公私合营的、托管的、医联体多种形式的医院，明确规定把党的领导融入医院治理各环节，把党建工作写入公立医院章程，确保党的领导地位和监督作用不削弱。

2. 监事会　享有监督权，肩负着医院各项财务情况、管理者行为的监督责任，属于主要的监督管理机构。

3. 管理层　是医院日常经营活动的实际管理人员，主要负责决策执行和经营活动管理，享有实际管理权，具有执行机构的性质。

（二）实行管办分开

1. 分工明确权责统一　在实行法人治理结构的公立医院中，三者权力范围和职责划分

非常清晰，实现了权责统一。由于实现了责任分工，在医院运转中，它们就可以各司其职，避免了职责不清导致的管理混乱等情况的出现。

2. 相互促进相互制约 法人治理结构的三部分之间具有密切的联系，医院系统的正常运转需要三方的配合和协调，缺一不可。三者之间也因此形成了互相牵制的关系，不同层级、结构之间的制约关系，反而使得各方利益主体能够维持微妙的平衡。

3. 提高管理效率 法人治理结构可以在一定程度上简化管理流程，提高了管理工作的效率。

（三）实行党委会领导下的院长负责制

1. 党委会工作

（1）充分发挥公立医院党委的领导核心作用：实行集体领导和个人分工负责相结合的制度，凡属重大问题都要按照集体领导、民主集中、个别酝酿、会议决定的原则，由党委集体讨论，做出决定，并按照分工抓好组织实施，支持院长依法依规独立负责地行使职权。充分发挥党委把方向、管大局、作决策、促改革、保落实的领导作用。

（2）把党建工作要求写入医院章程：公立医院章程要明确党组织的设置形式、地位作用、职责权限和党务工作机构、经费保障等内容要求，明确党委研究讨论医院重大问题的机制，把党的领导融入医院治理各环节，使党建工作要求得到充分体现。

（3）健全医院党委与行政领导班子议事决策制度。

党委会议由党委书记召集并主持，研究和决定医院重大问题，不是党委委员的院长、副院长可列席党委会议。

院长办公会议是医院行政、业务议事决策机构，由院长召集并主持。重要行政、业务工作应当先由院长办公会议讨论通过，再由党委会议研究决定。

健全医院党委会议、院长办公会议等议事决策规则，明确各自决策事项和范围，不得以党政联席会议代替党委会议。坚持科学决策、民主决策、依法决策，坚决防止个人或少数人说了算。重大问题在提交会议前，党委书记和院长要充分沟通、取得共识。加强党务、院务公开，强化民主管理和民主监督。

2. 院长工作

（1）院长全面负责医疗、教学、科研、行政管理工作：在决策程序上，公立医院发展规划、"三重一大"（重大事项决策，重要干部任免，重要项目安排，大额资金使用）等重大事项，以及涉及医务人员切身利益的重要问题，要经医院党组织会议研究讨论同意，保证党组织意图在决策中得到充分体现。

（2）院长是医院依法执业和医疗质量安全的第一责任人：落实医疗质量安全院、科两级责任制。建立全员参与、覆盖临床诊疗服务全过程的医疗质量管理与控制工作制度，严格落实首诊负责、三级查房、分级护理、手术分级管理、抗菌药物分级管理、临床用血安全等医疗质量安全核心制度。严格执行医院感染管理制度、医疗质量内部公示制度等。加强重点科室、重点区域、重点环节、重点技术的质量安全管理，推进合理检查、用药和治疗。

（3）在决策程序上，保证党组织意图在决策中得到充分体现：公立医院发展规划、"三重一大"等重大事项，以及涉及医务人员切身利益的重要问题，要经医院党组织会议研究讨论同意，充分发挥公立医院党委的领导核心作用。

按现代医院管理法人治理结构要求，对组织架构、岗位职责、工作流程、规章制度、质量、效率效益、执行力等各方面全面管理，实现事业单位企业化管理，提高政府购买医疗卫生服务的竞争能力，解决差额拨款单位的生存与发展问题。

（四）民营医院实行董事会领导下的院长负责制

现代医院管理是按现代企业管理进行顶层设计和实施的，指导思想是政府作为举办人，要求公立医院必须保持公益性质，不要求经济回报。从经费拨付上逐渐把公立医院从差额拨款单位向自主事业单位转变，通过去行政化、去编制化、全员合同化改革，把公立医院推向市场，提高在政府购买医疗卫生服务时的竞争能力。

1. 公立医院市场化是民营医院的发展机遇　公立医院市场化和企业化管理为民营医院发展提供了机遇，使民营医院可以在一个政府购买公共服务的平等环境中竞争，同时对民营医院也给予了莫大的压力，因为竞争的基础是不公平的，无论从房屋建筑、设备设施、人员配备、技术水平、政策保障等方面，公立医院都是得天独厚，民营医院与公立医院差距很大。

民营医院不会得到国家给医院差额拨款的一分钱，就如同逆水行舟，不进则退。在获得政府购买医疗卫生服务份额上，与公立医院比较有先天的劣势，民营医院"生存靠自己，发展靠管理"的理念很容易得到投资者与员工的认同，企业化管理办法也容易获得支持。

2. 民营医院董事会　是医院经营决策机构，也是股东会的常设权力机构，向股东会负责，代表股东对医院的经营运行实施监督管理。董事会的主要职责如下所述。

（1）负责召集股东会，执行股东会决议并向股东会报告工作。

（2）审议批准医院年度医疗活动经营目标并对其实施监督。主要目标包括：医疗活动计划目标、品牌定向整合目标、品牌规模目标、销售计划目标、主要经济效益目标、节能降耗与节能减排目标、资产经营目标。

（3）决定医院内部管理机构的设置。

（4）批准医院的基本管理制度。

（5）听取医院院长（或总经理）的工作报告并做出决议。

（6）制订医院年度财务预、决算方案和利润分配方案、弥补亏损方案。

（7）对医院增加或减少注册资本、对外担保、分立、合并、终止和清算等重大事项提出方案。

（8）聘任或解聘医院院长（或总经理）、财务负责人，并决定其奖惩。

（9）审议医院的年度投资计划，报投资方批准后执行。

（10）审议批准医院薪酬分配总体方案，包括年收入增长水平、分配政策和分配方案等。

3. 民营医院院长岗位职责　民营医院有两种管理模式的院长职责，第一种模式为董事会领导下的总经理负责制，这种情况院长就是业务院长，总经理主抓人力资源管理和医院财务及经营管理；第二种模式为董事会领导下的院长负责制，这种情况院长为医院全面管理的第一责任人，不但要抓业务，还要抓人力资源和财务运营管理，这是一元化的领导模式，既可以减少多头领导向下发号施令，还可以减少管理层级，提高管理效率和效果。

以下介绍的是景明模式董事会领导下的院长负责制。

（1）在董事会领导下，主导制定实现医院价值最大化的总体战略，全面负责并实施医院的整体业务规划与经营战略。

（2）组织实施董事会决议，组织制订医院总体发展规划、年度工作计划，按期布置检查、指导总结工作，完成总董事会下达的目标任务。

（3）主持制订现有各项业务的计划，注重医院经营效益，确保医院资产保值增值。

（4）负责全院经营、医疗、护理、院感、教学、科研等各项业务工作，主持医院的日常工作目标的制订及开展。

（5）抓好医院的经营管理和质量考核工作，把医院的经营效益与员工的薪酬待遇挂钩，最大限度地调动员工的工作积极性。

（6）指导、检查、督促全院各科室、各部门、各岗位的工作，医疗常规和操作规程的执行情况，随时纠正工作中出现的偏差，保证医疗工作正常有序地开展。

（7）实施医护人员学习新技术、新业务，创造条件开展医疗技术新项目，不断提高医疗技术水平和服务质量。

（8）根据国家有关人事政策和医院的管理制度，决定员工的聘任、解聘、提职、晋升、奖惩等；根据医院战略领导制订人力资源政策并监督其执行。

4. 实行董事会领导下的院长负责制　民营医院一般是指以营利为目的，运用各种生产要素（土地、劳动力、资本和技术等），向医疗市场提供健康产品或服务，实行自主经营、自负盈亏、独立核算的具有法人资格的社会经济组织。

院长作为职业经理人职责如前所述，主要是保证投资效益回报，医疗安全是医院经营的基础，人才、技术、设备、学科特色、就诊环境、服务等都是获得投资效益的手段。作为民营医院，更应该把社会效益放在第一位。没有社会效益就不可能有经济效益，医院院长应该注重社会效益，着力打造成民营医院耀眼的品牌。医院应该积极参加公益事业、爱心救助、积极和谐医患关系、积极融洽社区居民友好关系，这些既属于医院文化建设内容，也是医院良好社会效益的标志。

附：西安长安医院爱心救助基金案例

长安医院急诊科每年救助无主、无助病人 20 余例，大部分抢救成功后，都对诊疗费用进行了结算，但每年有 30 多万诊疗费用无人结算；先后有 2 例车祸病人，抢救无效后放在太平间 3 年多无人认领，徒增冷冻储藏费用。

无主病人指由陌生人、救护车或派出所送来急诊的病情危重呈昏迷或休克状态的病人，病人身上没有可以证实身份的证件，也不能和病人亲属取得联系的情况。无助病人，指危重病人身上没有携带就诊可以支付的资金或银行卡的情况。

长安医院对无主、无助病人情况进行认真分析，结合当时个别医院见死不救、无钱不救的案例，医院就"是否设置爱心救助基金"进行了广泛深入的讨论。

部分人认为如果设置爱心基金，可能会把无主、无助病人都吸引到医院来，造成医院损失；也有一部分人认为救助有风险，何况亲人不在场，如果引来医患纠纷得不偿失；大多数人员认为"天有不测风云，人有旦夕祸福"，谁都希望自己、朋友或陌生人在危难之时能够得到救助，尤其是无主、无助病人更应该给予及时救助，即使出现医疗纠纷、死无查证或者有钱也不结账的情况，我们也应该泰然处之，我们献爱心做善事，就是为了传递爱心、呼唤爱心，毕竟是在他最需要的时候我们献出爱心，献爱心本来也没有想到要回报，也不需要回报。医院设置爱心救助基金专题讨论实际上是一次爱心教育、爱心唤醒活动，也是一次心灵洗涤活动。

在医院员工和领导基本取得共识的情况下，在 2010 年 2 月医院专门设置了 20 万元爱心救助基金，专门用于无主、无助病人的抢救。设置爱心救助基金后，急诊医务人员救助病人有了医院政策和资金支持，可以先抢救后收费，不用担心病人不结账扣除医务人员薪酬的情况，因为赢得了抢救时间，极大提高了抢救成功率；在无主、无助状态得到的爱心救助本身就是爱的宣言，得到病人和社会的认可和赞誉。

1 例富平县 7 岁脑外伤儿童，父母对诊疗失去信心，专门把她遗弃到长安医院急诊科。医院接诊后及时启动爱心基金救助程序，同时向社会媒体宣传寻找遗弃病人的亲人。经过及时手术和治疗，病人很快得到治愈；病人转危为安的消息通过媒体传到病人父母身边，也引起了社会的关注，爱心人士、富平县政府都对患儿进行了捐赠，还有爱心人士专门向爱心基金捐赠 3 万元。这个信息引起了中央电视台的关注，对此事件进行了深入调查采访。"病人父母以为自己的女儿脑外伤，需要 1 万多元，也可能治不好，故把其遗弃到医院"，这个故事呼唤社会进行爱心传递，中央电视台以"一万元的亲情"为主题，拍摄了 55 分钟的纪录片，在全国播映后引起了较大反响，提高了长安医院社会声誉和技术影响能力。

二、按企业化进行组织重构

必须按照现代企业管理办法，对医院组织进行重构，功能任务重新进行划分，各项业务都必须以医院发展这个中心作为载体。只有这样，医院各项工作的形式才能与医院发展这个内容实现统一。作为企业，医院也不例外，也需要从功能上划分为生产、销售和管理 3 个类型机关设置。

（一）生产单位

1. 医院的产品是健康　在健康 4.0 智慧医院时代，顾客需要的是全生命周期健康服务，包括疾病、亚健康、健康 3 种健康状态、以时间为纵轴的连续性的服务；过去单次疾病诊疗事件，在全生命周期健康服务过程只是作为一个节点存在。作为全生命周期健康服务的横轴，包括医院、预防保健机构、康复医院、养老院等提供的各种大健康服务产品，形成大健康服务产业。

医院提供给顾客的健康服务产品，就不再局限在一次诊疗事件、一个机构的具体服务，而是提供全生命周期健康服务。医保局也把预防、保健、康复、异地诊疗等健康服务纳入报销范围，在信息化系统支撑下，一个全民健康智慧服务体系正在形成。

2. 医药护技科室是健康生产部门　医院临床科室、检查检验科室、医药服务、护理病区等是对健康维护和转化的部门，可以把疾病状态，经过内科、外科、介入、放射疗法等干预手段，转入到亚健康和健康状态。这些部门通过健康干预，实现健康状态转换，同时获取健康服务回报，整个过程就是大健康服务过程，也是大健康产品的产生过程。

3. 医护管理部是生产管理部门　健康产品质量、生产速度、投入产出效益、生产过程客户满意程度等都是医护管理部工作内容。

在智慧健康服务时代，健康产品生产线，客户应该从互联网挂号就建立了O2O（在线离线/线上线下）健康服务，在门诊有挂号、收费、门诊诊疗、检查检验、注射、手术等；病情稍重一些的客户在住院部诊疗，包括内科治疗、手术治疗、放射治疗等。从客户就诊流程形成客户健康服务线，从医生诊疗服务形成诊疗服务线、检查检查流程线、化验流程线、药品供应线、医用耗材供应线等。

对每一个具体的业务流程都需要进行质量控制、生产效率效益分析指导，确保健康服务质量。

（二）销售单位

1. 健康服务公司是健康产品销售部门　任何一个企业对销售都很重视，"以销定产"这个词说明销售部门工作的重要性。但是对于医院这个行业，医疗市场拓展、健康产品销售部门似乎还不能登大雅之堂，主要是因为医院这个行业大部分人认为自己是公益事业单位，是上级拨款单位，进行医疗市场拓展似乎有掉价和自贬之嫌。实际上上级拨款不足以支撑医院正常发展，工资尚是差额，获得绩效奖励更是无从谈起。医疗设备设施使用率低，不能发挥经济效益，这就需要健康服务公司积极拓展医疗和健康服务市场，通过提供健康服务实现医院价值、员工价值，合理获取工资及绩效回报。

2. 企划拓展是健康服务市场拓展手段　酒香不怕巷子深，可能是客户知道或闻得到酒香；医院拓展市场必须要让机构客户、群体客户、病种客户、会员客户知道这个机构的存在及地理位置，同时要知道这个机构的学科技术特点、专家姓名、工作时间及联系方式等。

要积极拓展医疗机构市场，通过建立医联体、医共体实现医疗机构双向转诊业务联系；通过私人医生、家庭医生签约建立忠诚客户群体联系；通过常见疾病防治知识宣传建立一般客户群体服务市场联系；通过特色专科技术宣传建立会员客户群体联系；通过与基本医疗保险管理部门、民政养老管理部门、残联康复管理部门等签订医疗服务协议关系，获得基本医疗健康服务市场；通过与商业健康保险公司签订医疗健康服务协议，获得高端医疗服务市场。

3. 全生命周期健康服务是市场拓展载体　单次就诊服务是"一锤子买卖"，随机性、随意性很强，下一次就诊可能不再去找这个医生，也可能不再到这家医疗机构就诊。依托数字化平台进行全生命周期健康服务与管理，就需要从私人医生、家庭医生做起，不但提供医疗服务，还要提供健康和亚健康服务，实时进行健康干预，真正把客户当朋友，把健康服务当事业，这才可能建立滚动式扩展的管家式健康服务市场，促进单位人医生向自由执医人员身份转变，或在体制内获得多点执医带来的市场拓展和经济实惠。

（三）管理服务单位

医护管理、人事行政、财务运营都属于管理服务部门，其他职能管理部门需要从机关剥离，形成小机关大服务。

1. 医护管理部　是医院健康产品生产管理部门，是医疗组织架构、岗位职责、岗位工作标准、医疗流程、绩效考评标准制定与监督管理部门。通过对医疗、医技、药学、护理各部门各项流程操作的规范性和执行力进行定期检查，确保医疗组织高效、医学流程顺畅、岗位职责清晰、工作标准规范，各项规章制度得到落实，健康服务质量得到保证、健康服务工作的效率效益在行业竞争中具有优势。

2. 人事行政部　是医院人力资源和医院行政管理部门。

（1）人力资源管理：在医院企业化管理过程中，已从人事部对单位人的管理，变为人力资源管理，具体业务包括招聘、试用、使用、考核、晋升、淘汰、绩效考评等内容。对于全员合同制情况下人员劳动合同协议签订、缴纳社会保险、异地结转等政策性及业务性要求较高。医院劳动合同纠纷发生概率仅次于医疗纠纷，需要医院领导予以足够重视。

（2）行政管理：医院行政管理包括医院行政、党务工作、工会、青年团、妇女联合会各组织的管理与服务，满足各级各类组织检查验收要求。医院、机关和各科室各种会议召开、主题、参加人、记录等有明确要求，还要有落实记录。做事有标准、办事有程序、过程有记录、落实有反馈。

3. 财务运营部　包括医院财务和物资管理两个部门。

（1）财务管理：通过财务预算管理、全成本核算管理、绩效考核等，实现院科两级核算一致，提高医院运营效率效益，提高医院在行业及区域竞争能力和水平。

（2）物资管理：通过物资招标、采购、供应、使用、报废淘汰全寿命周期管理，实现医院物资材料、药品供应性价比优，提高物资使用效率和效益。通过虚拟一级库管理减少库存，提高物资药品周转次数，提高物资运行效益。

（四）医院企业化管理组织建设要点

1. 医院各项工作要以医院发展中心作为载体　医院是医疗卫生服务公益事业单位，也是差额拨款单位，大部分二级以上公立医院已经成为自收自支单位，也就是说具有企业性质。医院所有人员、所有部门、所有活动都要以医院发展这个中心作为载体。没有成本核算意识的医院活动，会造成虽然医院经济规模增加了，但医院亏损更大了，医院发展难以为继。

西安某企业在各种活动及比赛中，几乎包揽金牌，获得多项第一，遗憾的是这家企业因为经营亏损倒闭了。这是典型的没有预算意识，没有成本核算意识，没有以企业发展为中心意识的盲目行动，参加这些活动没有和企业生存发展结合起来，只知道争第一光荣，这恰恰成了企业不进行成本核算管理的导向，这种表面繁荣对于企业生存与发展来说没有什么实际意义。医院如果也按照这家企业做法做，同样也会重蹈覆辙。

2. 扁平化管理层次 由副院长向下兼任部门领导，扁平化管理层级，减少政令中层梗阻机会，提高管理效率；这就要求医院副院长必须懂机关业务，而且要亲自抓机关业务，才能使分管工作达到现代医院管理水平。

3. 管理职业化 管理是一门科学，也是一门艺术。对于参与医院及机关管理的领导，必须把管理作为职业。医院管理的重要性大于科室管理和个人业务发展毋庸置疑，医院企业化性质，决定医院管理必须靠调度运行才能促进医院发展，医院管理职业化也是国务院关于现代医院管理制度建设指导意见的明确要求，如图 5-1 所示。

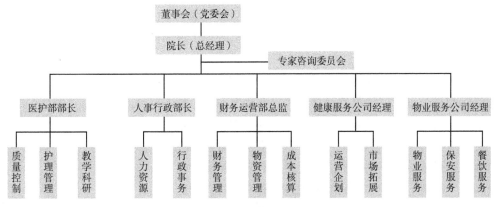

图 5-1 医院管理职业化

4. 学科专业化 对于学有所长学科中心主任，要适时提拔为专家副院长，参加医院专家咨询委员会，为医院发展提供咨询决策意见；参加区域专科学会，提高医院及个人学术地位。专家副院长一般不参与医院行政管理，使其能有充裕的时间钻研专科业务。

5. 核算单位最小化 从企业运营来讲，医院每个组织都应该是成本核算中心和利润贡献中心，正所谓"千斤重担大家挑，人人头上有指标"。要把医院经营发展和市场拓展各方面职能任务，分解给医院每个单位，使每个人、每个核算单位和医院都清晰知道保本点是多少，使医院全员形成成本核算意识、效率效益意识，全员营销意识。

6. 岗位设置一专多能 医院科室顾名思义，只要设置就要有编制人数、功能任务，各科室之间业务沟通属于组织间信息沟通，需要通过一定程序才能实现。我们在部以下机关没有设置科长或处长，我们对内称为主管，目的是实现业务管理的一专多能，使相近业务管理人员可以多一些自然交流。管理作为一门科学，没有必要画地为牢，应该一专多能，这一点在人员流动性大的军队医院和民营医院体会尤其深刻。一个人复员转业、离职、调动会给其分管这方面的工作在一段时间内造成不良影响。

第四节 健康服务企业化运营

现代医院管理实际就是现代企业管理，对于不同类型医院来说，健康服务市场企划拓展缺少专门的部门进行管理，本节主要探讨把企划拓展、医院形象宣传、机构和个人的健康服务签约等健康服务公司进行集约管理，促进医院发展和实现医院盈利。

一、健康服务市场拓展与医院发展不相适应

（一）医院缺少健康服务市场营销理念

1. 缺少主动市场营销意识　作为差额拨款或自负盈亏的公立医院，没有把健康服务市场营销作为扩大医院市场的主要手段，秉持"酒香不怕巷子深"的落后理念，影响健康服务市场扩展；营销理念在医院的应用还没有被提到一个很高的层面，医院营销存在的问题阻碍了众多医院的发展。

2. 没有主动抓取大健康产业发展机遇　受讳疾忌医的传统观念影响，很少主动向周边医疗机构和居民进行健康服务市场营销，没有把握医疗模式向健康服务模式的转变的大健康产业发展机遇，实时对居民进行全生命周期健康服务与管理。

3. 趋同性不能满足健康服务需求　指没有对健康服务市场进行细分，对各类病种、病人群体只提供一种服务。随着消费者消费需求的不断变化，有些病人虽然患同一种病，且病情相似，不同的消费者之间的需求还是存在很大差异的。

（二）健康服务营销市场无统一管理

1. 部门项目营销无序　医院市场化的过程也是其企业化的过程，而对于一个医院而言，构建完善的营销组织对医院的运作有很大帮助。医院内部缺乏医院整合营销策划、品质管理、危机公关等部门，这极大限制了医院进行服务营销的能力。不同的业务部门、不同的服务项目营销，各自为政，不但让顾客到医院享受健康服务时，感受到前后政策不一致，部门之间解释不一样，有时在对外健康服务，如体检招标，会出现兄弟阋墙情况。

2. 核算方法各异　因政出多门致使对一个具体问题出现既奖又惩，致使被管理者无所适从。如一个具体药物的应用从医院管理来说，不但要合理用药，而且还有用药时间、联合用药和药品构成比等指标；而对于运营部门可能就会直接按进销存进行核算，难免出现差异，影响医院管理声誉。

3. 健康服务市场多头管理杂乱无章　各自为政的健康服务市场营销，各有各的绩效管理办法，没有按谁受益谁买单进行健康服务市场进行闭环管理，出现1个病人有多个市场营销人员推荐，或出现已经拓展了的市场没有科室或专业买单的情况，致使健康服务市场拓展业务受阻、医院核算也不盈利。

4. 宣传力度不够　在老百姓心目中，医院形象一直与收费高、服务态度差、医疗事故多的观念联系着，医院在转变消费者传统观念方面的宣传措施一直不够，以致病人对医院在心理上有一种潜在的抵触心理。如何转变消费者的观念、应用报纸、广播、电视、互联网、APP、微信群等做好医院的自身宣传，是医院不能忽视的重要问题。

（三）错把区域协同医疗财富当包袱

1. 对医联体、医共体建设重视不够 可以实现相邻医疗机构优势互补，形成区域医疗合作中心，是一个多赢之举。但是很多医院和员工对这项工作的落实没有重视，派人下乡进行基层医疗机构帮带，尽管与职称评聘挂钩，同样是不情愿执行，就不用说主动落实医联体、医共体建设了。

2. 对私人医生、家庭医生签约不积极 伴随以人的健康服务为中心的个性化诊疗体系建立，以私人医生为标志的 VIP 服务，以家庭医生为标志的基本医疗服务正在形成，对医院是一个拓展健康服务市场机会，遗憾的是很多医院觉得似乎与己无关，没有进行大健康产业市场开发。

3. 区域检查检验中心资源没有共享 区域检查检验资源不能共享，影响区域整体诊疗水平并造成资源浪费。不管是第三方的独立检查检验中心，或者是互通有无虚拟检查检验中心，共享程度还远不够，也有巨大市场拓展空间。

二、健康服务市场企划拓展

（一）市场企划

1. 企划即医院战略规划 是为企业理性决策提供按效益化原则设计的方案。激发创意，有效地运用手中有限的资源，选定可行的方案，达成预定目标或解决某一难题，就是企划；规避风险和追求效益最大化是企划的两大功能。企划是一种程序，本质上是运用脑力的理性行为，针对未来要发生的事情进行当前决策，即企划是预先决定做什么，何时做，如何做，谁来做。

企划广义上牵涉医院的发展战略、品牌战略；狭义上牵涉医院的营销管理、广告策略和市场管理。

2. 企划内容 包括市场营销调研企划、营销企划、市场定位企划、医院形象企划、产品企划、品牌企划、价格企划、营销渠道企划、促销企划、广告企划、整合营销传播企划、服务企划、网络营销企划、关系营销企划、微营销企划。制订医院的发展战略是医院规划的核心问题。

通过运用各种不同的思考方法产生构想，好的构想就成为创意，而有目标的、可能实现的创意（或是用创意来做工），就变成企划了。由此可知，企划有别于构想与创意，它应包括下列三个要素。

（1）必须有崭新的创意。企划的内容必须具有新颖、奇特，令人拍案叫绝，使人产生新鲜、有趣的感觉。

（2）必须是有方向的创意。再好的创意，若缺乏一定的方向，势必与目标脱节，就不能称之为企划。

（3）必须有实现的可能。在现有人力、财力、物力的限制之下，有实现的可能，才是企划，否则再好的创意均属空谈。

3. 市场定位企划功能

（1）有利于增强医院核心竞争力和长期竞争的优势，有利于增强医院无形资产，市场营销企划是医院营销企划的前提和基础。

（2）有利于树立医院形象和医院品牌形象，有利于提高产品知名度和美誉度，有利于增强医院顾客的满意度。

（3）是医院整合营销企划的基础。市场整合营销企划事业是其营造核心竞争力的基本手段。

（4）有利于医院对各级市场的建立和完善，有利于医院降低经营风险，从而确保医院长期战略目标的实现。

4. 营销企划书　就是为了实现该企划而产生的具体构想。一份成功的企划书，通常需要经过以下的企划过程：提出问题或策略；搜集现有的资料；进行市场调查；分析并统计资料；讨论并激发创意；选择可行的方案；实施与事后检讨。

（二）市场拓展

市场拓展就是开拓和扩展市场，如何将服务和产品的市场扩大化，是市场拓展的核心任务。市场拓展需要通过市场调查分析确定市场需求，根据市场需求进行产品定位和市场定位，在明确了产品市场和产品销售对象后，制订详细的市场推广策划方案，借助宣传媒体（电台电视广告或平面媒体广告或终端广告等多种方案形式组合），展销展会，网络推广，电话营销，电子商务平台，约洽上门推广，终端销售等方式，提升产品和服务在市场的认知度和影响力，从而获得更大的市场份额。

1. 市场调研　是一种有目的的活动，是一个系统的过程，是对信息的判断、收集、记录、整理的活动，是一项对市场信息工作进行设计、收集、分析和报告的过程。

2. 市场营销　营销企划是医院在市场营销活动中，为达到预定的市场营销目标，结合市场调研结果，全方位、多角度的把握目标市场和顾客群的利益共性，从而对医院的人、财、物等各种资源进行优化配置，并就整体市场营销或市场营销的某一方面进行分析、判断、推理、预测、制订市场营销方案的行为。

（1）明确市场目标定位。

（2）针对目标客户的需求调整产品设计，价格设计。

（3）向目标专业客户宣传推广（推广形式多种多样，有学术研讨会、展览、专业杂志广告、人力推广；人力推广就是寄资料、发传真、打电话、上门约洽等）。

（4）有一定的市场份额或市场成熟到一定时期后，可以进行系列的促销。

（5）公关活动：如赞助、捐赠仪器给某公益机构，也可以是接受某公益机构捐赠造势。

3. 营销方式

（1）关系营销　是把营销活动看成一个医院与顾客、供应商、经销商、竞争者、政府机构、社区及其他公众发生互动作用的过程，其核心是建立并发展与这些公众的良好关系。在这一过程中，营销人员对顾客所做的分析、判断、构思、设计、安排、部署等工作，便是关系营销企划。

（2）网络营销 是指医院以电子信息技术为基础，以计算机网络为媒介和手段，对整个营销活动进行的超前决策。

医院要利用各种新闻载体进行医院形象宣传，包括广告词、宣传资料、医院标志系统等。医院应注重与新闻媒体的沟通，抓住正面新闻，引起公众关注，提高知名度；开展和参加社会公益活动，如赞助、捐款、免费咨询、义诊等活动，通过此类活动迅速树立医院在消费者心目中的良好形象；举办各类知识讲座，组织群众参观有关健康知识的展览，在提高群众健康意识的同时让其了解医院在某些病种治疗方面的专长。此外，医院还应成立专门的危机公关部门以应付和处理各类突发事件，以维护医院的利益与声誉。

（三）市场企划拓展

医院形象企划 是指通过专业运作把医院经营管理和医院精神文化传达给社会公众，从而达到塑造医院个性、显示医院精神，使社会公众对医院产生认同感，营造医院的核心竞争力和长期竞争优势的一种行为。医院形象设计是其中的一部分工作，而主要是最终的综合的行为。

（1）产品企划：最终目的不在于如何使消费者接受医院的产品，而是医院如何最大限度满足消费者的各种需求。

（2）品牌企划：包括品牌定位、品牌认知、品牌忠诚、品牌命名。

（3）价格企划：就是医院为了实现一定的营销目标而协助处理医院内部各种价格关系的活动。其有利于实现医院的长期经营目标，有利于医院营造长期的竞争优势，有利于医院缓解巨大的价格竞争压力。

（4）营销渠道企划：就是将生产者，中间商和消费者有效的连接起来。

（5）促进销售企划：简称促销，帮助消费者认识产品或服务给购买者带来的利益，促进和影响人们的购买行为和消费方式。

（6）广告企划：是对广告传播活动的运筹规划，是在充分获取市场信息的前提下，预测市场的发展规律，在符合广告主营销策略的基础上，科学地制订广告总体战略，以追求最优化的广告效果的活动过程。

（7）整合营销传播企划：是医院对于消费者沟通中的传播行为进行超前的规划和设计，以提供一套统一的有关医院传播的未来方案，这套方案把公关、促销、广告集于一身的具体行动措施。

（8）服务企划：就是把用于出售或者是同产品连在一起进行出售的活动，有规划、有效果地实施。

三、健康服务公司建设与管理

（一）建立健康服务公司

健康服务公司是医院健康服务市场拓展和健康产品销售的主管部门，通过参加医联体、医共体建设拓展医院健康服务市场,通过签约基本医疗保险和商业健康保险公司和参加私人医生、家庭医生签约吸引目标客户接受医院健康服务,通过医院科室购买健康服务市场、顾客购买健康服务,实现健康服务公司价值。

医院所有健康服务及部门相关业务,划归健康服务公司统一管理,在院长领导下进行医院健康服务市场拓展与维护工作。

医院形象宣传、科室业务宣传等要并入健康服务公司管理,明确政治、业务要求。医院各项工作均是以业务工作为载体,以医院发展为中心,医院各部门和人员都是差额拨款经费供养人员,所有活动和所有人员都应该按预算进行业务活动,进行成本核算和绩效管理。

(二) 统一健康服务市场拓展管理

1. 开发内部健康服务营销市场

(1) 医院营销的出发点是患者所需要的医疗服务,而不是医院所能提供的医疗服务;目的是通过患者的满意获利,而不是通过增加患者数量获利。目前大多数医院还是坐等病人上门求医,以医院为中心,而不是站在消费者即病人的角度为其提供相应的服务。很多医生甚至还不知道要将病人当作消费者来看待,要对病人耐心解释,而多半是对病人居高临下,颐指气使。

(2) 内部营销是指将职工看作是内部消费者,以先满足内部消费者为目标进而达到满足外部消费者的目的。对于医院来说,内部营销应先于外部营销。针对医院职工服务观念滞后的问题,医院应为职工提供令其满意的价值,提高职工对医院的满意度及忠诚度,从而使职工通力合作,转变服务态度,让消费者满意。

2. 拓展外部健康服务市场

(1) 拓展医保局基本医疗保险市场、商业保险公司的健康服务商业保险市场,既包括对机构的签约,也包括对有定点医疗保险选择权利客户的吸引,理顺报销流程,直接按比例进行报销。对于境外人员医疗健康服务保险,还要让医院进行 ISO9000、JCI 认证,吸引商业健康服务保险高端客户人群。

(2) 医联体、医共体建设,对于公立医院是一个指令性任务,民营医院自愿参加,但有被边缘化趋势。不同举办人的不同类型医院,积极参加医联体、医共体建设,对于获得区域自然就诊客户都是必要的,尽管部分大医院病人人满为患,对医联体、医共体建设也应重视。

(3) 私人医生、家庭医生签约,对于分级救治的源头打造非常重要,对于专科医生担当私人医生,全科医生担当家庭医生都是多点执医练手的机会;对于医院从源头吸引、筛选病人对医院市场保持和扩大会有长远帮助。

(4) 差异性服务:为了吸引更多消费者,医院应站在患者角度,以他们为出发点,为其提供一些区别于其他医院的服务,以差异取胜。对于医疗机构以优质服务吸引成为长期签约客户。如健康体检服务人群,既要单位认可,还要顾客满意,才能赢得客户信赖。

（三）做好医院营销

医院营销是医院为了满足健康需求者（患者、潜在患者）的需求，实现医院整体组织目标而制订的计划、将医疗技术与服务从医务工作者手中输送到健康需求者而进行的一系列必要活动。也就是说医院营销首先是医院以医疗消费需求为出发点，有计划地组织各种医疗经营活动，为健康需求者和利益相关者（通称为医疗顾客）提供满意的医疗技术及健康服务，实现医院整体目标的过程及一系列必要活动。

为了更好地提升医疗技术水平，更好地服务于患者，医院也要学会营销，医院的营销理念主要有 5 个方面。

1. 营销自己的品牌　一家医院要得到病人的信赖，有很多影响因素，但关键是一家医院的品牌，好的品牌可以赢得病人和其家属的信赖，可以提升自己的社会知名度，还可以吸引更多的病人，反过来又可促进医疗技术水平的提高，所以营销自己的品牌很重要。

健康服务产品的质量直接关系到医院的信誉，高质量的产品也是医院竞争的王牌，这也是凭借医院整体的系统管理能力来确保的，诊断治疗的高质量也是打动顾客和让顾客信赖的重要因素，远胜于医院一切的促销手段；从另一方面来说，由于医院产品的高品质，它不仅能够为消费者带来品牌价值，而且也会带来较大的使用附加值。

品牌意识的落后，与医院过去一直处在计划经济体制下不无关系，多数医院陷入了名气就是品牌的桎梏中。一些医院不重视生活服务品牌，如服务态度、就诊环境、医院餐饮等方面，这就要求医院要精心呵护这些品牌。

2. 要营销自己的技术　医院的发展，离不开技术的进步，高水平的技术必然造就高水平的医院。因此医院的管理者，要敢于把自己的高超技术亮出来，营销出去，要让大家知道你医院的技术优势、技术特点，认可你的技术特长，用技术立院，用技术赢得病人。

3. 营销自己的人才　在病人就诊的问题上，很多人相信名医专家，有时为能够找知名专家宁可舍近求远。因此我们必须在医院重点打造名医专家，通过学习交流、走进社区、对口支援、专家讲座等形式，把自己的专家学者给推出去，得到社会认可，营销好自己的人才。

4. 营销医院的诚信　近年来，在医疗卫生行业，有一些不正当的行为，甚至是欺诈行为，使一些医院失去了诚信，给病人带来很坏的影响，有的医疗机构甚至出现信任危机，这是不应该的。医院应该在诚信上下功夫，围绕诚信做文章，让诚信成为医院发展的基石，促进医院的良性发展。

5. 营销自己的服务　医疗技术的诊疗过程，是一个服务水平的延伸过程，如何为病人服务，营销好自己，这是非常重要的。有一些医院，技术水平不相上下，可是服务水平却相差很远，结果导致病人的满意度大不一样。因此，医疗机构既要强化好自己的服务，更要营销好自己的服务，让服务成为医院发展的推进器。

随着健康服务市场细分，对高中低端健康服务内容、服务档次和消费水平也会进行细分。顾客关注的是物有所值，尤其是对医院药品及医疗服务的规定价格十分敏感。这就要求医院在医疗服务的定价方面拥有一定的自主权时，一定要设计好健康服务内容、工作标准，并在公开场所进行公示，真正做到让政府放心、顾客满意。

（四）统一健康服务市场绩效管理

根据具体健康服务项目，按完成单位和业务流程进行考核。健康服务市场项目定价、各业务完成单位分割比例需要利益攸关方讨论确定，每次业务完成，需要购买服务科室签字确认，确保绩效考核结果公开、公平、公正，起到对健康服务工作的促进作用。

第六章 学科精细化管理模式

2004 年 9 月，笔者带领 251 医院对传统的中心医院以二级学科为主的模式进行结构再造，以"三级科—二级科—专科中心"为基本组织模式的学科重建，使医院整体发展呈现出学科分工精细、多种医疗技术综合提升的良好态势，打破了传统学科管理模式对人才建设所造成的种种制约，为人才发展提供了广阔空间与平台，促进了优势学科群快速发展，大批优秀人才脱颖而出，年轻人才快速成为知名专家，医院的经济效益、社会效益大幅提升。这一模式在 251 医院的成功实践，吸引了大批军地医院前去参观学习，被多家医院借鉴应用。2009 年 9 月，王景明先生出任西安长安医院院长后，在长安医院快速复制了这一学科精细化管理模式，同样取得了巨大成功。2013 年 7 月和 2015 年 9 月又将这一模式先后在南昌 334 医院和承德市双滦区人民医院成功实施，均在 1 年内取得显著成效。学科精细化分工管理模式已成为医院管理景明模式的核心特征和手段。

第一节 三级学科架构管理模式

一、三级学科架构管理模式产生背景

(一) 医院传统的学科配置模式

传统临床学科资源配置根据医院等级及功能任务设定编制床位，根据床位按床工比例配备医疗、护理等工作人员及相应的设备等资源。各科室管理相对独立，实行科主任负责制；医疗业务管理实行三级查房等制度，住院医师分管床位，住院医师—主治医师—（副）主任医师逐级负责。随着医疗卫生服务的不断进步，这种条块分割的资源配置方式的缺点越来越突出。

1. 粗放型学科配置不能适应医疗市场竞争需要　由于地理环境和服务对象不同，人民的医疗需求不断发生变化，粗放型的学科配置制约了学科向精细化发展，不能满足社会医疗需求，不能适应医疗市场竞争的需要，客观上造成了资源闲置与浪费并存等现象。

2. 资源固定配置造成以科室为单位的资源垄断　只关注学科局部利益而不顾及医院整体利益，争床位、人员及设备，即使床位、设备等资源闲置也不愿或不主动开展共享；护理单元需要保持必要的规模，工作量小也需配备相应的人力物力资源；形成以二级科为单位的对床位、人员的垄断性使用；受学科设置体制、机制影响，形成以科室为单位的行

政垄断、技术垄断和经济垄断。尽管运行效率低下，但绩效管理手段很难在这种垄断体制内发挥作用。

3. 缺乏激励竞争机制抑制了积极性和创造性　科室内部资源平均分配，如病房、床位或按时段轮流坐庄，不能形成自动共享，严重制约优秀医务人员才能发挥和优秀科室在全院范围的资源共享。整体或同类型组织分配上的平均主义，"大锅饭"、干多干少一个样，影响了工作人员的积极性。

（二）现代医院学科建设发展趋势

随着医院学科建设步入优化增长期，其资源配置结构和利用方式随之发生变化。宏观上，对重点学科及优势学科群要加大资源配置力度。微观上，医院对学科资源配置的方式逐步由固定比例资源配置向激励、共享的弹性资源配置方式转变。未来医院的学科建设必然向人有专长、科有特色、院有重点的、以"三名"为标志的名医、名科、名院方向发展，医院管理队伍必然向精业务、懂管理、会经营综合素质要求发展。

1. 建立培养精通业务的专业人才队伍　精干高效、综合素质高、创新意识强的专业技术人才队伍，对医院建设和发展影响至关重要，科技人员是第一生产力在医院的表现尤为明显。一个名医可以带动一个团队，一项技术可以带动一个学科的发展。医院内部的用人机制、人员培养模式和激励机制将起重要作用。引进激励竞争机制，实施人力资源弹性组合，以技术资源与医疗需求匹配为切入点，以医疗技术骨干为核心，以科室管理为基础，通过实施病人选医生、主诊医师负责制等方式，成立适应市场需求、灵活而富有弹性的医疗项目小组，完善激励约束机制，带动医疗人力资源的优化重组，并以此促动学科知识资源的整合，形成充满竞争和活力的人才资源使用新模式。这种机制可以丰富传统的人才培养使用模式，建立起较为公平、合理的激励竞争机制，克服"大锅饭"、隔代培养、技术垄断和行政垄断等问题，有效调动工作人员的积极性和创造性，有力地提高工作效率和质量，极大地促进技术水平的快速提高，为人才成长和施展才能提供更为广阔的平台。

2. 建立培养具有专业特色的优势学科群　高新技术和信息手段在医院的应用，促使科室工作和管理模式发生巨大变革。现代管理对医院人才、知识、资源、信息整合等综合效应明显。高新技术是建立在综合科学研究基础上，处于当代科学技术前沿，对发展生产力、促进社会文明、增强综合国力起先导作用的新技术群，也是知识、人才和投入密集的新技术群。高新技术所具有的前沿性、战略性、高投入与高效益性、渗透性、群体性、风险性等基本特征，决定了其在基础医学的发展和应用，为医院各学科专业技术的迅速发展打下坚实的基础。

高新技术在临床医学的发展和应用，使医院在疾病诊断方面不断获得重大突破；在预防医学的发展和应用，使预防医学在医院的地位和作用越来越重要；在药学的发展和应用，使医院在疾病的诊断、治疗及预防效果上更为显著；在医疗仪器设备的发展和应用，使医院的诊断治疗水平和医疗质量又上新台阶；在医院管理上的发展和应用，使医院医疗保障的效率和效益不断提高。

3. 以区域和行业领先发展愿景引领医院建设　以技术创新为主旋律的特色技术建设，

将成为提高科室整体水平和竞争实力、提高社会效益和经济效益主要手段。在注重各学科共同发展的同时，医院将倾斜重点科室瞄准区域和行业领先目标发展，真正发挥在医院建设的辐射和龙头作用。高度重视技术创新，寻找学科发展和进步的新的支撑点，营造"拳头产品"，创建"人无我有、人有我精、人精我待"的优势项目，提高医院整体水平和综合竞争实力。

4. 实现"两化融合"，提高医院发展核心竞争力　依托医院信息化实现精细化管理，实现数字化与精细化融合，是现代医院主要特征。大质量、大财务、大人力、大物业管理提法较多，所谓"大"实际是强调在数字化条件下的信息共享，能够实现人、财、物等一元化领导和管理，能够实现虚拟角色与现实作用完美结合，以流程式、分工合作式方式实现了"大"的统一。医学科学的发展和医学模式的转变，也赋予了医院管理"大"的内涵，即医院医疗工作的效率、病人负担的医疗费用、社会对医院的整体服务功能评价等，都可以从"大"处找到责任对应的组织和个人。如"大质量观"内涵的核心，就是强调质量和成本、效率的统一，讲究质量的经济性，用较小的成本取得较高的质量，达到疗效好，疗程短，费用低，满意度高。

5. 区域协同医疗一体化将使医院诊疗工作模式产生深刻变化

（1）面对病人来源和病种的变化。个人账户的建立、保险机构的严格监管及社区医疗服务的开设，使医院与社区成为没有隶属关系的利益共同体和业务联合体，使普通疾病不再进大医院就医。通过社区全科医师已经接诊和初步进行了检查和处理的病人因病情再到医院就诊，实际上已经不是传统意义上的初诊病人。因此，医院的科室与社区诊所都面临着服务对象和服务内容的重新定位问题，即医院科室工作中心应当也必须转变到处理危急、疑难重症病人上来；而且这些病人对诊疗工作的要求远远超过以往。

（2）性价比优的医疗服务成为竞争优势。要做到花钱少、疗效好、痛苦轻、服务优，一方面，既要保证有足够数量和较高质量病种的病源，以满足医院技术建设、人才培养和创造效益的需要；另一方面，又要很好地与区域卫生规划、社区医疗服务网络和医疗保险制度接轨、与新形势和新环境氛围相融合。既要考虑"走出围墙、走进社区"，实现预防、保健、治疗、康复一体化的职能和新的管理模式与方法；又要做好医院功能、任务的合理定位，处理好与初级医疗卫生机构和社区全科医师的良好协作，还要考虑所提供的服务是否能够全额报销。

（3）医院与社区医疗服务合作必须互利共赢。在医疗信息网络化、医疗保险制度化的情况下，医院与社保合疗部门的行业监管也逐步实现自动化，如何平衡医院科室与社区诊所业务合作与经济利益就显得尤为重要。医院管理模式和信息管理模式共享所带来的工作效率提高、质量和成本效益的有效控制，将极大提高医院核心竞争力，医院有责任、有义务对社区进行帮带，实现共赢。

（三）学科再造的必然性

随着数字化医院建设的深入和现代绩效管理体系的完善，医院改革创新的观念已深入人心，只有紧跟形势，与时俱进，敢于打破传统观念，解决机制和体制上的深层次问题，才能把握先机，掌握主动。医院打破原有医护一体的二级科单一学科模式就成为必然。

1. 要在管理体制上谋求突破　过去，由于没有实行明确的三级分科，经济核算仍很笼统，造成三级学科划分不细，缺乏应有的自主权，发展较快的专业没有形成更强劲的优势学科群，发展相对较慢的专业难以形成自己的特色和优势。打破体制限制后，把三级学科推到市场的前沿，必将有利于学科建设的整体进步和良性发展。

2. 要在细化专业中培育人才　实行三级分科，使医生从事的专业相对固定下来，学术上有专攻方向，业务上突出重点，对于培养专家型人才必将起到有力的推动作用。

3. 要在全面竞争中挖掘潜力　医护一体的模式，导致床位短缺与浪费现象长期并存。护理单元之间没有形成有效竞争，不利于医、护队伍各自功能作用的发挥和价值的体现。医护分开，能够形成有效合理的竞争态势，进一步调动各层次人员的积极性，对于充分挖掘内部人力、物力资源具有重要作用。通过实行床位统一调配使用等制度，使床位由过去指定医生管理使用变为医院统一协调使用，在大专科的范围内模糊小专科的界线，实行伤病员相对集中收治，病员较多时可以跨科室收容，床位由科室专管专用向科室管理全院共用转变，打破过去学科床位资源难以共享、护理单元忙闲不均等现象，解决在床位方面有的医生不够用、有的医生用不了的矛盾，极大提高了资源整体利用效率，创造更大的资源利用效益。

二、三级科架构基本模式

三级科架构对传统的以二级科为主的医院学科建设模式进行结构再造，按三级科设置的标准要求，将二级科（如普通外科）细化为若干三级科（肝胆外科、胃肠外科、腺体外科等），使三级科室成为最小的医疗业务独立运行单位和经济核算单位；将 2 个或 2 个以上三级科组成一个二级科，二级科在行政上是三级科的领导单位，业务上是三级科的指导单位；各临床病区设立一名病区主任，对本病区内的三级科、护理单元进行统一协调管理。2 个或 2 个以上的二级科组成专科中心，形成"三级科—二级科—专科中心"为基本模式的三级科体系（图 6-1）。

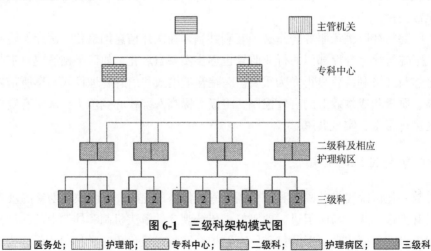

图 6-1　三级科架构模式图

▨医务处；　▥护理部；　▦专科中心；　▨二级科；　▥护理病区；　■三级科

三、三级分科规划目标

按照"专科设置精细化、人员组成团队化、资源利用最优化、经济核算最小化"的思路，进行三级分科、医护独立运行的改革创新。

（一）三级分科改革的总体规划

1. **基本思路** 按照医疗改革规律，结合医院建设特点，大力推进优势学科群建设，建立健全公平公正的人才培养激励机制；科学合理地规划小经济核算单位，充分挖掘床位资源潜力，全面提升医院运行效率；积极构建二级扁平结构的管理体制，使三级科主任、护士长作用得到充分发挥。按照因事设岗、竞争上岗、优化组合、降低成本、提高质量的原则，努力创建国内一流、与国际接轨、满足医院现阶段发展需要的高效运行体系。

2. **主要内容**

（1）全面推行三级分科制。三级分科是指按三级医院（含三级规模医院）对专科设置的要求而进行的科室建设，三级科在行政管理上独立运行、单独核算；在业务建设上，受二级科指导；以病区为单位组建党、团支部或分工会。根据医院实际情况，对条件成熟的二级学科要直接按三级学科设置要求进行分科；对三级专业发展不平衡的科室，要按划小核算单位的要求实行平行分科，但各平行学科必须确定各自的三级学科发展方向并按限期达标；对学科建设确实偏弱偏小的二级科室暂不分科，原则上按三级科对待。三级科主任实行竞争上岗，主任与医生间双向选择、评聘分开。二级科主任从三级科主任中产生。管辖4个（含）以上三级科且人均效益、床均效益领先的二级科成立院级专科中心，医院对各级专科中心实行倾斜政策。在分配制度上，保证全员收入水平稳步上升的同时，对重点学科、优秀人才、关键岗位给予倾斜，充分体现多劳多得、优劳优得、不劳不得的分配原则。

对于二级医院实行三级分科，要按照医院等级评审对学科建设要求，突出划小核算单位，在核算单元内明确各专业学科功能任务，尽可能实现学科精细化，有利于专业学科发展，有利于个人成长，有利于顾客找到学有所成的医务人员。

（2）实行护理单元独立运行管理。改革医护一体的传统管理模式，将护理单元与医生组分开，工作自主安排、经济独立核算、行政管理按三级学科运行。床位在严格执行收容资格认证许可的前提下，向全院开放。护士长竞争上岗，护士长与护士之间双向选择、评聘分开。对机场式服务开展较好的护理单元，提升护士长为病区主任，除做好护士长本职工作外，还需承担各专业学科主任的助理，积极做好病区内医疗资源的统筹安排、管理与服务，如医疗值班、交接班、传达周会、布置与病区有关的医疗护理工作，确保医疗护理工作高质量和连续性。

3. **达到的目标和效果** 深化改革，归根到底是要谋求发展。改革是不是可行，要看改革是否有利于医疗服务质量和保障能力的提高，是否有利于促进医院发展，是否有利于调动医护人员的积极性，医院通过三级分科管理模式改革，预期目标是要基本实现专科设置合理化、人员组成团队化、经济核算最小化。

（1）加快人才成长和专科发展的速度。建立公开、公平、公正的竞争机制，为每名员工提供充分展示才华的发展机会，培养一大批合格的学科带头人，造就出一批真正的名医。要把现有重点学科做强做大，同时要催生一批新的重点学科，逐步建立起以大批名医为核心的优势学科群，打造以大批名科为支柱的知名医院，真正把"三名"工程落到实处。

（2）促进经济效益的显著增长。通过细化核算单位、加强成本管理、改革分配制度等措施，进一步解放生产力，激发每名员工的积极性、主动性和创造性，持续提高医院的创收能力和经济管理水平。

（3）全面提高服务保障能力。通过改革，大幅度提高医院学科建设水平、医疗技术水平、全面服务能力，使医院提供医疗服务水平持续提升，让患者满意、政府放心。

（二）三级分科要遵循的原则

三级分科是依据医院管理中的组织行为学原理而进行的内部体制改革，是根据医院的任务、环境、条件、资源、分工等因素及医院管理的要求，综合考虑而划分的。它必须遵循以下原则。

1. 合理划分专业　适当地合理划分专业，对提高专业技术水平，结合临床开展科研，总结经验，培养人才是有益的。

2. 综合专业的设置　在现代医学科学技术高度分化的同时，存在它的横向联系带来的高度综合。任何一个专业不可分解孤立发展。而这种协作发展到今天又发生了质的变化，根据专业之间的内在联系，又开始建立了综合性新型科室，如心内科与心外科合并为心脏科、多专业结合的肿瘤科等。这种在专业上相互配套，在技术上相互补充的内容兼并，不仅可以相互替代，减少重复检查，而且也有利于医、教、研工作的开展，有利于技术水平的提高，有利于减轻病人负担，有利于管理。

3. 全科专业的设置　随着市场经济的发展和老龄化社会的到来，人们不仅希望有了病得到最好的医疗护理，而且希望预防疾病，保障健康，提高生活质量。因此，在医疗技术管理中，就必须适应市场经济的需要，适应社会不同层次不同人群的需要，适应医学模式转变的需要，积极开展社区服务。设置医院业务技术科室，通常要兼顾学科专业的情况。在大型综合性医院的业务技术科室中，通常是一个科室对应一个学科，而在一个中小型医院中，则可能是一个科室对应 2 个甚至 2 个以上的相关学科。所以，医院的学科建设和科室建设有着十分密切的关系，学科建设是科室技术建设的主要内容，而科室建设则包含了学科建设，其管理内容、内涵更为广泛。

第二节　解放军 251 医院学科精细化实践

在改革筹备阶段，医院领导分批次带领机关干部、科主任、护士长外出参观考察，讨论并汇报考察结果，多次召开全体工作人员征求意见会，广泛听取各级各类人员的意见和建议，统一大家的思想，形成改革决议，为改革奠定基础。

一、组织领导工作

为确保医院深化医疗管理改革顺利开展，医院成立了深化医疗管理改革委员会，由院长、政委担任委员会组长，下设秘书组、人事宣传组、医疗管理组、护理管理组、院务管理组、信息支持组。

（一）成立组织明确职责

1. 秘书组职责　负责整体改革的组织策划、任务布置、方案合成、检查督促、协调指导等工作。

2. 人事宣传组职责　负责全院三级学科主任、二级学科主任、病区护士长的竞选和双向选择工作的整体策划、组织实施和总结报批；负责这次改革的对内教育鼓动、对外宣传解释和新闻媒体宣传等工作。

3. 医疗管理组职责　主要负责摸清全院医药技专业学科建设和医药技人力资源现状，拟定全院学科建设发展指导原则、医生三级学科划分的范围和数量、三级学科成立的基本条件、各二三级学科主任的岗位职责标准；制定"医生诊疗环节管理规范""专科专治管理规定""大质量管理百分制综合考评与奖惩标准""十不准"实施细则等；提出确保改革后为部队服务水平和战备工作水平稳步提高的具体对策。

4. 护理管理组职责　主要负责制订护理单元组建条件、护士长岗位职责标准、护理组内部组织梯次建设标准、护理绩效考核范围与办法；摸清全院护理系列人员、岗位分布现状，提出建设与发展建议。

5. 院务管理组职责　主要负责制订后勤保障部门的全面市场化运行方案、全成本核算方案及相关奖惩标准。

6. 核算分配组职责　主要负责选定核算模式、制订核算标准、确定分配比例和分配的宏观调控方法、军队伤病员的核算管理体系、科级财务审计监督措施等。

7. 信息支持组职责　主要负责经济核算软件适应性修改组织协调工作、制订标准用基础数据的测算、配套软件开发等。

（二）按时间节点制订方案计划

1. 制订竞争上岗实施细则　为选拔出优秀的学科带头人，工作人员达到最优化组合，"竞争上岗，双向选择"，坚持全程公开、公平、公正的原则，客观指标与主观评价相结合，达到科室全面优质、高效、低耗的发展目标。

2. 拟订改革配套方案　拟订与本次改革相适应的二、三级科主任、护士长职责及管理办法，绩效考评方案等配套方案。

3. 成立软件开发小组　按时限完成软件开发、测试及安装工作。软件主要是对科室设置、成本核算、人员管理等各方面都进行修改，使医疗收入、成本按分摊比例自动细化到三级科和护理单元，保证改革的顺利实施。

二、按照方案实施及改革效果

（一）按照精细化管理模式进行学科体系重建

采取自荐与推荐相结合，机关进行资格审查，公示后竞聘上岗，形成平等竞争机制，如图 6-2 所示。

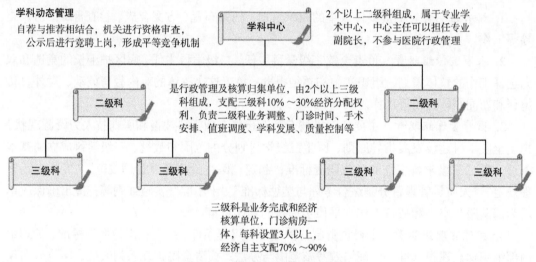

图 6-2　学科精细化管理模式图

1. **三级分科**　在中心医院现行编制科室（二级科）的基础上，按照三级科—二级科—专科中心模式进行学科体系重建。按三级医院对专科设置的要求，将二级学科细化为多个三级学科，使三级科室成为最小的医疗业务独立运行单位和经济核算单位。

三级科是业务完成和经济核算单位，门诊病房一体，每科设置 3 人以上，经济自主支配 70%~90%。

2. **二级科**　二级科在行政上是三级科和护理单元的领导单位，在业务上是三级科的监督指导单位，在组织建设上由所辖三级科和护理病区成立一个党支部。

二级科是行政管理及核算归集单位，由 2 个以上三级科组成，支配三级科 10%~30% 经济分配权利，负责二级科业务调整、门诊时间、手术安排、值班调度、学科发展、质量控制等。

3. **专科中心**　是以病种、器官、系统等为纽带，由数个二级科组建而成的学术性管理组织，属于专业学术中心，中心主任可以担任专业副院长，不参与医院行政管理。

4. **学科动态管理**　对条件成熟的二级科直接按三级科的要求进行分科；对三级科发展不平衡的二级科先按划小核算单位的要求进行平行分科，但需明确三级科专业发展方向，限期达标；对学科建设偏弱偏小的二级科室暂不分科，原则上按三级科对待。

通过赋予三级科业务发展与经济独立核算的权利责任利益，调动科室班组开展业务的积极性和成本核算的紧迫性，赋予二级科行政、质量和学科发展领导权利，学科中心的业务指导权利，形成以三级科、二级科、学科中心为特征的学科建设及质量管理体系，促进医疗、教学、科研同步发展。

（二）医护分开核算

运行医护分开主要是指成立了与三级科并列的、每个二级科对应一个的护理病区。护理病区管理将以医生为主导的医护一体传统行政管理模式，改为护理病区业务自主管理、经济独立核算；将只为单个二级科提供专门护理服务的管理模式，改为面向全院三级科开放的"飞机场站式"护理病区服务模式，实现床位资源全院共享。

（三）科主任、护士长实行竞争上岗

三级科主任、护士长实行竞争上岗；主任与医生之间、护士长与护士之间实行全员全岗双向选择，评聘分开；二级科主任从三级科主任中选举产生；管辖 4 个（含）以上三级学科且人均效益、床均效益好的二级科要再细分成 2 个以上二级科并成立院级中心；医院对全军专科中心、军区专科中心、军区重点专科、院级中心实行倾斜激励政策。三级学科体系实行动态管理，对发展慢或退步的科室，要进行限期整改；仍不达标者要进行更换主任或护士长，或对科室进行降级、撤并处理。

（四）实施效果

1. 强化以病人为中心理念　"三级分科"改革实现了管理重心下移的扁平化管理，使全员管理提升到一个新高度，以病人为中心的理念得到充分体现。每个三级科充分发挥自己的职能参与管理，依靠自己的主动性和自觉性，开展全员、全过程、全环节、全方位的经营管理活动。

2. 调动医护人员的积极性　专业学科细化形成了有效合理的竞争态势，医务人员普遍感到自己的劳动得到了医院充分的重视和认可，积极想办法扩大医疗市场，节约成本，多创效益。让他们直接处理自己职责范围内的事务，直接承担为病人服务的责任，减少了管理层次，激发和调动了各层次人员开拓进取的积极性，使医院收治病人的能力大幅度提高。医院收治病人的数量从原来一直位居北京军区各医院第四名，上升至第二名，其中居地方病人达到全北京军区各医院的第一名。

3. 提高医疗服务质量和保障能力　三级科主任积极履行职责、全面参与管理，从门诊、住院、诊疗、随访等各环节兢兢业业，对科内人员的医疗行为督导也明显加大了力度，医疗缺陷、医疗投诉和违反规章制度现象得到了有效控制，医疗服务质量明显提高。三级分科带来的技术专业化精细化水平提高，拓展了医院为病人服务能力，向北京大医院转送病人的数量大幅度下降，确保医院建设快速发展。

4. 提高经济效益　"三级分科"进一步解放了生产力，激发每名员工的积极性、主动性和创造性，改革当年，医院各项效益指标取得显著增长，与往年同期相比，医院收入增长 49.6%，门诊量增长 28.2%，收容量增长 30.8%，手术量增长 27.3%，日均在院病人数增长 25.6%。

5. 促进医院的专科建设　改革后，各科室明确了专业分工和主攻方向，同时建立公开、公平、公正的竞争机制，为每名员工提供充分展示才华的发展机会，使医生学术上有专攻方向，业务上突出重点，对于培养专家型人才起到有力的推动作用。二级科主任的行政能力得到了加强，日常管理负担减少，使他们有更多的时间和精力用来谋划学科的发展。"专业学科细化"势必会培养出一大批合格的学科带头人，造就出一批真正的名医，逐步建立起以大批名医为核心的优势学科群，打造出以大批名科为支柱的知名医院，出现了在北京、天津的上级军队医院到 251 医院挖人才的现象，一批优势学科人才在上级医院新的岗位工作不负众望，再创佳绩。

6. 医院床位资源实现共享　医护独立运行使护士长的职能作用得到充分发挥，护理人员责任更加明确，以病人为中心的理念得到充分体现，促使护理人员必须依靠过硬的技术、优质的服务赢得医生、病人及其家属的信任，才能收容更多的病人，较好地实现了全院床位资源最大程度的利用，解决了床位短缺与浪费共存和行政干预调床的问题。

第三节　优势学科群建设

以三级学科架构模式为基础，全面实施"三名"工程精心铸就名优品牌，专科发展顺利步入快车道，实现名院、名科、名医齐头并进发展局面。

一、251 医院全军消化道疾病微创治疗中心

（一）基本情况

全军消化道疾病微创治疗中心，由解放军第 251 医院肝胆外科、胃肠外科、消化内科及肛肠科强强联合组建。在消化道疾病的诊断与治疗上，既有最先进的高端设备，又有娴熟的诊疗技术，既有整体规模优势，又有突出的专科特色。为了顺应学科发展潮流与要求，251 医院合理配置资源，充分发挥整体技术优势，把消化道疾病微创治疗及诊断作为中心的主攻方向及核心技术。学科建设的主要工作，如人才队伍建设、设备扩增、技术发展及科研选题都是围绕这一方向展开的。该治疗中心坚持走质量效益型内涵发展之路，在消化疾病研究诊疗领域取得了丰硕成绩，已经形成具有较强竞争力的优势核心技术和学术研究体系。近年来，投入大量资金，购置了最先进的腹腔镜及消化内镜设备，拓展了多项新技术、新业务，尤其在以腹腔镜、胆道镜和十二指肠镜"三镜"联合治疗胆石症方面，享誉冀蒙晋及北京军区，步入全军先进行列。该治疗中心临床部分包括门诊区（含肝胆外科诊室及专家室、胃肠外科诊室及专家室、消化内科诊室及专家室、消化内镜室、C^{13} 检查室），

肝胆外科病房、胃肠外科病房、消化内科病房及肛肠科病房。医院拥有国际上最先进的 128 层螺旋 CT 作为强大的研究诊疗支撑条件，该治疗中心拥有国际上最先进的德国 STORZ 公司数字化 Image-1 腹腔镜系统及国际上最先进的日本富士能公司小肠镜诊疗设备。设备总值 1385 万元，能最大限度地满足临床与科研需要。

（二）中心的特色技术

1. 记忆金属支架治疗大肠良恶性梗阻　1992 年开始研制并利用记忆金属支架治疗大肠良恶性梗阻。置入支架后即能恢复排便，是一种痛苦少、安全有效的微创疗法，对失去手术根治机会或难以耐受手术者，可用该法作永久性姑息治疗；对可手术切除者，在解除梗阻后经充分肠道准备，能实现 I 期手术。该项目近几年国外有大量文献报道，已获美国食品药品监督管理局（FDA）认证。251 医院在国内最早开展此研究，随后上海、湖南等多家医疗单位也相继引用和开展。该疗法已入编《外科学》教科书中。我国国家药品监督管理局下发医疗器械注册证，准许形状记忆镍钛合金肠道支架进入医疗市场。该成果创新性和实用性强，疗效明显，提高了患者生活质量，具有显著的社会效益和良好的经济效益。

2. 三镜（腹腔镜、胆道镜和十二指肠镜）联合微创技术治疗胆石症　该项治疗于 1999 年 4 月开展，十五期间完成各种胆石症治疗 4070 例。近 3 年三镜联合微创技术治疗胆石症 3014 例，在北京军区及冀蒙地区处于领先水平，短期内开展例数较多，达到军内先进水平。消化胃镜、肠镜检查及治疗开展例数较多，近 3 年平均达到 3488.3 例/年，达到军内先进水平。

3. 内镜下十二指肠乳头括约肌切开、鼻胆管引流术　251 医院从 1998 年始开展内镜下十二指肠乳头括约肌切开、鼻胆管引流术和内镜下胆管取石术，目前已完成 400 余例，取得非常好的效果，成功率达 98%，如病人胆管结石小于 2.0cm，可直接用网篮取石，如结石大于 2.0cm 则要先用碎石网篮碎石后再行取石。由于胆总管结石诱发急性化脓性胆管炎或急性胆源性胰腺炎，病人进行内镜下十二指肠乳头括约肌切开、鼻胆管引流术治疗可以取得良好的疗效，只要内镜下置管成功，体温很快下降。内镜下胆管取石或碎石、内镜治疗急性化脓性胆管炎和急性胆源性胰腺炎，是一种创伤小，痛苦少，并发症发生率低，效果好，同时费用也大为减少，受到病人的普遍赞誉。

二、251 医院肿瘤病理会诊中心

（一）基本情况

2007 年，随着社会医疗保险及新型农村合作医疗政策的实施有更多的肿瘤病人得到诊治，为规范肿瘤治疗，251 医院不失时机地成立了肿瘤诊疗中心，并将病理科、肝胆外科、骨科、神经外科、心胸外科、泌尿外科、影像科等多学科知名专家加以组合，成立了肿瘤会诊中心，对每一位住院及术后肿瘤病人由中心专家进行集体会诊，针对不同分期及病理类型制定最佳的治疗方案，使肿瘤治疗得到了规范，医院和科室的社会竞争力显著提高。

收治病种有肺癌、胃癌、结直肠癌、食管癌、乳腺癌、鼻咽癌、肝癌、女性生殖系统肿瘤、男性生殖系统肿瘤、恶性淋巴瘤、白血病、软组织肿瘤、骨肿瘤等各系统恶性肿瘤。开展新辅助化疗、辅助化疗、时辰化疗、中晚期肿瘤化疗、普通放疗、适形放疗、调强放疗、"χ-刀治疗"、"γ-刀治疗"、妇科肿瘤的后装放疗、靶向治疗、微波热疗、介入治疗、CIK 免疫治疗、内分泌治疗及中医中药治疗等，已能独立完成 2 例自体外周造血干细胞移植治疗恶性淋巴瘤，1 例同胞异基因外周造血干细胞移植治疗白血病。

（二）中心的特色技术

肿瘤会诊中心始终把技术建设放在首位，结合本科实际工作，大胆引进国内外先进的诊疗技术并消化吸收，实现技术创新，每年开展 1 ～ 2 项新技术、新业务，近几年共开展近 20 项新技术新业务，成为提升实力、吸引病人的特色品牌。

1. 建立肿瘤会诊机制　肿瘤属全身性疾病，要想根治则需多学科综合治疗，因此由肿瘤科牵头集病理科、肝胆外科、骨科、神经外科、心胸外科、泌尿外科、影像科等多学科知名专家一起每日下午对门诊及住院肿瘤病人、肿瘤术后病人集体会诊，根据病人病情分期、病理类型及个体情况制订合理有效的个体化治疗方案，尽最大可能使早期肿瘤达到根治，中晚期肿瘤病人生存期延长，实现肿瘤治疗规范化、个体化、标准化。

2. 中药防治放化疗副损伤　恶性肿瘤病人在手术、放疗、化疗过程中常因难以承受的放化疗毒副反应而中断治疗，有的因免疫功能低下，继发各种感染，生活质量下降，甚至出现远处转移或复发，如何防治放化疗毒副反应已成为公认的国际难题。肿瘤中心通过多年的探索与实践，形成了一系列防治放、化疗毒副反应的中医药治疗方法。应用现代科学技术研制并生产了益气活血 1 号、益气活血 2 号、活血通络膏等系列中药，经大量病人的临床试验证明，能明显改善机体免疫功能，提高临床疗效，延长生存期，防治放化疗对骨髓、肺、肝等重要脏器的副损伤，显著降低化学性静脉炎发生率。该项研究获多项科技成果奖。

3. 肿瘤的靶向治疗　在恶性肿瘤的治疗过程中，多数化疗药物在杀伤癌细胞的同时，也产生了全身严重的毒副作用，而且多数化疗药物存在明显的量效依赖关系。随着现代生物技术靶向治疗的出现为肿瘤治疗开辟了新的领域和广阔的前景。这种治疗方法可把治疗作用或药物效应尽量限定在特定的靶细胞、组织或器官内，不影响正常细胞、组织或器官的功能，从而提高疗效、减少毒副作用。研究发现肿瘤细胞的扩增要靠细胞膜表面特异性酪氨酸激酶受体传导特异信号来实现，只要封闭该受体阻断信号传导就能抑制肿瘤细胞的生长与转移，易瑞沙、特罗凯能特异性与酪氨酸激酶受体结合，实现阻断信号传导目的，达到增强化疗敏感性、促进肿瘤细胞凋亡、抑制新生管形成、降低肿瘤细胞黏附能力、抑制肿瘤细胞增殖侵袭与转移的靶向治疗效果，有 15 例病人实施了该项治疗，经验证与化疗药物联合应用有明显的减毒增效作用。

4. 造血干细胞移植治疗血液病　干细胞移植是白血病、恶性淋巴瘤、多发性骨髓瘤、再生障碍性贫血、小细胞肺癌、乳腺癌等其他恶性肿瘤的一种全新的治疗手段，通过致死量的化疗将肿瘤细胞最大可能杀灭，同时配合造血干细胞移植重建患者的造血及免疫功能，让病人获得新生，使那些原本无法治愈的恶性肿瘤及顽疾通过干细胞移植得到治愈。

该科自 2006 年 10 月开展外周造血细胞干细胞移植以来，已有 2 例恶性淋巴瘤、1 例慢性粒细胞性白血病达到临床治愈，该技术在北京以北的晋冀蒙地区属于领先地位，填补本地区空白。

三、长安医院呼吸内二科

（一）基本情况

呼吸内二科在长安医院全面推进精细化分工管理的背景下应运而生。长安医院呼吸内科与其他三级医院不同，自建院以来一直作为内科学的一个专业组存在。直到 2009 年医院引入医院管理景明模式，才从内科中分离出来，正式成立了呼吸内科。经过 1 年左右的发展，学科规模仍维持在 15 张床位左右，与在内科一起时变化不大。此时，在有些人认为细化分科未必有效的时候，王景明院长力排众议，认为呼吸内科发展后劲不足的真正原因是其分科不细，没有特色治疗项目吸引病人。决定再次推进呼吸专业三级分科，将呼吸内科改称为呼吸内一科，新成立了一个呼吸内二科，选拔了一名有管理潜力的主治医师担任呼吸内二科主任。

呼吸内二科成立后，他们在呼吸内一科不看好的专病领域寻求突破，选择了顽固性哮喘、肺尘埃沉着病（又称尘肺）的支气管镜治疗技术为特色项目进行打造，经过 6 个月左右的努力，即初具规模，住院病人从无到有，住院人数迅速稳定在 30 人左右，学科梯队基本建立完成。经过近 3 年的发展，到 2013 年，呼吸内二科年门诊量达到 6000 人次以上，出院人数达 1500 人次以上，年经济收入达到 1300 万元。同时在学科规模、人才梯队建立、技术特色形成和社会影响力方面取得了喜人的成绩。在顽固性哮喘、尘肺的诊治方面，依托支气管镜技术，打造成了学科招牌特色，达到了国内领先水平，形成了以陕西为中心的区域品牌影响力。在呼吸内二科的快速发展的带动下，呼吸内科也有了较大幅度的发展，使长安医院的呼吸内科成为西安区域中心，有了学科品牌的一席之地。

（二）特色技术

1. Stretta 治疗顽固性哮喘　在中国科学院汪忠镐院士的亲自指导下，自 2010 年开始利用 Stretta 治疗胃食管反流相关性气道综合征。在顽固性哮喘的病因方面，目前大部分局限在气道本身的过敏性因素的范围内，汪院士带领团队在胃食管反流相关性气道综合征领域做了大量研究，尤其是在胃食管反流导致的重症哮喘治疗方面独树一帜。长安医院呼吸内二科在较早时期即参与该项目的研究与重症哮喘的射频治疗。该技术的成功开展，为本地域内的哮喘病人带来新的希望，通过该技术的开展，迅即取得了显著的社会效益和经济效益。

2. 支气管镜下大容量灌洗治疗尘肺　尘肺是一种有害工种从业者常见的，以进行性气短、咳嗽为表现的职业性疾病，其影像学检查可见间质性损害，无有效药物治疗，肺灌洗治疗是唯一有效的手段，给广大相关产业工人造成的伤害不仅是个人健康问题，更是因病致贫、因病返贫的重要原因。呼吸内二科自成立以来就将"关注尘肺病，关爱弱势劳动者"的社会责任与自身专业结合起来，专门引进奥林巴斯 T260 型治疗用电子支气管镜治疗系统 2 套，在原有支气管镜下灌洗技术的基础上，通过实验，合理改进，将经支气管镜多次非同步多肺段大容量灌洗技术成熟应用于尘肺的治疗，在西安地区率先开展尘肺支气管镜下大容量灌洗治疗，该科成立仅两年就完成该技术 1000 余例次，病人以陕西为中心，辐射甘肃、陕西、河南、内蒙古等地，引起了媒体广泛关注，取得了良好的经济效益和社会效益。

第七章　机场式大健康产业服务联盟模式

医生集团的痛点在于没有可以自由执医的场所，没有进行诊疗业务活动和收费的健康服务信息系统支持，同时也受到原单位时间限制和医保付费系统对执医身份的制约，致使选择自由执医人员到处碰壁，医生集团也因为没有诊疗活动不能生存而变为"僵尸"医生集团；在公立医院医联体、医共体建设过程中民营医院生存空间不断受到挤压。以健康服务4.0为标志的大健康产业为自由执医和民营医院发展提供了战略机遇。

第一节　机场式大健康产业服务

一、大健康及大健康产业

（一）大健康

1. **大健康概念**　大健康是根据时代发展、社会需求与疾病谱的改变，提出的一种全局的理念。它围绕着人的衣食住行及人的生老病死，关注各类影响健康的危险因素和误区，提倡自我健康管理，是在对生命全过程全面呵护的理念指导下提出来的。它追求的不仅是个体身体健康，还包含精神、心理、生理、社会、环境、道德等方面的完全健康。提倡的不仅有科学的健康生活，更有正确的健康消费等。它的范畴涉及各类与健康相关的信息、产品和服务，也涉及各类组织为了满足社会的健康需求所采取的行动。

大健康指有助于提高民众健康素养，接受科学的健康指导和正确的健康消费。大健康紧紧围绕着人们期望的核心，让人们生得优、活得长、不得病、少得病、病得晚、提高生命质量、走得安心。从国家到社会，从家庭到个人，自己管理自己的健康，有病不出门，智慧医疗服务，划分病因等级，给出治疗方案，预约医生确诊。每个人都有属于自己的大数据健康服务档案，都有自己的家庭医生、私人医生，形成大健康生态圈，国富民强，安居乐业。

2. **大健康理念的产生背景**　21世纪是人类追求健康、人人享有保健的新时代；21世纪，人类发现人们最需要的是健康，健康是人生最宝贵的财富，没有健康的身心一切无从谈起。

我国居民当前亚健康状况急需重视，其保健意识、保健行为有待加强，需要进一步宣传科学的健身知识，反对邪教，崇尚文明，保健食品企业主体行为需进一步规范，鉴于医药保健品行业市场现状，消费者急需科学的理论知识作正确的消费引导，同时我国社会保健服务机构与人才极其缺乏，面对"入世"竞争，民族保健行业、民族养生文化需要扶持与弘扬。可见，我国的健康事业状况难以让人乐观，大健康产业建设乃大势所趋。

新医疗改革提倡预防为主，国家中医药管理局明确提出"治未病"的医疗指导原则，促进我国大健康产业的快速成熟。生命健康是个全程呵护的过程，面对现代疾病，事后对抗性治疗往往为时已晚。

随着经济发展和人们生活水平的迅速提高，人们在尽情享受现代文明成果的同时，文明病，即生活方式病正日益流行，处于亚健康状态的人群越来越多。生活条件提高了，可食品安全和环境卫生问题却层出不穷，生活质量反而不断下降。如今一些慢性病、亚健康问题突出，已经严重影响人们的身体健康，耗费大量的社会医疗资源和医疗费用，不少人或家庭因病致贫。

英国著名生物学家巴封最近发表的研究成果认为，哺乳动物的寿命一般为生长期的 5～7 倍，如牛生长期约 6 年，寿命为 30～42 年。人类的生长期 20～25 年，自然寿命应为 100～175 岁。但这样的寿命人类并没有实现。其原因是人类自身造成的，诸如不注意科学保健，科学饮食，优化环境等。树立大健康观念，主动从多方面注意人生，是保证身体健康、延年益寿的必需。中国人的平均寿命从过去不到 50 岁至今已达到 73 岁，但是很多人都处在带病卧床或者是半卧床状态，虽然生存但是生活质量低。

在不同历史阶段，人们对健康的认知和疾病预防的重点也有所不同，健康内容不断更新。比如第二次世界大战后美国经济高速发展，孰料心脑血管病、糖尿病等富贵病也随之而来，这种困扰至今仍在。发达国家将重点转移到预防领域，就是为应对生活方式变化带来的挑战。脱离温饱，全面向小康社会过渡的中国，也存在同样的健康挑战，亚健康人群增多、慢性病发病率上升、重大公共卫生事件等频敲警钟，促使政府提出"预防前移战略"。

3. 如何树立大健康理念　社会需求与疾病谱的改变，人类需要一个围绕衣食住行、生老病死，对生命实施全程、全面、全要素呵护，既追求个体生理、身体健康，也追求心理、精神，以及社会、环境、家庭、人群等各方面健康。

（1）建立起健康的价值观：健康不只是个人最宝贵的财富，也是社会资产，维护健康更是一种社会责任；另外是健康的经济观，健康投资是回报最大的投资，把健康投资作为个人支出的重要组成部分，把健康投资作为提供公共产品、扩大内需、拉动经济发展的最直接增长点；再有就是健康的社会观及健康人文观，健康体现了一种人文精神，更体现了文明进步的程度。

一方面需要政府正确引导，建立健全相关保障机制；另一方面，普及生命科学、树立健康文明观念，防病于未然才是上策，从事生命健康行业的企业在健康教育中也要一同承担起相应的社会责任。

（2）完善大健康教育体系：把健康教育列入学校常规教育，让健康知识走进课堂、走进教科书。积极开展社会健康教育，全民普及健康知识。充分体现健康教育的持续性，终生接受健康教育；更要充分体现科学性，传播准确、先进的健康知识和信息。全民发展大健康，提升大健康理念。

（3）完善大健康大保健服务体系：不断完善公共健康服务，营造全民参与、共同受益的公共卫生环境和生活环境；不断完善健康保健专业服务，包括医疗预防、预警服务，健康专业体检，社会健康与个性健康管理服务；不断完善健康信息服务，包括健康文化、健康传播。

（二）大健康产业

1. 大健康产业概念　大健康产业是指维护健康、修复健康、促进健康的产品生产、服务提供及信息传播等活动的总和。大健康产业涉及医疗服务、医药产品、保健用品、营养食品、医疗器械、保健器具、休闲健身、健康管理、健康咨询等多个与人类健康紧密相关的生产和服务领域，未来大健康产业将纳入教育体系，医疗体系，健身体系，将会实现不同健康产品和健康服务不同的形式共享。

大健康产业是倡导一种健康的生活方式，不仅是治病，更是治未病；消除亚健康、提高身体素质、减少痛苦，做好健康保障、健康管理、健康维护；帮助民众从透支健康、对抗疾病的方式转向呵护健康、预防疾病的新型的健康管理模式。

大健康未来场景会将医院与健身、康复共享，在医院不只是看病，还可以参加各种健康活动、辅助性康复治疗等，AI智能机器人将进入医院进行病因诊断、提供健康服务等。

2. 大健康产业产生背景

（1）医学界开始从传统模式向大健康模式转变：当今医学界，单因单病的生物医学传统模式逐渐力不从心，已向多因多病的生物-社会-心理-环境大健康模式转变，一个人的健康不是光靠医生、药品决定的，更需要自我管理，不能仅靠病有所医。大健康模式应运而生。它研究的不是病因，而是影响健康的危险因素。其核心是个人健康管理，科学地排除或减少健康危险因素，达到保护和促进健康的目的。

（2）发达国家已经开始实施大健康产业战略：一些发达国家开始关注"大健康"，几年前日本就提出并实施了新健康开拓战略，围绕平衡健康医学，加强国民健康管理与教育，该战略第一项内容就是儿童健康，还包括女性健康、克服肥胖、减少癌症等九项内容。日本国民健康战略，强调从娃娃抓起，包括未病先治的思想。

与传统的健康产业相比，大健康产业出售的不单是一种或一类产品，而是为人们提供全生命周期健康服务的生活解决方案，进而创造更大的商机，这已经成为越来越多企业的共识。如果把整个大健康产业比作海上的一座冰山，那么治病救人的医药事业只是浮在海面上的冰山一角，而治未病的保健事业沉在水面下的部分大得更加惊人，日本等国已经将大健康产业列为重点投资对象。

美国著名经济学家保罗·皮尔泽曾预言，健康产业将成为继IT产业之后的全球"财富第五波"，美国未来几年健康产业年产值将达1万亿美元。在中国，健康产业的规模也正在日益扩大。根据国家统计局2007年1～10月数据，全国仅医药制造业总产值就达到5073.80亿元，同期增长25.87%。投资者表现出对健康产业的关注与偏爱。

3. 大健康产业细分　按照人类生命周期生、老、病、死四个阶段进行大健康相关产业区分和功能定位，还可以按照大健康业态区分为健康管理、医疗医药、康复智能、养老养生四个维度。

从健康消费需求和服务提供模式角度出发，健康产业可分为医疗性和非医疗性健康服务两大类，并形成四大基本产业群体。

（1）以医疗服务机构为主体的医疗产业。

（2）以药品、医疗器械以及其他医疗耗材产销为主体的医药产业。

（3）以保健食品、健康产品产销为主体的传统保健品产业。

（4）以个性化健康检测评估、咨询服务、调理康复和保障促进等为主体的健康管理服务产业。

医疗产业、医药产业对于消费者而言多是被动消费，偏重于治疗；健康管理服务产业则是主动消费，偏重于预防；保健品产业则介于两者之间。

依托大健康四大产业层级，形成了囊括医疗产品、服务、健康管理、环境、康体养生、智慧养老、商业配套、产业配套等全产业链的健康产业谱系。

4. 大健康产业服务内容　见图7-1。

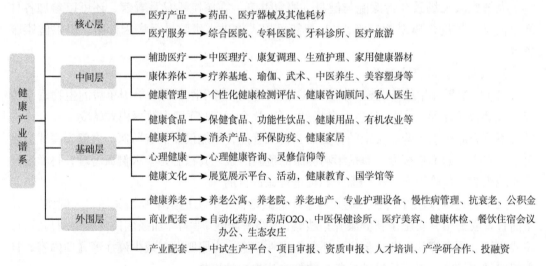

图7-1　大健康产业服务内容

二、机场式大健康服务

（一）机场式服务

机场接受不同机型、规模、航空公司和乘客降落，提供飞机检修、加油和乘客的生活服务，我们称为飞机场站式服务，简称机场式服务。机场式服务提供受机场大小、跑道长短、信号导航系统和航空公司是否签署合作协议等影响，换句话说，就是机场对符合降落条件的任何机型飞机、任何航空公司乘客都可以提供机场服务。

（二）机场式大健康服务

1. **机场式护理服务成功经验**　解放军 251 医院在国内率先实行医护分开核算和分开管理，实现护理病区对不同专业、不同科室医生、不同病种的病人降落的"机场"。通过护理部对收住病种资格认证考核的病区，只要医生和病人选择就可收住该病区，病区护士、医疗设备设施和医院信息系统都可以实现无障碍使用、成本核算自动分割。此举实现床位资源、护理资源在科室内部、医院科室之间和对医院外部多点执医人员使用时的自动调配，不但调动了护士工作积极性，还使优势学科自动获得业务拓展空间，不必再通过行政手段调配资源，还使多点执医人员有了可靠的执医地点，业务工作与经济核算同步完成，有助于实现人才、技术和顾客在医院之间的去行政化干预的合理流动。

2. **医院为顾客提供机场式健康服务**　健康服务体系围绕健康、亚健康和疾病 3 种状态，提供相应预防保健、疾病诊疗、康复体检、养老休闲等服务，满足不同客户人群疾病诊疗和个性化健康服务需求。以医院为技术核心，覆盖其他相关健康服务体系机构。将行政管理和业务支持，集中在一个以企业为主体的服务框架内。

（1）分区管理：政府→街道办事处→社区、企业→职工、医院→病人的分区管理。

（2）分层管理：非职业人员（老、幼、学生）、在职职工、专家领导的分层管理。

（3）分类管理：临床医疗、慢病控制、公共卫生、疾病预防、职业病防治的分类管理。

（4）分项管理：治病、防病、宣教、医保、服务、管理、科研等项的分项管理。

（5）不同消费层次需求的健康服务管理：对不同支付能力和不同健康需求的人群，分别提供个性化健康服务，满足客户的高端健康服务需求。

3. **医院提供医务人员机场式保障服务**

（1）把医院办成医务人员执医的根据地：在医院去行政化、去编制化、全员合同化的大背景下，"单位人"身份对公立医院医务人员的绑架能力逐渐缩小，医院核心管理人员在政策设计、绩效管理等各方面要把这些单位人当成合伙人对待，对医疗工作实行计件管理结果导向，没必要绑架医生时间；鼓励医院人员多点执医和担任私人医生，有利于拓展医院医疗市场，在遇到急危重症和对就诊条件要求高的顾客时，医院必然是其可靠支持基地，也有利于依托医院的医生个人能力发挥。

在医疗资源积压浪费与短缺并存的情况下，国家赋予了医务人员多点执医的合法权利。也就是意味着在本医院执业的医务人员，虽然是单位人角色，但也具有多点执医、私人医生合法权利；如果医院经营管理不能提供医务人员事业平台、合理的经济收入和感情关怀，这些单位人随时可以跑路，尤其是在某些危机发生时，核心成员的流失会造成医院发展倒退，这种此消彼长的情况在某些地区已经发生。

（2）把医院办成多点执医人员的聚集地："铁打的护士，流动的医生"是欧美国家医院的真实写照。随着医疗卫生改革和大健康产业的兴起，医生已经从多点执医向自由执医转变。为我所用，不为我所管的用人机制，在全民健康智慧服务体系中能够得到充分发挥。衡量一个医院的人才、技术和学科水平的标志就是人才在医院诊疗工作的实际人次和时间投入。医院通过吸引多点执医人员入驻，形成不同类型医院之间的人才流动、技术流动和病人流动（双向转诊）。通过自由执医形式，逐渐提升医务人员个人和医生集团品牌定位，逐步扭转病人看病"看庙不看和尚"的现象，为自由执医人员提供大健康服务体系的健康服务机构和健康服务人群顾客选择，促进大健康服务体系全面覆盖、无处不在。

第二节　机场式大健康服务联盟

一、区域医疗联合体

（一）区域医疗联合体产生背景

1. 全生命周期健康管理的兴起　全生命周期健康服务与管理是个人健康档案的升级形式。区域健康档案体系的建立，为个人和医疗机构提供了横向的信息服务基础，内容包括生命不同时期、不同健康（健康、亚健康、疾病）状态、不同医疗机构的诊疗、保健、预防接种、妊娠分娩等记录。根据不同检查检验结果、生理、心理、气候、环境等形成健康曲线，明确上下阈值，作为健康管理提示和帮助。这为区域医疗联合体的紧密合作提供了可能。

对于医疗行业来说，全生命周期的健康服务与管理除了为医生提供诊断的依据以外，还可以进一步对家族的病史做出判断和研究，对于优生优育，个人保健指导、病友群交流都具有重要的指导意义。

2. 医疗资源协同模式的转变　医疗行业的活动其本质上是满足人对健康的需求。全生命周期的健康服务与管理让人的健康需求瞬间的传达到医疗服务行业，现有的医疗资源管理方式无法满足这种需求，带来医疗资源协同模式的改革需求。这种需求典型的表现就是医疗资源的去中心化，医疗资源的分配不再受到大型的医疗机构的限制，整个区域内形成医疗资源的共享，而不再区分医疗机构。这种模式的转变让医疗资源得以更充分的利用，普通人的健康需求能够得到更快的满足。即在区域内获得订单式的医疗健康服务，实现区域内患者、医院、健康服务机构和政府的多方共赢。

3. 医生多点自由执业　医生多点自由执业，为区域医疗联合体提高制度保障，三级医院的医生可到二级医院实施手术等医疗行为，二级医院医生可到三级医院坐诊等，促进了区域医疗联合体的深度共享和长远发展。医疗资源协同模式的转变，医生集团与医院集团建设的同步推进，使人才、技术、设备、材料、市场、信息化发生同步共享的放大效应，促进医院可持续快速发展，形成人才、技术、设备、学科四位一体，轻资产运营的利益共同体。

（二）区域医疗联合体联盟建设

区域医疗联合体是指在一定区域内，由三级、二级综合医院和社区卫生服务机构，按自愿协商、互惠互利，技术、设备、市场共享等原则，组成的跨行政隶属关系、跨资产所属关系的医疗机构联合体。

1. 建立医院、医生集团联盟　通过以人的健康记录为核心，把单一医疗事件，扩大到全生命周期健康、亚健康、疾病诊疗服务系统中来；把诊疗范围扩大到院域、区域与广域，充分利用政策、技术、经济 3 个纽带，联合私人医生/家庭医生与自由执医人员建立自由执业医生联盟；联合医联体/医共体、民营医院集团、专科医院集团与医生集团公司建立医院集团联盟，形成大健康产业服务市场和利益共同体。

2. 建立区域检查检验中心设备共享联盟　协调区域医院之间检查检验设备共享使用，或投资建立独立检查检验中心，实现医院和医院之间、多点执医人员和医院之间、病人和医院之间设备共享，提高设备使用效率、提高诊断准确率，加快设备投资回报。

投资心电、病理、透析、远程会诊、消毒供应等仪器设备及健康服务，为多点执医人员、医疗机构提供基础使用支撑，实现所有权与经营权分离，实现投资价值。

二、大健康服务联盟需要信息化支持

（一）区域信息化是大健康服务基础

1. 区域卫生信息化实现大健康服务信息共享　区域卫生信息化是指在一定区域内，应用计算机信息技术，为医疗卫生服务的提供方、接收方、支付方、管理方及医疗卫生产品供应商，提供卫生信息的采集、传输、存储、处理、分析、表达，以支持区域卫生管理，为人民群众提供最佳的医疗卫生及健康服务。伴随着行业发展，区域信息化已经成为整合医疗资源、扩大服务能力的重要手段，是实现区域内所有卫生信息共享和充分利用的基础，而借助于云技术，实现纵向、横向的多方位的医疗服务体系，实现双向交流和医疗信息共享。

2. 互联网医院提供大健康全生命周期智慧服务　互联网医院以实体医院作强有力的支撑，对客户进行以互联网为载体和技术手段的健康教育、诊断治疗、在线疾病咨询、随访、慢性病管理、医疗信息查询、电子健康档案、疾病风险评估、电子处方、远程会诊、远程治疗和康复等多种形式的智慧健康服务。

简单的问题客户可以不需要到医院，在网上就可以进行。如一位高血压病人需继续用药，就可以在网上进行。实际上是线上跟线下紧密结合，满足病人多元化的健康需求。

互联网在医疗行业的新应用，代表了医疗行业新的发展方向，有利于解决中国医疗资源不平衡和人们日益增加的健康医疗需求之间的矛盾，是卫健委积极引导和支持的医疗发展模式。

（二）云应用实现大健康信息共享

1. 信息共享的需求　云技术在医疗行业的广泛应用，为数据全面共享提供了可能。但是信息共享还是要由需求来驱动，信息共享的需求包括 5 个层面形成的信息闭环。

（1）病人和医院信息的共享：病人和医院信息的共享需求在于个人健康档案或全生命周期健康管理信息和医院业务流程信息的共享。通过健康档案和医院信息的共享，患者在诊疗、购药、支付等环节都实现了信息化，自动化，不必在医院排队。

对医院和病人之间的检查检验中心结果信息共享，可以减少病人的重复检查，减轻病人的负担；以方便患者查阅和阅读的形式，向患者发布检查检验结果，可以增加病人了解理解，减少不必要的医患纠纷。

医院也可以利用病人的信息提高管理效率和诊疗专业水平，减少病人在医院的不必要滞留时间，为医院管理减轻负担，为病人提供更满意的服务。

（2）医院之间的信息共享：医院之间的信息共享包括业务信息和科研信息，经过这种共享对于医院的业务和科研管理都可以提升一个台阶。例如，区域协同医疗，当医院的信息息共享以后，病人可以直接到另一个医院就医，住院手续、诊疗信息等都可以瞬间在网上自动转移，免去了所有重新办理的手续和重复的检查。对科研而言，医生可以调阅整个区域内的病历数据用于研究，极大提高科研效率，加速医生个人业务水平的提高。

同时，信息共享为检查检验形成独立的行业提供了基础，为医疗资源充分利用提供了进一步的可能。在医院病人不多的情况下，就可以为其他医院的病人进行化验检查，特别是大型的检查设备也可以服务于其他医院的病人，提高大型检验设备的使用率。在检查检验资源不足时，也可以共享其他医院的检查检验资源，使本医院的医生和护理资源医疗资源得以充分利用，而不必因为没有大型检验设备而影响经营。

（3）医院和卫生管理部门的信息共享：医院的信息与卫生监管部门共享后，对于业务汇报、疫情预防等工作就可以直接在数据平台上实时抓取，医院和各级卫生主管部门不必再层层汇总，提高了信息效率的同时，也减轻了工作负担，还实现了卫生管理部门的过程质量管理。

（4）病人信息和社保部门信息的共享：病人信息与社保信息的共享，一方面，可以帮助社保部门实时获得病人的健康记录，从根本上解决骗保问题。另一方面，对病人来说，也免去了去社保报销医疗保险的烦琐手续，在大数据后台直接清算，病人只需要在网上支付自费的部分即可，双方都可以获得工作上的便利。

（5）病人信息和卫生管理部门的信息共享：病人与卫生管理部门的信息共享，方便了管理部门将病人信息与医院信息的核对，监管过程真正完全信息化，效率高，效果直接。对病人来说，将信息与卫生监管部门分享，可以让监管部门更好的监管医疗机构，为病人提供合规的医疗服务。

云技术条件下的这种信息的共享，既提高了工作效率，节约了病人和各个机构的时间，同时也逐步构建了一套信息透明的社会监督体系，实现多方共赢。

2. 云技术下的信息共享方式　云技术下的信息共享基本是在大数据概念下的共享方式，共享后的数据集具有大数据的大量、高速、多样、价值特点。个人健康、医疗相关的信息共享方式具有以下 3 个层次。

（1）应用层次：即应用数据的共享，在这个层次病人的应用程序，医院的应用程序等，其应用信息相互共享。病人的健康需求和医疗资源的占用情况得以瞬间沟通，病人、医疗机构、健康服务机构、社会监管部门的业务流程通畅，信息对等。

（2）逻辑层次：逻辑层次的信息共享主要定位于智能分析，通过大数据的数据共享，就实现了以往信息孤立情况下无法实现的信息服务。其中包括面向病人、面向医院、面向医生、面向监管机构等的智能分析。对机构来讲利用数据提高管理水平，科研效率，对个人来说是个人健康状况的全面掌握和预测，及时防病治病。

（3）物理层次：物理层次的信息共享是效率上的提高，由于云技术的分布式数据系统，所有的数据都在云的后台数据系统中，数据之间的交叉查询不受人工干预，传输速度快，这样就可以更好地服务于逻辑层次和应用层次的信息共享，不必像过去一样碍于各个系统和网络的异构性带来的速度瓶颈。

经过以上 3 个层次的信息共享，云技术充分实现和支持了整个信息共享过程，为进一步全面的大健康信息化服务共享提供了基础。

三、机场式大健康产业服务模式运行

（一）充分发挥医院市场拓展 3 个纽带作用

面对医院所处环境的迅速变化，医院不能简单地依据自身过去的业务来预测未来发展，必须对自己所处的外部环境进行全面地考察和评价，并在此基础上确定自身发展的方向，以增强医院对环境的应变能力和市场竞争力。

1. 政策纽带　充分利用国家医联体、医共体建设和私人医生、家庭医生签约的政策支持纽带，以同心圆方式不断拓展医院周边医疗市场，形成忠诚目标客户机构和目标客户人群，实现医院持续、稳定发展。鼓励员工担任私人医生，对签约数量大者给予奖励。

2. 技术纽带　凭借医院人才、技术和设备优势，形成对周边医院的技术支持纽带作用。通过远程无线终端将检查检验实现远程数据的采集传输和报告互传，实现真正的区域医疗联合，方便病人，实现多赢。区域内获授权医生使用 HIS 系统给病人开出检验申请单后，申请单通过网络回传到检验中心医院医生站上，经审核加签后，打印出指引单指导患者去相关科室完成检查，结果将回传社区，实现专家资源、优质设备、检验技术充分共享。

作为医疗联合体主体医院，积极推动以联合体医院为重点区域医疗卫生信息化建设，帮助联合医院设计网络工程实施方案。派出技术人员协助联合体医院建立起门诊、病区医生工作站、护士工作站、门诊收费系统及物资管理系统。建立远程会诊网，实现网络化管理。定期举办信息技术培训班，对联合体医院技术人员进行培训。

帮助下级医院进行 X 线、心电图、病理等诊断；接收下级医院送检标本和人员检查，接收免费进修、观摩手术等，参加下级医院查房会诊等，带动周边医院发展，惠及目标客户人群，建立健全大健康服务体系，达到互利多赢目的。

3. 经济纽带　对与健康服务体系机构的业务活动，按照市场化核算方法，通过信息化系统及时兑现，提供合作单位便利性服务，保护合作单位及个人的积极性。

（二）积极吸引多点执医人员参与医院诊疗活动

1. 原有"单位人"安居乐业　要管理科室人员以医院为基地，积极拓展区域医疗机构多点执医和私人医生签约，让他们既能享受到单位人的好处，还能得到多点执医的好处，保证医院骨干人员安居乐业稳定性。

2. 多点执医人员 "乐不思蜀"　积极吸引其他医疗机构人员到医院注册自由执医,要提供组织领导、信息化支持和绩效考核等全方位支持,要让他们有单位就是"家"的感觉,乐于与医院长期合作。

(三) 区域医疗联合体具体实施方法

1. 创新机制,制定协议　根据现代医疗区域性、多样性、协作性的特征,突破医疗单位自成体系、条块分割的局面,充分发挥在人才、技术、设备、规模、管理和无形资产品牌上的优势,结合医院实际,本着"自愿参与、优势互补、资源共享、互利双赢"的原则组建。

区域医疗联合体的建立,可以对疑难重症病人救治和选择就医人员的求医转诊能做到定向,对当地不能解决的医疗难题或手术,可请上级医院提供指导或直接后送,其医务人员可参与处理或手术,不但使医务人员得到了锻炼和提高,也使病人得到了及时救治,又能获得较好的社会和经济效益,既是医疗联合体,又是利益共同体,形成了多赢的良好局面。

主动与周边地区医疗机构联系,以点带面,循序渐进,通过双方签订协议的方式联系在一起。在运行机制上,在联合体内部实行"五共、五免、五优先"。"五共",即人才、技术、设备、资源、无形资产品牌共享;"五免",即开展免费医疗查房、会诊、手术、教学、培训;"五优先",即联合体转诊患者挂号、收费、检诊、治疗、入院优先。

2. 大健康服务联合体工作内容

(1)免费培训进修:一方面,对联合体医院的工作人员免费进修培训,不限人数、不限时间、不限专业,让每位进修生都能学有所成,掌握 1~2 项新技术、新业务,回到本单位很快能独当一面;另一方面,派出专家进驻联合体医院进行技术指导,如坐诊、手术、专题讲座、教学查房和指导工作;提升下级医院的整体素质,为联合体医院的发展培养后续力量。实践证明,这一措施是吸引驻地医院加入联合体的最佳途径。

(2)建立免费会诊制度:根据下级医院要求,随时派出专家业务查房、会诊或指导手术,促进医疗技术水平提高。

(3)轮流坐诊义诊:选派由各专业专家组成的医疗小分队下基层,开展形式多样的医疗援助、义诊和坐诊、参与突发卫生事件救援等,为联合体扩大影响,提升医院的品牌形象,促进医疗技术水平的提高。

(4)支援仪器设备:将医院更新换代下来仍能使用或经简单修理即可使用的设备仪器,免费支援联合体医院。

3. 区域医疗联合体成效　以 251 医院为例。

(1)医疗效益指标明显增长:组建联合体以来,251 医院各项医疗效益指标均取得显著增长,门诊量增长 130%,收容量增长 150%,大手术量增长 125%,毛收入增长 494%,现在医疗联合体每年为医院输送高质量病人达到住院病人总数的 18.8%,在联合体医院进行的病人会诊、手术也有显著增加,外送病人逐年减少。

（2）实现医院可持续发展战略：医院为自身生存和发展，组建联合体使成集团化、规模化，已成为常见做法。这一形式，对实现优势互补发挥联合体品牌效应和综合服务优势，增强对病人的吸引力，扩大市场份额，增强医院的竞争力起到非常重要的作用。构建联合体初期，医院内也有不少人持反对意见，存在"教会了徒弟，饿死师傅"的担心。实践证明这种担心是多余的，实现了教学相长。

（3）实现互利双赢：在组建联合体前，医院住院患者有一部分仍属于常见病和多发病，牵制了医院比较多的精力，劳动价值不高。这样的病种结构，不利于医院集中精力攻克疑难病症，也不利于诊疗质量的提高，同时对下级医院也造成了竞争，使得双方均不能正常发展。联合体建成后，医院的收容量较前大幅增长，卫生资源得到了合理配置和充分利用，且联合体内部分工明确，三甲医院主要收治疑难病症、高难度手术和下级医院转诊治疗有困难的病人，有效缓解了大医院就医难、住院难、手术难、小病花费高的矛盾，同时也为下级医院生存与发展创造了条件。

下级医院主要负责常见病和多发病诊治、卫生保健和在三级医院治疗后需要康复的病人。一些获得重点帮扶的二级医院能够开展难度较大的手术、建立了特色科室，完善了相应的医疗设备，形成技术优势，成为当地实力较强的医院。这些联合体医院不仅在业务水平，在管理、技术、人才、服务质量和文化理念方面也得到了长足的进步，良好的内部管理机制调动了各方面的积极性，就医者较前明显增长，均取得了良好的社会效益和经济效益。

通过几年医疗联合体的运作，251 医院的门诊量及住院人数大幅度增长，住院病人的结构也趋于合理，联合体医院发展水平与诊疗努力也明显提升。

（四）大健康产业服务发展趋势

风头正健的"云计算"必将引领数字健康的未来，推动"天、地、人"的完美协同，终将构建出中国特色的全民健康保障体系和创新服务模式。

基于我国人口年龄结构、健康水平及医疗政策的改变，未来的健康产业发展更要关注生命全过程监控。随着国家人口的年龄结构、健康水平及医疗政策的改变，发展战略也将随之改变。行业呈现出以下发展趋势。

1. 行业发展的内容发生变化　在新的医疗改革后，健康产业发展的重心转向城市与农村并重，而我国居民的健康指标已经处于发展中国家前列。因此，发展的内容会由单纯的疾病诊治转向对全生命周期健康服务与管理。

2. 国家对健康产业的投入加大，行业产值将急剧上升　按照国家相关计划，到 2020年，我国健康产业的产值要达到 GDP 的 10%，产值约 4 万亿元，是目前的产值 400 亿元的 100 倍，这是发展健康产业的最大优势。

3. 健康产业优势呈现更加明显　一方面是市场大，从统计数据上看，我国亚健康人群超过 7 亿人，60 岁以上的老人超过 1.53 亿，包括各类传染病在内，每年医院门诊量超过30 亿人次，这样的市场需求是相当大的；另一方面是研发成本低，一项统计显示，我国新药研发成本比欧美低 40%～60%；同时，有高素质的人才作为保障，每年全国要培养近 10

万从业人员，加上国际化程度加快、健康产业与全球产业链的对接，健康产业的发展条件在中国得天独厚。

4. 全民健康智慧服务体系是大健康产业发展的有力支撑　就诊事件驱动，形成订单式、流程式、维基式"五流合一"工作模式，实现对顾客全生命周期健康服务、医务人员全职业生涯保障、大健康全行业监管记录，实现供给侧、需求侧、监管侧联动的全民健康智慧服务与管理友好体系。

构建大健康产业服务联合体，实现各自业务、各自利益，营造大健康产业良好服务氛围，对于提高医生、医院的知名度，提升全民健康保障水平，具有重大的现实意义和社会效益。

第八章　机场式护理服务模式

第一节　护理机场式服务概述

"医护不分家""三分治、七分养"这两句话，在医疗行业中说明了医护的密切关系和护理在医疗工作中的地位。传统的管理模式为医护一体，护士长在科室主任的领导下，分工负责护理工作。护理部作为业务管理部门，对护理工作起到组织、计划、协调、控制的作用。而在实际工作中，护理人员在医生与护士的关系中，始终被动的处于从属状态，没有"当家作主"的感觉，医生也没有感觉到护理工作具有"七分"的重要作用，护士长工作多被事务性行政工作所累，主要精力不能放在护理业务管理上。护理工作缺乏独立性与自主性，在医疗资源的支配上，组织结构的整合上，人力资源的管理上，限制了护理管理职能的充分发挥。

本章描述的护理机场式服务模式，主要是介绍医护分开核算与管理的模式。

一、医护混合管理下的护理服务

（一）护理服务对象单一

1. 护理单元服务单一专业科室　我们在描述具体的护理单元时，一般会用哪个科的护理单元表达，与之相对应的有骨科护理单元、普外科护士、心脏内科护士长、泌尿外科病房等称谓，这些说明护理是依附在某个学科专业而存在的，也说明这个护理单元就是为这个特定科室服务的。

2. 护理资源垄断性使用不利于医院发展　护理单元人力、物力、床位等标准配置，对应不同的专业学科，所产生的效率效益差别很大。学科强则护理服务可以最大限度地得到使用，对于发展不好的学科，可能就会造成护理资源的浪费；对应一个专业科室设置的护理资源，受到医院及科室编制体制限制，其他专业科室需要时，需要履行借用手续，这就造成医院资源浪费与短缺并存。

（二）护理业务发展受限

为单一专业科室提供护理服务，造成业务知识也局限于这个专业科室。有的护理单元危重病人多、业务量大，护理得到锻炼的机会也多，但对于"清闲"科室，闲置的护理资源，因受体制机制限制，不能流通使用。护理资源调剂使用必须通过上一级行政机关，如护理部批准，才能实现成本和利益分割。护理资源的垄断性使用，是传统的科室医护混合管理造成的。

（三）护理收入受制于单一学科发展

学科发展好，护理单元待遇就水涨船高；学科发展不好，护理单元就和垄断使用的专业科室一起吃苦。闲置的护理资源不能流通使用。

二、医护分开管理下的机场式护理服务

把"夫妻捆绑式"医护混合核算，变为医护分开核算的优势互补竞争合作关系，使具体的医疗操作收入支出分别记到医生护士名下，通过具体项目的合理分割，实现医护各自利益，调动各自积极性。

（一）医护分开核算调动护理人员积极性

1. 提高护理服务能力　见图 8-1。

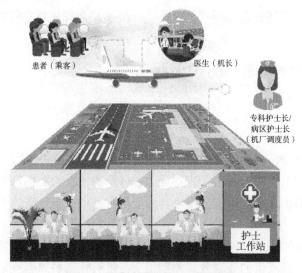

图 8-1　医护分开机场式护理模式

护理管理改革思路是以满足病人需求为牵引，以提高护理服务能力、提高护理质量、提高护理人员待遇为目标，与医院改革并进，与医院发展同步。这就要求护理工作具有自身的独立性和主动性，在医疗工作中发挥基础和服务作用，护理机场式服务模式势在必行。

护理机场式服务改革，使科室医护混合管理变为医护分开管理，使在向驻病区专业学科提供护理服务的同时，开通了为全院所有专业学科服务的通道，也奠定了向院外执业医师开通机场式护理服务的通道，为医师多点执医提供了基地，为医院发展开辟了大机场服

务模式新途径。

2. 提高护理人员待遇　按照护理工作的特点，建立健全配套管理制度，规范调整护理工作流程；合理设置护理岗位，护士角色能级对应；护理病区与医生组分开，经济独立核算，工作自主安排，床位资源共享，护理病区间展开良性竞争，提高护理效率效益，提高护理人员待遇。

3. 发挥护士积极性　在机场式服务模式中，护士从被动从属地位变为主动主角地位，积极拓展护理市场，积极配合医生工作，安排协调病区诊疗和医生值班等工作，拓展区域机场式医疗服务。

护理病区与医生组分开，由护理病区管理床位，成为医院护理经济管理的独立成本核算和奖金分配实体，是完成临床护理、手术配合、消毒供应、支持服务相关工作的基础组织形式。工作自主安排，行政管理按"三级学科"运行。护理病区作为独立运行单位，直接推到了市场的前沿；护理管理人员的责、权、利协调统一，使护士长成为护理病区的直接责任人，潜能得到充分发挥。另外，护理病区独立核算，使护理工作直接得到合理的价值体现和回报，有助于激发护理人员的工作积极性。

4. 医护分开核算促进分工合作　通过医院信息系统进行医护分开核算，实现医生护士的利益自动分割，赋予病人选择医生、选择护士，医护互选的权利，实现通过床位牵引调动医院资源重新分配，保障优势学科做大做强，形成大专科小综合学科发展局面。

医护分开管理使医护专业性都得到加强，医护分开核算使医护成本核算意识和积极性都得到提高。各级各类人员要转变观念，适应改革形势的发展，从行政管理、业务管理和成本效益核算上分的要彻底，既讲分工更要讲合作。

（二）护理机场式多维服务

1. 面向医院的护理机场化服务　把面向一个专业科室的护理单元，变为面向全院及院外多点执医医生的病区，形成机场式服务。护士长是机场调度员，医生是飞行员、患者是乘客。对于能够降落的飞机，不管是什么机型、什么航空公司的乘客，只要具备降落条件，就可以由护士长调度降落。

2. 面向社区和多点执医人员护理机场化服务　通过医护分开管理，调动护理人员积极性，为不同优势学科发展提供床位和护理资源保障，为多点执医医务人员提供了工作载体，有利于医联体/医共体建设，家庭医生/私人医生工作开展，扩大医院内部和区域大健康市场。把面向一个专业科室的护理单元，变为面向全院及院外多点执医医生的病区，形成机场式服务。

（三）有利于优势学科发展

1. 需求牵引倒逼护理技术提高　机场式护理服务使护理人员视野从聚焦一个专业学科，到面向全院每个有可能利用护理资源的专业科室，到面向一个区域每个有可能利用护理资源的多点执医人员。这些随时有可能发生的可能性，就会使护理人员学习医学基本知识和追踪医学前沿知识和技能，成为一种自觉行动，倒逼医学知识和护理技术提高。

2. 市场拓展倒逼护理服务水平提升　开放型的医疗市场，病人是靠脚投票，对不满意的科室和医院采取不相往来的做法；要保住忠诚顾客，如医院医生、多点执医医生和病人及其家属等，就必须提高医疗护理技术和服务水平，改善服务态度、提高就诊效率、维护就诊秩序环境等，达到顾客满意水平。

3. 机场式服务提升护理人员主人翁意识　护理单独核算，对于护理过程收益，护理人员都能够看得到，对于市场拓展的护理收益也摸得着，这样就使护士个人收益和业务提高与病区和医院发展连成一个整体，使每个护理人员都成为主人翁。

第二节　机场式服务护理学科建设办法

一、护理机构重组

（一）改专科护理单元为医院护理病区

依地理和科系分布进行病区排序，一是易于医院管理，二是病区称谓可以使跨病区顾客报销时不会引起误会。每一病区有其主攻专业，床位资源在执行收容资格认证的前提下，面向全院开放，具备条件时可以向具备自由执医的院外医生开放。这样就使一个向特定专科提供护理服务的护理单元，变为向全院、区域提供机场式护理服务的病区。

（二）改专科护士长为医院病区主任

护士长除主管护理全面工作外，要及时制订改革模式下的配套管理制度，调整工作流程，以保证改革顺利实施。如增加对跨病区病人照护、收治、调床管理和对跨科收治病人医生的服务与管理，包括医务人员值班、交接班规则制订、执行、修订，医疗及生活服务活动的物资设施保障等，保证所有住院顾客得到专业护理和医疗的及时性、连续性。

（三）改变与其他学科从属关系为协作关系

病区收治病人来源、病种均呈多元化趋势，护理人员不再像医护混合核算那样依赖特定专科，床位使用率高的病区护士经济收入可能会高于原垄断护理服务的专科医生。每个收治在病区的病人都是机场式护理服务对象，以人的健康服务为中心是医务人员共同追求，医护之间的协作关系从来没有像今天这样紧密过。

二、病区主任竞争上岗

（一）护士专业多向选择

全院护理人员统一竞聘上岗，为每个护理人员提供一个选择自己喜爱的护理专业机会，根据职称、年龄、学历、人缘，无障碍地加入到一个新的护理团队。

（二）病区主任与护士双向选择

护理病区人员组合上实行双向选择，竞争上岗的护士长与护士间本着相互信任，自由组合的原则，形成优势团队。合理设置护理岗位，使护理角色达到能级对应。

（三）病区主任竞聘上岗

护士长为护理病区的直接责任人，人员组合实行竞争上岗，优化组合，护士长与护士间双向选择。

（四）党委或院长任命病区主任

根据竞争上岗实施细则，公开选拔，民主评议，选拔优秀护理人才为学科带头人，党委或院长任命。竞聘过程透明，公平公正。

（五）病区主任职能定位

实行"机场式"管理后，临床病区的服务范围和服务对象随之发生变化，就医护协作方面来说，由传统的为单一临床学科提供护理服务，转变为向多专科提供护理服务，病区内诸如人力调配、行政事务管理及绩效核算管理等事务性工作必然出现多样而复杂的变化。

为强化临床科主任学科发展责任，减轻学科主任事务性工作压力，全面落实护理垂直管理和护理机场式服务模式的推进，充分调动全院医疗资源及医护人员工作积极性，每一临床病区应设置病区主任，病区主任原则上由病区护士长担任，一个角色双重身份，具体负责病区行政事务工作和护理工作，为临床学科发展提供全方位有力保障。

病区主任职责如下所述。

1. 病区主任在院长领导和业务部门指导下，负责所在病区的行政管理、床位使用、病区安全、经营管理等工作。

2. 遵照临床学科业务需求，按"机场式"管理模式要求，负责所在病区床位调配，院内联络协调，加强护理知识与技能的培训，及时向医务护理部申报病区专科病人收治资格，提高病区床位使用的效率与效益。

3. 根据病区病种收治的数量与质量及临床科室的意见，组织协调好本病区医疗、护理的值班和查房工作安排；并及时对病区经营管理进行分析、督导，制订有效整改措施。

4. 负责对病区内各临床科室提供全面的保障性服务，使临床科主任将更多精力用于学科建设、业务拓展、诊疗服务。

5. 督导医务人员严格执行医疗卫生工作的法律、法规、规章制度、诊疗规范、常规，协助临床科主任，严防差错事故，确保医疗安全。

6. 积极参与、支持临床医生开展新技术、新项目，努力促进病区医疗水平提高。

7. 病区主任同时担任护士长的，严格履行护士长职责。

8. 病区主任还享有一定比例绩效分配的权利，并作为院级管理干部选拔的主要群体。

三、护理部垂直业务管理

（一）对病区行政及业务领导关系

护理部对病区既是行政领导，也是业务领导关系，对病区行政和业务工作全面发展负有全面领导责任。

（二）对相关学科的业务指导和协作关系

与提供相关机场式护理服务的各专业科室属于业务协作关系，在医学业务方面，护理病区要主动接受各专业科室的业务领导，确保各项医学操作符合临床护理操作技术常规要求。

（三）护理部及其病区主任的角色地位

专业精细化分科、护理机场式服务改革，改变了传统的医院管理模式，医院领导要高度重视，机关在人员配置、管理、培养教育、物业保障、绩效考核等方面要给予大力支持。护理部要切实对护理病区垂直管理，组织、协调各方面资源，保障改革深化进行，必要时设护理副院长加强机场式服务与管理。

1. 护理部　在医院管理体系中是相对独立的组织系统，护理部主任—总护士长—病区主任，或护理部主任—病区主任构成了医院的护理管理系统，护理部主任全面负责医院护理管理工作，并参与医院领导工作及政策的制订。护理部作为医院的机关职能部门，对护理病区业务与行政实行垂直领导、指挥、组织与协调。

2. 病区主任　为护理病区直接责任人，享有医疗资源的管理权、使用权、人力资源上的调配权、经济上的支配权，使病区主任能够利用经济指标合理调节与监控护理活动。病区主任真正从科主任身后走出来，医生与护士真正成为合作伙伴关系，共同成为医院发展与建设的生力军，改变了多年来护理人员处于从属地位的现象。

四、医院信息化系统支持

（一）行政程序支撑

从医护混合管理分离出来的护理单元，由临床科室领导变为护理部垂直领导，从组织架构、工作流程都发生了根本性的变化，这就要求医院信息系统能够及时、准确地适应这种变化，保障护理工作有序开展。

（二）医护分开核算

医院经济管理从医护混合核算的临床科室、医技科室两方分割，变为医生组、病区、医技科室三部分割，无论从组织架构、工作流程、医学流程都发生了根本性改变，尤其是所对应各收费项目，与医院的科室字典、人员字典、诊疗字典、检查检验字典、药品字典、收费字典等需要修改和进行的软件接口，至少有几万条。

251医院进行医护分开核算改革时，原解放军总后卫生部信息中心10多名信息化高手干了3个多月。后来全军有了标准化软件，251医院作为示范单位，对全军各兵种医院全部进行了培训，软件客户化时间缩短至1个月以内。

医院领导要重视医院各字典的客户化工作，医院人员在不懂什么是字典、什么是客户化的情况下，进行这项工作，出现差错不足为奇。是否在使用过程中及时发现、及时修改才是管理水平和管理能力的体现。医院组织重构、医疗流程优化、信息化条件下的各项规章制度制订，对数据质量问题及时发现，及时解决。医院数字化建设已经过去了20多年，即使到现在，仍然有一部分医院信息质量远不能达到"信息一点即得，数据一抓就准"的要求，非职业化的院长，可能从来就没有把这些当成问题，听到的可能是机关和信息科所提供的这些问题存在的理由。"发现问题是水平，解决问题是能力"，如果不认真钻研医院信息化科学，医院领导可能没有发现问题的水平，或者在发现之后，没有解决问题的能力。数据质量问题不能及时解决，就会长时期存在，影响正常工作、影响医院数字化决策和可视化指挥。

（三）独立绩效考评

护理病区作为一个独立核算单元和行政组织，应该及时把握病区质量、效率效益、学科建设动态情况，尤其是机场式护理服务情况、收费情况等绩效考评等，这些都离不开信息化建设的基础和数字化绩效考评手段。

第三节　医护分开核算

一、护理成本核算的内容

（一）护理成本核算的必要性

1. **医护分开核算有利于医疗资源重新分配**　医生护士的利益自动分割，分开核算，赋予病人选择医生、选择护士，医护互选的权利，实现通过床位牵引调动医院资源重新分配，保障优势学科做大做强，形成大专科小综合学科发展局面。

2. **护士从被动管理转向主动服务**　实行医护分开核算方式，赋予护理专业发展和分配权利，在以人的健康为中心医院管理工作中，护士从被动从属地位变为主动主角地位，积极拓展护理市场，积极配合医生工作，安排协调病区诊疗和医生值班等工作，同时拓展区域机场式医疗服务。

3. 成本核算可以真实显示护理价值　病区实行全成本独立核算，是落实护理"机场式"管理的基本要求。目前，由于我国医疗卫生价格管理体系的滞后性，医院经济核算中直接的护理项目收入与护理工作实际支出之间存在着巨大差距，常被视为"负担"。通过全成本核算管理，让护理从其参与的所有相关医疗服务项目中，按其技术、服务、成本的贡献度分享部分收入，使护理工作的真实价值得到充分体现，从而最大限度地调动护理人员的积极性、主动性和创造性。

（二）护理成本核算原则

成本核算的目标是努力提供实际成本信息，要提高成本信息的质量，发挥成本核算的作用，必须遵循以下基本原则。

1. 按实际成本计价的原则　护理成本必须正确反映实际发生的经济资源耗费，成本计算应当按实际发生额核算成本，不得以估价成本、计划成本代替实际成本。

2. 分期核算原则　成本核算应与整个会计分期保持一致，分别核算各期成本，以确认成本发生的时间和分配时间，一般按月进行，同一项成本，计算期内核算的支出、收入和起止日期必须一致。

3. 责权发生制原则　是按受益原则正确进行成本计算的基础。凡是应由本期成本负担的支出，不论是否在本期支付，均应计入本期成本，本期支付应由本期和以后各期负担的费用，应当按定标准分配计入本期和以后各期；凡是不应由本期成本负担的费用，即使是在本期支付，也不应计入本期成本。

4. 一致性原则　成本核算时各种成本费用的计价方法、固定资产折旧方法、成本核算的对象、成本计算项目、间接费用的分摊方法等，前后会计期间必须保持一致，不得随意更改，这样才能具有可比性。

5. 重要性原则　指在成本核算过程中应基于管理的要求区分主次，对于那些对成本有重大影响的内容和项目，应重点处理，力求精确；对无重大影响的成本，可简化处理，以提高效率。

（三）护理成本核算的内容

1. 护理人力成本：也称护理人工成本，主要包括各级护理人员的工资、社会保险费用、奖金及补贴。

2. 材料成本：主要指护理过程中消耗的卫生材料和低值易耗品的消费。

3. 设备成本：固定资产折旧及大修费。

4. 药品成本：护理过程中使用的药品费用。

5. 作业费：公务费、卫生业务费、供应消毒费、洗涤费等。

6. 行政管理费。

7. 教学及研究费用。

二、护理成本核算方法

（一）基本程序

1. 建立护理成本核算的组织机构　医院要正确认识护理成本核算工作，为护理成本核算创造条件，建立统一的领导机构。建立完善的核算系统，建立成本核算制度。

2. 健全成本核算的基础工作　评估固定资产折旧，清查物资，建立台账，做好原始记录和规范管理工作。

3. 确定成本核算对象　是指直接护理费用和间接护理费用的归属对象，是为计算成本而确定的各类费用归集的范围。成本计算期是指归集费用的期限，一般以会计报告期作为成本计算期。

4. 成本费用的归集与分配　费用的归集是指按成本项目明细进行归集汇总，凡属直接费用，应按照成本核算对象分别各个项目直接归集；凡属共同费用，应先按费用要素进行归集，再按一定的分配系数将费用归集入各成本项目中。费用的分配是指在成本计算期末，对间接费用按受益原则，采用恰当的分配标准分配给各类成本计算对象的过程。

（二）成本测算方法

医院会计制度没有统一规定医疗服务成本的计算方法，如分批法、分步法、分类法、定期成本法、标准成本法和变动成本法。医院要对医疗服务进行总成本、单位成本、项目成本、科室成本、单病种成本，以及日均成本、人均成本的核算。

1. 项目法（fee for service）　是以护理项目为对象，归集费用与分配费用来核算成本的方法，如一级护理中更换床单、口腔护理、预防压疮护理成本的核算。还有学者将整体护理内容分成 10 项护理成本，分别进行定义和评估。项目法与护理收费有直接联系。制订计算护理项目成本可以为指定和调整护理收费标准提供可靠的依据，也可以为国家调整对医院的补贴提供可靠依据。但是项目法不能反映每一疾病的护理成本，不能反映不同严重程度疾病的护理成本。

2. 床日成本核算（perday service method/ perdiem）　护理费用的核算包含在平均的床日成本中，护理成本与住院时间直接相关。床日所包含的服务内容虽有一定的差别，但一般常规性服务项目都包含在内，如化验检查、一般治疗、病人生活费等都不另收费。床日成本法并未考虑护理等级及病人的特殊需求，通常包括了非护理性工作。

3. 相对严重度测算法（relative intensity measure）　将病人的严重程度与利用护理资源的情况相联系，如护理等级等。

4. 病人分类法（patient classification system）　以病人分类系统为基础测算护理需求或工作量的成本核算方法，根据病人的病情程度判定护理需要，计算护理点数及护理时数，确定护理成本和收费标准。病人分类法通常包括两种，一是原型分类，如我国医院采用的分级护理即为原型分类法；二是因素型分类法，如我国台湾的徐南丽根据病人需要及护理过程将护理成本内容分为 32 项，包括基本需要、病人病情评估、基本护理及治疗需求、饮食与排便、清洁翻身活动等。

5. **病种分类法（diagnosis—related group，DRG）**　病种分类法是以病种为成本计算对象，归集与分配费用，计算出每一病种所需护理照顾的成本的方法，按病种服务收费是将全部的病种按诊断、手术项目、住院时间、并发症和病人的年龄、性别分成 467 个病种组，对同一病种组的任何病人，无论实际住院费用是多少，均按统一的标准对医院进行补偿。

6. **综合法即计算机辅助法**　结合病人分类系统及 DRG 分类，应用计算机技术建立相应护理需求的标准实施护理，来决定某组病人的护理成本。美国新的付费体系实施，卫生机构将护理从固定开支中分离，将病人分成 4 类，从常规到不间断护理，利用这 4 种分类来监测护理生产力。

（三）景明模式骨关节科护理病区成本核算方法

1. **护理收入**　是医疗单位在护理服务过程中由护士的劳动所产生的劳动价值的货币表现形式。护理收入核算的基本方法如下所述。

护理全额收入（A）：指在医疗活动中由护士独立完成的劳动所得。如护理费、取暖费。

护理分成收入（B）：指在医疗活动中护理与医疗及相关辅临科室发生密切联系，共同完成的劳动所得，按一定的分成比例确定劳动价值。如床位费、心电监护费、手术费、科内手术及麻醉费、检查及检验费、医生治疗费、护士治疗费、专科处置费。

护理奖励收入（C）：指在临床护理活动之外，由护理人员独立完成的劳动所得。如工作负荷、临床带教、公差勤务。

护理绩效收入（D）：指在护理活动中护均效率指标，领先所获得的奖励。

收入总计＝A+B+C+D。

2. **护理成本支出**　是医疗单位在护理服务过程中所消耗的物质资源价值和必要劳动价值的货币表现。护理成本核算的基本方法如下所述。

护理人力成本（A）：护理人力是在护理服务过程中所消耗的人力资源价值，如人员工资、职工社会保险、绩效工资成本。

护理设备折旧（B）：是指在护理服务过程中所使用的各种固定资产形成的有形与无形的损耗。按设备使用年限确定折旧额计入相关病区，护理设备的贷款利息也为护理成本。

护理材料成本（C）：是指在护理服务过程中直接消耗的各项材料的价值，包括消毒费等。

房屋使用费用（D）：是指护理病区在从事护理活动时占有的公用设施，包括房屋使用费、设备设施折旧费、营具保修费等。

作业费用（E）：主要指洗涤费、水电费、空调、清洁费、排污费等事务费用的分摊。

行政管理费（F）：范围包括管理、会计、人事等部门的费用。

教学研究及社会服务费用（G）：主要指护理人员开展教学研究，培训等过程中的费用，如科研费、实验费及课题费等。

成本总计=A+B+C+D+E+F+G。

三、医护分开核算的意义

护理成本核算是提高护理经济管理水平的重要手段，是降低护理成本的有效途径，是确定护理服务价格的重要依据，是评价护理工作效益的基础。通过实行成本管理，可以使有限的卫生投入，依靠技术进步、科学管理和结构调整来降低成本、提高效率、向社会提供更好的医疗卫生服务。

（一）提高机场式护理服务在医疗市场中的竞争力

护理服务是一种行为也是一种态度，通过对护理成本进行分析、核算，使护理劳动得到合理的价值回报，有助于激发护理人员的工作积极性，改善态度，加大直接护理时间的投入，提高护理质量；质量又是对服务对象满意程度的一种反映，质量提高意味着被服务对象满意度提升，护理服务价格也更容易被接受，因而才能把护理服务带入市场，增强其竞争力。

（二）合理配置护理人力资源

现代管理强调以人为中心，注重人事、职能、效益最大化，人力成本是医院成本管理中最易控的部分，通过护理成本核算才能更清楚地了解到护理在为病人提供服务过程中实际消耗的人力、物力和财力，分析效益差额，从而更合理地配备人力资源，通过灌输成本概念，护理人员认识到其服务的价值，将更加重视自身综合素质的培养，增强其主动服务意识，以提高工作效率，有效地降低成本。

（三）为医疗服务定价提供依据

长期以来，护理服务收费远低于成本，导致医疗服务亏损，医院盈利靠的是药品和检查。随着医疗改革的深化和医疗保险制度的完善，这种局面将发生根本的变化，医院要在激烈的市场竞争中求得生存与发展，就必须按照市场经济的原则，以市场需求为导向，将医院内部经济核算与管理相结合，通过对护理项目成本进行核算，为护理服务定价提供依据。

第四节　跨病区收治病人

跨病区收治病人以护理病区为基本核算和机场式护理服务单位，打破科室界限，床位面向全院开放，实现以床位做牵引的医疗资源共享。

一、跨病区收治原则

（一）主病区收治原则

护理病区有主攻专业，在保证主病区 1 ～ 2 张空床收治本学科危重病人外，其他床位向全院开放。

（二）跨病区收治原则

病人应坚持相对集中、相对定向、专业相近、就近收治的原则，对危重、大手术病人，应尽量放在主病区。

（三）病区固定医生流动原则

改护理单元为护理病区，改原"××科"为"××病区"，按地域位置从"1"开始依次排序。从而改变人们传统思想观念中的某一种病的病人只能收入相应的科室。形成床位及管理床位的护士是固定的，使用床位的医生是流动的，与欧美国家医院"铁打的护士，流动的医生"情景一致。

二、跨病区收治资质认证

（一）收治病人资质认证

由病区主任组织对拟跨病区收治病人的业务培训，掌握相关理论知识与操作技能，熟练掌握急危重病人的抢救护理与处理原则，培训结束后报护理部进行统一考核验收，要求参考率与合格率达 100%。考核达标后提出相应专业的收治申请，填写跨病区收治病人认证表，对应三级科主任签署意见，报机关审批后，通报全院，颁发××科收治资格认证书。

（二）护理病区的增加与撤销

1. 增加病区　跨病区病人数量超过本病区病人数的 50% 时，相应专科应该专设医生值班；跨病区病人数量超过 70% 以上持续 1 个月，报批后可以成立新的护理病区。

2. 撤销病区　因人员、技术力量不足等原因不能开展正常工作；经济效益持续半年增长低于医院平均增长幅度的 30% 或收支倒挂，年度综合考核不达标或科室 2/3 人员要求更换病区主任时，护理病区予以撤销或重组。

（三）与其他科室的机场式协作关系

1. 竞争性使用护理资源　医护独立运行和分开核算后，把医护间的主从关系变为明确分工，密切合作的伙伴关系，把医生对一个护理单元的完全依赖变为对多个护理单元的竞争使用关系。护理单元独立后，护士直接与医生一起讨论病例和治疗方案，医生向护士询问病人的监护情况，而护士向医生了解手术及专科病理生理情况，形成了医生护士相互依赖、相互依存的伙伴型合作关系。

2. 合作性进行健康服务　护理病区提供对入住病人的临床护理工作，护理病区与责任医生共同承担病人的医疗护理工作，医疗收入归所属护理病区与经治医生所在的三级科室。医护间建立多种沟通渠道，设立联络登记表。病区主任与科主任、医生相互发送信息，报告病情。对病情平稳的病人采取每日通报病情，危重、大手术及病情变化的病人及时通报经治医生或值班医生。

三、跨病区收治管理办法

（一）值班、交接班制度

按照医护分开的"机场式"管理要求建立值班、交接班制度，主要突出以下几点。

1. 各科室设昼夜值班员，各专业以二级科、护理病区为单位安排值班并制订值班安排表，值班员必须具备医院规定的值班资格。

2. 值班员必须坚守岗位，履行职责，确保诊疗工作不间断及科室安全；处理病情有困难或遇到重大医疗问题时，应及时向三级科主任或病区主任请示报告；交班前须认真填写值班记录。

3. 值班医师在其他医师不在班时，负责本二级科病人的临时医疗处置和科间急会诊，书写新入院的首次病程记录；严密观察重危、围术期病人的病情变化，必要时做好病程记录；负责检查、指导护士的工作；积极协助其他二级科在本病区住院病人的抢救工作。

4. 病区值班护士应严密观察病人病情变化，按时完成各项治疗和护理工作，接受值班医师的业务指导，病区内病人发生病情变化时，护士必须及时通知该病人二级科值班医师到场处理，遇有紧急抢救，同时通知本病区值班医师到场协助抢救。

5. 每天上午由病区主任召集，二级科（二级科主任所在病区以外的由三级科）主任主持，以二级科（包括护理病区）为单位组织交接班，全体医护人员参加，交接班一般不超过15分钟。

（1）值班员交班主要内容包括简要报告值班期间的基本情况；二级科所有住院病人数量、分布及简要病情；对危重病人救治、特殊病情变化、新入院及大手术后病人情况、特殊检查检验结果等做重点交班。

（2）交班后病区主任带领全体当班护士对每个病房巡视，并对危重病人按规定进行床头交接班。对规定交接的麻醉药品、精神药品、医疗用毒性药品及医疗器械应当面交清。对散在跨科收治病人的情况，要单独向经治医师及时准确报告，保证治疗时间、效果的一致性。

6. 履行病区主任职责，严格进行护理质量的监测与控制，要求病区主任每日对跨病区收治的病人重点查房；总值班护士长掌握当日跨病区收治病人的分布情况，对重点病人重点查房，遇有问题及时处理。

7. 值班人员必须在交班前后对所管辖的全部病人进行一次巡视和查房，危重病人由经治医生、值班医生、值班护士进行床头交班，特殊情况个别交班。

（二）病人收容管理办法

1. 专业划分明确的三级科，按照专业范围收治，平行分科的三级科，轮流收治；不能明确划分的病种在二级科范围内协商确定，报医务处备案；二级科交叉收治的病种，由医务处组织相关科室协商确定收治范围。

2. 病人收住院后，尽量先在本专业确定的主护理病区安排住院，主护理病区无空床时，可在其他有专业护理能力的病区安排。

3. 病区内原则上不得加床，如特殊情况需要加床时必须经医务值班员批准后实施，男女病人不得混住。

4. 急诊收容按病种收治，对二级科交叉收治的病种可轮流收治；对有复合伤、多种病并存的病人收治应本着"先急后缓""先重后轻"的原则，经多科会诊后进行收治；属专科中心达标病历优先收专科中心治疗。

5. 急诊留观不应超过48小时，医保病人、离退休干部应该及时收住院，不准留观；对有断肢（指）、溶栓的伤病员须简化手续收专科治疗。

（三）重症加强护理病房管理模式

1. 重症加强护理病房（intensive care unit，ICU）收治范围　为全院范围内的危重病人。

2. ICU医生的设置　病人主要由原科的主管医生负责，ICU设置1个医生值班岗点，负责重症监护患者的临时治疗、抢救及夜间查房。实行24小时值班制。重症监护患者出现病情变化时，立即进行应急处理，由ICU护理人员完善抢救记录，同时通知患者经治医师及时到场主持抢救工作。由于ICU医生不固定，对ICU内的病人又没有全部的治疗处置权，所以在危重病人的处理方面，ICU护士承担的作用非常重要。病人有病情变化时，在与ICU值班医生一起积极抢救的同时，要及时通知其主管医生，做好与主管医生的沟通工作。

3. ICU病区主任的作用　病区主任是ICU的第一责任人，享有监护床位、仪器设备等资源的管理权、使用权，人力资源的调配权、经济的支配权。监护质量的提高是保证床位使用率的根本所在，病区主任起主导作用。

第五节　医护分开模式下护理绩效管理

对护理管理工作本身而言，采取有效的方法衡量医院护理人员的工作成效，是提高护理质量和管理效率的关键。对护理人员管理的其他方面，如晋升晋级、培训、人事调整、奖惩、留用、解聘等护理人事管理决策都是以绩效评价结果为依据的。

一、护理质量管理

护理质量是医院质量的重要组成部分，是护理管理的核心和关键。护理质量管理的目的，旨在使护理人员的业务行为活动、职业道德规范、护理服务过程各方面都符合质量的客观要求和病人的合理需求。

（一）护理质量的概念

护理质量是护理工作为病人提供护理技术服务和生活服务的效果及满足病人对护理服务一切合理需要特性的总和，即病人对护理效果满意程度的高低。护理质量直接反映了护理工作的职业特色和工作内涵，集中反映在护理服务的作用和效果方面。它是通过护理服务的设计和工作实施过程中的作用和效果的取得，经信息反馈形成的，是衡量护理人员素质、护理管理水平、护理业务技术和工作效率的重要标志。

传统的护理质量概念，被定位在简单劳动和技术操作的基点上，即执行医嘱是否及时准确；护理文件、表格填写是否正确；生活护理是否周到、整洁、舒适、安全；有无因护理不当而造成病人的痛苦和伤害等。这是建立在生物医学模式下以疾病为中心的护理基础上狭义的概念。随着医学模式的转变和现代护理观的形成，护理学术体系不断完善，护理的内涵与职能范围不断拓展，从广义上讲，护理质量包含以下4个方面。

1. 护理是否使病人达到了接受检查、治疗、手术和康复的最佳状态。护理工作不仅是被动执行医嘱和完成各项护理操作，更重要的是主动为病人提供服务。这一质量概念的实质是主动性服务质量。

2. 护理诊断是否确切、全面，并动态监护病情变化和心理状态的改变。护理诊断不仅要与医生对疾病判断相一致，更重要的是突出用护理技术来解决病人存在的和潜在的护理问题，同时发挥对病人身心状态变化的监护作用。

3. 能否及时、正确、全面地完成护理程序，并形成完整的护理文件。完成护理程序，不仅是执行医嘱，更重要的是针对不同病人的需要，实现护理服务程序化、规范化，使护理工作的各个环节符合质量标准。

4. 护理工作能否在诊断、治疗、手术、生活服务、健康教育、环境管理及卫生管理方面完成协同作业，并发挥协调作用。护理质量不仅反映在护理工作本身，而且反映在对病人的特异性医疗服务和非医疗服务的各个方面。这一质量概念，突出反映了护理质量的全面性、广泛性。

护理质量管理是指按照护理质量形成的过程和规律，对构成护理质量的各要素进行计划、组织、协调、控制，以保证护理服务达到规定的标准和满足服务对象活动过程。这个概念表达了以下3层意思：首先，开展护理质量管理必须建立护理质量管理体系并有效运行，护理质量才有保证；其次，应制订护理质量标准，有了标准，管理才有依据；另外，对护理过程构成护理质量的各要素，按标准进行质量控制，才能达到满足服务对象需要的目的。

（二）护理质量考评管理办法

1. 建立三级护理质控网　建立由护理部质控组—专科质控组—病区质控组组成的三级监控网络，形成护理部主任、总护士长、病区主任、组长、护士全员参与的管理模式。监控组成员坚持质量方针，树立"以病人为中心"和以"病人满意"为宗旨的质量管理理念，全面掌握各项护理质量标准，领会护理工作制度的内涵，本着细致认真、督导提高的态度，坚持严谨求实、客观公正的原则，认真落实督查—分析—讲评—整改—督查的循环监控制度。

护理部每年进行一次全面护理质量综合分析；每季度组织一次质量联查；每月专科片护士长进行一次定科查房；病区主任每日跟班随机检查；每晚值班病区主任进行夜查房，形成年有计划、月有讲评、周有重点、日有安排，处处有监控、环环有制度、班班有人查的质量监控体系。建立了护理质量监控档案，积极推进持续护理质量改进。护理质量综合考评成绩定期在院周会上以多媒体形式进行讲评并纳入科室护理绩效管理，与奖金挂钩。

2. 护理质量信息反馈机制　坚持预防为主，建立和实施护理质量体系，履行全过程控制和持续质量改进的质量管理原则，形成全员参与质量管理，各司其职、各负其责的局面，认真及时处理护理质量问题，不断吸取、总结经验教训，使护理服务全过程的各个环节始终处于受控状态，符合质量的客观要求和病人的合理需求。

3. 规范护理行为　以相关的法律法规、医疗事故处理条例为准绳，以规章制度、岗位职责为依据，分析护理工作中潜在法律问题，加强教育，严格控制，强化护理人员的风险意识、法律意识和证据意识，提高预防安全的预见性和准确性。采取预测—控制—分析—反馈—奖惩兑现的"链式"管理方式，使护理工作始终处于提前预防，实时跟踪，过程管理，信息反馈，持续改进的监控状态。采取护理纠纷差错报告制度，对发生的问题认真分析原因，查找不足，提出改进措施。

4. 制订护理质量标准　以《医疗护理技术操作常规》及各种法律、法规、规章制度为依据，紧紧围绕护理评价体系，按照护理工作程序与工作标准，认真抓好规章制度的落实。如输液管理规范，压疮预防与监控制度，护理差错事故防范措施，护理风险预案、护理告知程序、跨病区收治病人的管理制度等，有效控制差错事故的发生。

5. 严格护士持证上岗　对护士岗位的描述，合理设计风险与责任，按照护理岗位的劳动强度、技术含量、工作风险、能级对应安排护士，在分配机制上向工作量大、技术性强、风险高的岗位倾斜，科学设置护理员和护理文员，将护理工作中非技术性工作交由专职人员负责，减少护士的非技术性工作的劳动时间和成本支出。保证护理专业人员的职能作用，更好地为病人提供护理技术服务。一线岗位护士持证上岗率达到 100%。

二、护理效率效益管理

（一）护理效率

1. **护床比例** 病区标配的各种资源相对是稳定的，一定的床位使用率和床位周转率直接影响护理病区护床比例。如一个编设 50 床位的病区，只收治了 30 个病人，床位使用率为 60%，护床比例为 10 ∶ 30，等于 1 个护士管理 3 个病人；如果床位使用率达到 100%，护床比例为 10 ∶ 50，1 个护士等于管理 5 个病人。在不同的床位使用率和床位周转率条件下，每个病区的效率指标差别很大，护士创造的价值也明显不一样。

2. **护均负荷** 危重病人数量和一级、特级护理人数反映一个病区的护均负荷，是病区护理质量的真实反映，而护床比例则是护理数量反映。

以护床比例和护均负荷排队，可以清楚地看到每个病区的护理数量和质量差异，以此作为绩效考核指标，可以引导病区积极钻研护理及医学知识，积极收治危重病人。

（二）护理效益

1. **护床效益** 病区标配床位数量是相对稳定的，收治病人的病种、病情等级，床位使用率和周转率等是病区床均产生效益的主要影响因素，也是护理数质量的综合反映，应用护床效益作为病区绩效考核指标，可以提高病区成本核算意识、效率意识和质量意识。

2. **护均效益** 数字化条件下的各项护理工作，在进入医院信息系统时，已经把医疗过程形成记录，包括成本、效率、效益也都自动记录，形成不同班次、不同级别护理人员差异。把护均效益作为绩效考核指标，可以引导护理人员主动承担夜班、积极参加危重病人抢救等活动。

三、护理学科建设动态管理

加快高素质护理人才培养，是进一步强化医院管理的重要措施。随着医疗改革的不断规范和完善，对广大护理工作者素质的要求越来越高，特别是医院实行"三级分科，医护分开，打破科室界限，跨病区收治病人"的改革以来，对护理工作者的文化层次及综合能力水平提出了更高的标准和要求。

（一）护理人力资源的概念

人力资源管理也称人员管理或人员配备，包括一切对组织中的员工构成直接影响的管理决策及实践活动。就其职能来说，就是通过采取措施，对组织的人和事进行合理安排，以达到调动员工的积极性，使组织成员的个人潜能发挥到最大限度，减低人员成本，提高组织效率，实现组织目标的工作过程。

护理人力资源管理就是对护理人员进行有效选择、安置、考评、培训和开发，使之达到岗位和组织的要求。1983 年美国 Gillies 对护理人员管理的解释是：经过一系列系统的科学管理方法，将能胜任的护理人员安排于医疗行政体系中所设计的护理角色的过程。

（二）医护分开模式下护士的角色变化

早期护理人员充当的角色仅仅是看护者或照顾者。随着社会的发展和现代医学模式的转变，人们对健康的需求日益增长，护理工作才逐渐得到拓展，医护分开，护理病区独立运行，使护士角色随之发生了变化。现代护理工作已不只是单纯的床边护理、执行医嘱、照顾病人，还必须进行管理、研究、教学以及心理和健康方面的咨询、指导、协调、治疗等工作，在不同的场合中护士的角色发生了根本的变化。

1. 计划者角色　计划工作是搞好护理工作的基础，护士必须应用所学专业知识和技能，收集护理对象的生理、心理、社会环境等资料，以评估护理对象的健康状况，根据评估情况来制订和实施护理计划，做到有计划、有步骤地进行护理工作。如果是病区主任或护理管理人员，还必须规划病房或科室护理业务，制订年、季、月、周、日工作计划，协助科内护士制订和修订护理对象的个人护理计划，并提出修改有关规章制度、护理人员岗位职责的意见和建议，提出工作改进方案，促进护理质量的提高。

2. 治疗者角色　在临床工作中护士与病人接触最多、最密切，最容易发现其情绪波动、心理变化和病情的细微变化，护士的言行举止对病人也会产生潜移默化的影响，同时医生提出的治疗方案也多是由护士来实施。因此，护士不仅是各种治疗的执行者和协助者，更应该是护理照顾、心理治疗、促进康复的实施者，同样承受着促进疾病康复，达到治疗目的的重任，临床护理和心理治疗方面的护理者和促进康复者的角色。要承担好这两种角色，护士就应具有良好的医德医风、丰富的专业知识，娴熟的专业技术，能为护理对象提供最佳护理服务；运用护理程序，对护理对象实施满足健康需要的各种护理活动。

3. 合作者角色　合作是双方或多方共同决定某项活动或工作。在护理工作中，护士需要合作的部门与人员很多，有的是直接影响护理对象健康的，如护士与护士、医生和家属共同合作处理的问题；有些是间接影响护理对象健康的，如护士可能需要与医务、物业、办公室等相关部门，甚至居委会、学校、厂矿和当地有关政府部门通力合作，取得互相的支持，这样才能做好护理工作。

4. 利益维护者和代言人角色　在日常护理工作中，护士必须知道护理对象及其家属的需求、家庭资源情况及他们可从医院或社区得到的健康服务保障，需要代表患者，反映其需求，与相关人员联络沟通。解决他们的相关问题，满足其对健康的需要，维护护理对象的合法利益不受侵犯或损害。如果担任护士长还必须维护下属护理人员的群体利益，代表下属与其他相关人员协商业务工作，与有关领导和部门反映护士的要求，争取护理人员的合法权益。

5. 管理者和协调者角色　护理管理在护理过程中起着协调和促进作用，它可以促使护理对象改变与其健康相关的行为。因此，每个护士均承担着管理者和协调者的角色。首先，科学合理的病房管理本身就是病人获得安全治疗和休养的保证，护士通过有效的病房管理和服务，提供给病人干净、整洁、舒适、安全的治疗和康复环境。同时，护理人员及护理管理者只有通过制订并组织实施对病人有保护和治疗作用的规章制度，合理地安排人力、物力资源，才能够保证护理工作的正常运转。其次，在护理服务过程中，护士需要与相关人员如医生、病人家属及有关部门协调处理有关问题，保证病人获得最适宜的整体性医护照顾。

6. 健康咨询者角色　由于护士的服务对象已由简单的护理病人扩展到了所有的人，工作的内容也逐步从对疾病的护理向维护健康、满足人们对疾病的治疗、预防，康复和卫生保健等各个方面，因此，护士必须运用沟通技巧，通过解答护理对象提出的对健康与疾病有关的问题和疑惑，提供各种相关的信息服务，给予护理对象精神支持及健康指导，满足服务对象的咨询要求，使护理对象清楚地认识到自己的健康状况，并以积极有效的方法应对及处理相关问题，从而提高护理对象的健康水平。

（三）护理岗位与护士角色能级对应

科学设置护理岗位，明确岗位职责，按照护理岗位的劳动强度，技术含量、工作风险能级对应地安排护士，并在分配机制上向工作量大、技术性强、风险性高的岗位倾斜。

1. 界定临床护理岗位的种类和人员配比　护理人员的编配不仅要考虑数量，而且要考虑人员年龄、技术职务、资历，临床护理及教学、科研人员等方面合理的比例。达到优化人才组织结构，做到不同个性、智能、素质特长优势互补，从而充分发挥个人潜能，以最少的投入达到最大的效益。

2. 落实各级护理人员的职责　根据护理岗位与任务，所需业务技术水平和实际护理工作量等要素科学设置护理岗位，合理安排人力资源，逐步实施按职上岗，分层次管理，明确工作职责；重要护理技术岗位设置专科护士。按照工作职能编制人员，使护理人员的资历、级别等与之相适应。选择合适的人去担任所规定的各项任务，做到人员的资历、能力、素质与所担负的工作职务相适应，才能提高护理工作的质量和效率。

3. 建立护理员岗位　满足病人需要，减少陪护，确保临床护理工作质量。护理员必须是经过护理专业知识技术培训，取得资格证，在病区主任和注册护士的管理和指导下对病人实施生活护理的从业人员。对护理员的服务内容，服务行为和上岗资格做出明确的要求。

4. 设置护理文员岗位　护理文员主要从事护士办公室的事务工作，如转抄医嘱、转抄体温单、整理出院病历、接发通知等。护理文员多由未取得护士执业资格的或具有高中以上文凭人员担任，在病区主任领导下，纳入护理病区统一管理。将护理工作中非技术性工作交由专职人员负责，减少护士的非技术工作的劳动成本支出，保证护理专业技术人员的职能作用，更好的为病人护理技术提供服务。

5. 设立责任主管岗位　责任主管在病区主任领导下进行护理、教学和科研工作，承担难度较大的护理技术操作，协助病区主任进行护理管理，参加重危伤病员的抢救及专科特别护理，制订危重、疑难、大手术患者的护理计划，书写和审修护理病历，指导下级护士实施身心护理，参加科室主任查房和护理查房，全面了解本病区患者的病情和治疗情况，检查督促下级护士严格执行各规章制度和技术操作常规，解决较复杂、疑难的护理问题，担任护理教学，指导进修、实习护士的培训，运用护理先进技术开展新技术、新业务和护理科研。

（四）护理人力资源招聘程序

1. 制订招聘计划　根据临床工作的需要及护理岗位的需求，提前拟订招聘计划。

2. 招聘途径　包括直接申请、网上招聘、员工推荐、到各大院校面试、职业介绍机构推荐、招聘广告、实习生的留任等。

3. 初步筛选　应聘的候选人首先要提交一份带有附件的简历，内容包括学历、特长、知识技能水平、工作经历、获奖情况、就业期望等。根据这些材料对职位候选人进行初步的了解，并筛选出基本符合工作需要和要求的候选人。

4. 招聘考核　为了保证招聘护理人员的基本质量及胜任工作岗位的能力，必须要进行招聘考核。由于护理是一门应用学科，对应聘护士的技能考核就显得十分必要。通常对一般护理人员的选择考核内容重点是护理基础知识和基本技能。因此，考核的内容针对具体护理岗位的职责要求选择。

5. 招聘面试　除了对应聘者提交申请表、履历表、护士执照等参考文件进行考查及技能考核外，通过面试可以了解及验证这些资料的正确性，更可观察到应聘者的人格、工作态度、成熟程度、兴趣动机及才能、见解。面试小组人员包括人力资源科及护理部的有关人员、护理专家，必要时可包括用人单元的科室主任、病区主任。面试一般根据申请人面试考核表进行。面试考核可分为结构化面试或非结构化面试。

（1）结构化面试：是指提前准备好面试问题和各种可能的答案，要求申请人在问卷上选择答案。结构化面试可以减少面谈过程中的随意性，能得到较为系统的结构来对应聘人的适合程度进行评估。

（2）非结构化面试：是面试时主考人员即兴提出问题与申请人讨论，不依据任何固定的框架结构进行面试。这种面试可以帮助用人单位了解申请人的特殊兴趣和才能。通过面试，主考人员从政治思想素质、基础素质、专业素质、科学文化等方面，可以对应试者的专业知识、沟通表达能力、判断能力、思维能力、职业态度等有一个初步了解，以考查应试者对岗位的适合程度。

6. 资格确认　在求职申请书和面试的基础上，人力资源科和护理部对应聘者的情况和任职资格已有基本了解，从而做出哪些人员具备岗位要求资格，哪些不具备资格的判断。

7. 健康评估　在应聘护士的资格认定后，选择的下一步工作就是对应聘人员进行体格检查。体检的主要目的是确认应聘护士在体力方面能否胜任工作、是否具有传染性疾病。

8. 试用　对拟聘护理人员进行真实工作能力的考查，以提高人员招聘的有效性。试用时间可根据医院、部门或拟聘人员本人的实际情况而定，一般为 2 周到 3 个月不等。试用期满后，具体试用部门对拟聘护士在试用期的表现是否符合条件和是否能胜任工作做出鉴定。经试用不符合录用条件的人员，可给予辞退。

9. 录用决策　选择的过程是对应聘者筛选的过程，通过将人员与任职要求比较，以及应聘人员之间的相互比较，使候选人的数量逐步接近组织或部门需要的数量。在经过上述招聘程序和试用后，管理人员就要做出人员聘用决策。在决策过程中，最终做出用人决策的人应当是具体护理部门的管理者及人力资源科。

医院聘用护士综合素质考评表见表8-1。

表8-1　×××医院聘用护士综合素质考评表

姓名：	年龄：	毕业院校：	面试时间：

一般情况（20分）	学历：　大学（5分）　大专（3分）　　中专（1分） 执业证书：有（5分）　无（0分） 英语水平：　六级（5分）　四级（3分） 计算机水平：　二级（3分）　一级（1分） 其他特长证书：　有（2分）　无（0分） 外貌气质、行为举止：好（5分）　中（3分）　差（1分） 　　　　　　　　　　　　　　　　　　　　　　总得分：_____
政治思想素质（20分）	医院文化与常识：　　好（7分）　中（4分）　　差（2分以下） 医院规章制度：　　　好（6分）　中（3分）　　差（1分以下） 政治教育：　　　　　好（6分）　中（3分）　　差（1分以下） 文化与人文社会知识：好（6分）　中（3分）　　差（1分以下） 　　　　　　　　　　　　　　　　　　　　　　总得分：_____
基础文化素质（25分）	对护理工作的理解：　好（8分）　中（5分）　　差（3分以下） 工作、学习进取心：　好（8分）　中（5分）　　差（3分以下） 逻辑思维应急能力：　好（8分）　中（5分）　　差（3分以下） 分析解决问题能力：　好（6分）　中（3分）　　差（1分以下） 　　　　　　　　　　　　　　　　　　　　　　总得分：_____
专业理论知识（20分）	基础知识扎实，回答问题准确　　好（10分）　中（8分）　　差（5分以下） 专科与急救知识扎实，回答问题准确　好（10分）　中（8分）　　差（5分以下） 　　　　　　　　　　　　　　　　　　　　　　总得分：_____
护理部考查内容（15分）	护理理论机上考试 护理技术操作考试 职业心理测试 民意测验
意见	综合素质总得分：_____ 护理理论机上考试成绩：_____ 护理技术操作考试成绩：_____ 职业心理测试成绩：_____ 民意测验情况：_____ 是否录用：　是（　　　）　　否（　　　） 建议推荐科室：

（五）护理人力资源管理的发展趋势

随着医疗保健体制改革的不断深入，医疗保健机构的内外环境均在发生变化。通过对人力资源管理发展变化影响因素的分析，护理管理可以从中得到宝贵的启示，从而加快护理管理现代化的步伐。

1. 建立"以人为本"的管理模式　传统的护理管理基本上属于行政事务式的管理，更多注重的是对"事"控制；现代管理强调以"人"为中心，把人作为活的资源加以开发，注重人与事相宜，事与职匹配，达到人、事、职能效益最大化。管理"以人为本"不应该只是一个口号，护理人力资源的管理必须提升到战略高度来认识，转变管理模式，切实营造一个能够使员工不断学习、不断获取发展和积累知识的环境。

2. 实现护理人力资源管理专业化　从国内外成功的经验看，人力资源管理在现代管理中的地位和作用越来越重要，专业化程度越来越高，这是传统的部门管理或专业管理很难胜任的。因此，护理管理必须在人力资源规划、员工招聘和甄选、定向和培训、绩效评估、职业发展、薪酬确定等方面与人力资源管理部门合作，才能提高护理人力资源管理的水平。管理要从建立规范入手，逐步完成从行业规范管理为主到依法管理的转变，实现护理管理现代化。

3. 培养临床专科护理人才　根据现代人力资源管理理论，护理人才队伍建设必须考虑卫生服务需求发生的变化及其对人力资源需求的影响，认真做好护理人力资源规划，抓紧专科护理人才队伍的建设，培养具有较高水平、掌握专门化知识的专家型护士，他们是专业建设、学科发展、管理变革的中坚力量，能够在护理实践中充分展现护理工作的专业价值，对于提高护理队伍整体水平具有良好的示范和牵引作用。

4. 完善护理支持系统　当前，护士用于非护理专业事务的时间较多，造成了人力资源的浪费。临床已逐步成立护理支持系统，包括改进方法和操作规程、流水线系统，改变工作分配的方式和护理人员的结构，电子计算机用于病人的护理等，以较少的专业时间更有效地完成常规的非专业性的和间接的护理任务。在今后的工作中，管理者要进一步完善支持系统，包括制订职工的工作标准、安排工作计划、建立工作监视系统等，提高医院资源的使用效率。

四、护理绩效考评

（一）护理绩效评价的概念

护理人员绩效考核就是对各级护理人员工作中的成绩和不足进行系统调查、分析、描述的过程。护理人员绩效评价需要获得的信息包括被评价人员在工作中取得了哪些成果，取得这些成果的组织成本投入是多少，以及取得这些成果对组织的经济社会收益有多大影响。换言之，就是考核和评价护理人员工作的效果、效率、效益。

（二）护理绩效评价的原则

绩效工资是超劳务补贴，是每个护士付出体力劳动与技术劳动的报酬。护士绩效管理评价分配方案必须体现"同工同酬，按劳分配，多劳多得"的分配原则。护士绩效管理评价分配方案应围绕按岗位所负的责任和担任班次所需的能力来确定，提高主班、晚夜班等责任要求高、承担风险大的班次绩效工资系数，鼓励高年资、有能力的护士担任主班与晚夜班等工作，采用护理工作量、工作效率、护理技术难度和人员编配等多因素评价方法对护士工作进行综合评价，提高医院护理服务的含金量。

（三）护理绩效综合评价体系的形成

1. 护理绩效综合评价体系的构成 护理绩效＝工作质量+工作效率+工作效益

将封闭式考核改为开放式考核，零分起分，上不封顶，下不保底，正向指标按标准加分，负向指标按标准减分，突出质量与效率，体现护理技术、风险与责任。

2. 护理绩效综合评价指标的构建

（1）工作质量：主要考核各项护理制度的落实和护理质量指标达标情况。8项质量指标与考评方法框架不变。

（2）工作效率：主要考核护理工作量和工作效率，占整个考评分数的主体。

（3）工作效率指标4项：总床日数（反映床位使用情况）、出科人数（反映床位周转情况）、由病区等级护理系数、手术室手术例数系数（体现手术床工护理技术难度与风险，工作量统计项目128项），等级护理是反映基础护理工作量，按特护、一级护理、二级护理、三级护理分类统计；治疗护理量是按照注射、给药、护理、处置和特殊病护理项目等分类统计的。

（4）工作效益：主要考核病区的经济效益。

3. 护理绩效综合评价确定项目指标的考评标准

（1）护理病区工作质量考评：工作质量评分以各项指标的达标线为标准，项目达标时得分，当考评低于标准时不得分。护理病区质量考评按照国家卫健委质量考评标准和本院护理部制定的 ISO9001:2000 质量认证体系护理质量标准，对全院护理病区进行护理质量、科内教学、科研、训练等方面进行考核。

护理质量考评内容有病区管理合格率、基础护理合格率、护理技术操作合格率、护理文书合格率、健康教育覆盖率、急救物品管理合格率、消毒隔离管理合格率、患者满意率、护理差错发生率、入院后压疮发生率等。

科内教学考评内容有业务学习、教学查房、业务考评、护生带教计划、护生带教满意率等。

科研论文考评内容有发表论文数量、科研课题奖项情况等。

所有考评均激励考评方法，达标得分，不达标不扣分。采取实地检查、提取信息、查阅资料等方式进行。护理部每月对护理病区进行各项护理质量考评1次，按护理部计划总护士长夜查房每日进行单项考评1次，月底汇兑，录入绩效管理软件系统。病区主任每周对病区各项护理质量检查2次，结合医院绩效管理对病区所扣项目，对护士进行综合考评。工作量和工作效率指标均为加分，在分析各项目操作、特护工时、人力投入、风险程度、技术难度等基础上确定分值。

（2）护理病区安全工作考评：护理投诉、护理缺陷按事件性质和结果，分为单纯投诉、无赔付医疗纠纷、需赔付医疗纠纷。每月汇兑并录入绩效管理系统。对需扣除的金额超过当月绩效分配总额时，分月扣除。涉及多病区的纠纷赔付，按医院专家组认定的责任比例分摊。处理纠纷的鉴定费、诉讼费、差旅费等从当事病区绩效工资中扣除。病区主任按医院绩效管理中扣除分值对责任人进行相应绩效奖惩。

4. 护理病区核定效益分和奖励数　计算方法如下所述。

护理人员绩效奖金＝质量、效率分值×全成本核算收支节余的提成奖金×岗位系数+单项奖惩金额。

全院护理负荷奖励总额＝0.26×全院工作负荷绩效总额（医院确定）。

全院护理负荷平均奖＝全院护理负荷奖励总额÷全院护理病区数。

每系数金额＝全院护理病区负荷奖励÷全院护理病区总系数。

各护理病区负荷奖励＝护理级别×级别系数×每系数金额。

个人绩效工资＝（1+个人绩效工资系数）×总绩效工资数。

个人绩效工资系数＝个人绩效工资积分÷病区全体护理人员绩效工资积分之和。

个人绩效工资积分＝出勤天数×（30×年资系数+50×班次系数+20×绩效分值）。

绩效分值＝（100+加分−扣分）。

5. 护理绩效综合评价项目指标的统计方法　开发应用护理工作量统计软件统计结果。数据有PDA护理工作站软件及HIS的医嘱原始数据；医务统计软件生成的统计结果数据；手术预约与登记软件产生的术后登记数据。

（四）护理绩效评价组织管理与实施办法

护理部成立护士绩效管理评价分配督导小组，对病区绩效工资分配按护士绩效管理评价分配方案进行检查指导。

病区成立绩效工资分配领导小组，由病区主任、责任主管、护士组长、高年资聘用护士骨干等3～5人组成，并将小组成员报护理部备案。病区绩效工资分配领导小组负责将医院下发的本病区护理绩效工资总额按护士绩效管理评价分配方案计算每位护士的绩效工资，报财务科发放，绩效工资发放签名表复印上交护理部。

护理部按护理病区绩效考评方法，核定护理病区绩效考评分值并录入绩效管理。护士绩效工资分配由病区绩效工资分配领导小组负责，必须严格按照护士绩效管理评价分配方案进行核算，其发放的正确性由护理部护士绩效管理评价分配督导组随机督查，考评结果纳入全面绩效管理考评病区主任。

（五）护理绩效综合评价实施的意义

1. 转变认识，向管理要效益　护理单元作为独立的经济实体参与成本核算，必须转变传统的业务管理认识，引入经济管理思路，多方位增收节支，达到服务优、效益好、成本低的效果。

国外对护理成本的研究经历了几代护理研究人员的努力，从护理成本概念、构成、分类、成本分摊、护理成本核算方法，护理服务的成本价格和价值确认，以及护理成本与收益，财务计划的关系等多个阶段，形成了一套护理成本核算模式，而我国在此方面还存在一定的差距，未形成一套完整的用于护理成本核算的系统文件。

近几年，护理管理研究人员在此方面进行了大量的工作，开展了较为深入的研究，提出了护理核算的理论与操作程序，但都是在医护一体的模式下进行的，而未真正地使护理病区独立进行核算。

2. 护理病区的成本消耗与病区护士利益直接挂钩　每位成员自觉牢固地树立成本意识，讲求投入与产出，节约成本。对卫生材料的请领、管理、收费等工作严格进行控制，杜绝浪费及流失；所有医疗用材料都由护士领取并向医生提供，实现物资请领、使用计费分段管理，避免物资流失，避免多收费与漏收费现象，强调医患双方均降低成本，达到双赢的目的。

3. 合理使用资源，杜绝浪费现象　合理调整人力资源，根据工作强度科学安排班次，实行弹性工作制，在保证护理质量的前提下，降低护理人力成本，提高工作效率，杜绝人员闲置。同时，充分发挥设备效能，提高设备使用率，减少闲置和资源浪费。对贵重设备由专人分管，定期检查、对使用后的器械及时擦干、消毒、保养，提高设备完好率，降低维修及更新费用。

4. 适应了医护分开的改革需求　新的绩效考核办法的实施，较好地体现了不同病情、不同治疗手段和护理方法所蕴含的技术、风险、效率与责任。采用质量、效率、效益多因素综合评价，引用手术分类和治疗护理工作量等效率指标，充分利用医院计算机网络信息，使绩效考评充分量化，便于操作，富有实效，评价结果客观、真实、公正、合理，更具科学性；使劳务分配向脏、苦、累的岗位倾斜，体现了多劳多得，按劳分配的奖励原则，调动了护理人员的积极性，很好地适应了医院改革的新形势。

5. 建立了有效的激励机制　传统的评价护理质量的单因素评价方法，虽然有效地强化了护理人员的质量意识，但临床护士工作的主动性、积极性未得到很好的调动。新的绩效考核和奖励分配制度，明确护理工作的行为主体、责任主体和利益主体，建立以强化激励争创优良业绩为主，辅以适当的负强化以约束不良行为，增强护理人员的绩效意识，促使病区主任和全体护士在保证基础质量、提高内涵质量的基础上，主动关注工作效率、效益和人力成本，高质量、高效率地做好各项工作。

第六节　机场式服务护士的培训与考核

一、培训目标

以培养现代化医院高素质的护理人才为目标，以提高护士综合素质，促进护士专业理论知识的学习为根本，以满足跨科收治病人，适应医院改革发展需要为内容，严格遵循科学性、周密性、操作性强的原则，科学制订培训计划，完善培训考核组织结构，细化考核项目设定及分值，严格掌握培训内容，严密组织考核与验收，通过多层次、全方位、有针对性的专业培训及考核，培养素质高、业务精、技术全面的全科护士和专家型临床护理人才。

二、培训内容

（一）理论培训

1. 基础医学理论　以医学基础理论及基本知识为基础，以对应专科跨病区收治的常见病、多发病的专科护理为内容，以急危重症病人的抢救及护理、病情观察及常见突发情况的处理为重点，要求护理人员熟练掌握对应专科的一般护理常规，紧急状态下的急救措施，以常见的病种为学习的基础，从病因、发病机制、诊断标准、治疗原则、护理措施等方面进行学习。

2. 跨病区病种专科理论知识培训　由准备跨科收治的病区主任组织本病区护理人员全部参加培训。此培训可指派高年资主管护师进行专科知识讲课，也可请拟对应专业的主任、医生进行授课，以不同专科疾病的专科护理为重点内容。

（二）技能培训

1. 基本技能培训　熟练掌握护理操作基本技能及跨病区收治病人常用的专科操作技能，对特殊的难度较大的技术操作，要求病区主任及护理骨干都能熟练掌握。

2. 跨病区病种专科技能培训　采取指派本病区护士轮流去准备跨科收治病员的病区进行临床护理学习，一般采用跟班制，根据本病区护理人员情况，制订相应的培训计划，既要保证本病区护理工作的完成，又要在最短时间内达到培训目的。

（三）多媒体机场式护理服务培训

1. 在局域网开辟护理视频培训栏目　将全国、全军护理专家的临床护理知识及讲座课件上传到院内网，实现随时在线学习，重点内容可反复观看学习，解决了护理值班人员不能参加大课学习的难题，实现了真正意义上全员培训。

2. 应用护士在职在线考试系统　满足了医院护理人员在职继续教育、资格考试训练、职称晋升培训及年度考核的要求，实现了培训与考核相结合、随时进行新知识培训和考核的目的。护理人员经注册后即可在网上任意一台终端计算机上进行复习、考试。可在对考试结果以病区、职称和时间分别进行统计和汇总。可根据情况对题库的试题进行添加、删减、修改等维护。也可根据不同职称及不同年资确定考试范围及各题型的题量和分值，系统将根据这一原则对相应人员抽题组卷。各类型题所占题数与分数可由管理人员设置。

三、培训方法

根据医护分开改革模式下的培训需求、制订培训实施计划、培训实施办法。

（一）确认新模式培训需求

以适应现代化医院发展为目的，以保证病人的护理安全为根本，以提高护理服务质量为最终目标，采取多种形式的培训方法，以"缺什么、补什么、需要什么、学习什么"的原则，分层次对护理人员进行考核。

（二）制订培训实施计划

确认培训需求的基础上，根据目标制订出有针对性的培训计划，培训计划包括培训的组织管理人员、培训对象、培训内容和方式、培训师资、执行培训的具体时间地点、培训资料选择、培训考核方式、培训费用等内容。

（三）培训实施办法

1. 统一大课培训　由护理部组织安排系列专题讲座，要求全院护理人员必须参加，并做笔记。讲课内容通过院内局域网下发至各科室，由各病区主任分阶段对相应讲课内容进行月考核，护理部进行季考核，以达到全员培训的目的。

2. 跨科交叉任职培训　跨病区收治病人后要求各护理单元要加强各专科间的交流与合作，特别是对跨病区收治的病人，在专科技术培训方面，科室间要进行技术帮带与技术支持，采取跨科交叉任职培训方式，互派骨干，交换岗位的方法互相学习，互相促进，共同提高。

在执行过程中根据实际情况进行必要调整，护理人员培训面临的最重要的任务是确保受训护理人员能够把学到的知识和技能应用于护理工作中，解决实际问题，提高工作效率。因此，在执行培训计划时要注重实现预期的培训效果（图8-2）。

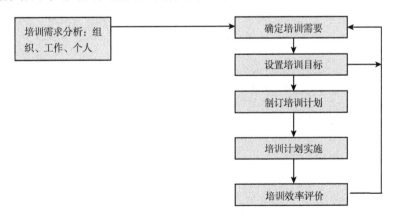

图 8-2　护理人员培训模式图

四、考核验收办法

（一）考核项目设定及分值

按百分制为计算单位，将临床各专业以病种为基础，严格区分出熟练掌握、重点掌握及基本了解的知识。其中专科理论知识考核占 30%，专科护理技术操作模拟考核占 30%，临床实际运用考核占 30%，健康宣教占 10%，考核平均分在 70 分以上为合格。

（二）护理病区内部考核

由病区主任组织对拟收治专业进行专科业务培训，要求护理人员掌握相关理论知识与技能操作，熟练掌握急危重病人的护理，培训结束后报护理部进行统一考核验收。要求护理人员参考率、合格率应达 100%。然后由负责培训的病区主任上报考核参考率、合格率及理论技能成绩，对应三级科主任签署意见，填写跨病区收治病人资格认定表，报护理部审批。

（三）综合性评定考核

护理部在接到护理病区跨病区收治病人资格认定表后，由医院考核领导小组对提出申请科室进行考核验收。综合护理病区考核成绩，综合分值达到 60 分为合格，全病区护理人员包括病区主任要求全部达标。护理病区在资格认定达标后，护理部签发跨病区收治病人资格认定表，并通告全院，准许收治非本病区病员。

第九章　现代医院人力资源管理

现代人力资源管理理论始创于 20 世纪 20 年代，发源于西方发达国家，它是现代社会化大生产发展和市场经济高度发达的产物。21 世纪，人类社会进入以人为主体的知识经济时代，未来的竞争能力将取决于掌握智力资本和创新能力的人才。医院作为知识密集型的服务群体，人才必然成为医院可持续发展的根本保证。然而，在我国长期计划经济体制下形成的医院人事管理工作的传统思维如果仍不改变，则很难创造出留住与吸引人才的环境，最终将使医院失去竞争与发展的机遇与优势。因此，要使医院在日益激烈的医疗市场竞争中生存与发展，必须更新管理观念，改变思维方式，打破传统的人事管理模式，建立一个适应市场经济发展的现代人力资源管理机制。

第一节　医院人力资源管理改革势在必行

一、现行人力资源管理存在的主要问题和原因

(一) 停留在人事管理水平上

对人力资源和人力资源管理认识不足，仍然定位在后勤服务部门，没有树立相应的管理理念，同时在医院职能架构和职能划分上存在误区，是目前医院管理体系中不重视人力资源管理的核心原因之一。传统的医院人事管理，只是负责人员的"进出"，承担着一些具体事务性工作，如考勤、工资核发等，这不仅与人力资源管理初衷相悖，而且也使人事部门在医院管理中的核心地位被减弱。

我国目前大多数医院的人力资源管理，仍然是传统的人事管理模式，其行使的主要职能还是人员的招聘、工资的核发、退休的办理、档案的管理及人事部门常规的年度考核。其职能与现代医院人力资源管理要求的人力资源规划、人员甄选、岗位分析与考核、绩效评估和考核、员工培训与调配等内容相差甚远。

(二) 人才引不进、留不住

人力资源管理体制落后，目前许多医院还未真正得到主体地位，其运行仍然受到各级主管部门主导和调控，经常是医院想引进的人才进不来，问题人员也出不去，想留的又留不住。专业技术人员和行政管理人员均缺乏积极性，人力资源的整体效能未能最大限度地发挥。

随着医疗体制改革的深入，群众就医需求的增加，医院规模都在飞速发展，每年医院都要招聘录用大量卫生专业技术人员，尤其是一些规模较大的三级甲等医院，每年都要录用大量博士和硕士研究生，既充实了医院卫生人才队伍，又为医院的可持续发展提供了人才保证，但目前一个突出的问题就是真正需要的人才引不进，引进之后的培养、考核没有跟进，三五年后，这些引进的人才有没有发挥人才的作用；还有一部分学有所成的人员，没有脱颖而出的机制，医院没有提供一个人才发展的平台和环境，致使自己培养的人才流失。缺少公开、公平、公正的选人用人机制，没有及时为医院自己培养的专家提供事业施展的舞台，一味地从外部吸引人才，出现骑驴找驴现象，压抑土生土长的专家为医院发展贡献的机会，出现"引来了女婿，气走了儿子"的现象，这一问题在市县级医院尤为突出。

（三）没有适合医院人才特点的绩效考核体系

目前，大多数医院仍然采取传统的事业单位年度考核模式，医院全体职工均使用"德、能、勤、绩、廉"这一单一标准，已很难满足医院的考核需要，通常是流于形式，既不能得到医护人员真实的绩效结果，也挫伤了广大职工的积极性，干多干少、干好干坏一个样。人缘好的被评为优秀员工的机会就多，医疗工作干得多的人，风险大，绩效考核分数并不一定高。

目前医院的绩效考核与分配方案均比较单一，多数是采取计算工作量、收入减支出，科室按比例提成再到科室进行二级分配的方式进行绩效考核和奖金分配，这种模式在一定程度上能调动科室和医生的积极性，但也存在一些问题和缺陷，如科室及医生的工作量、风险度、难易度、复杂度等。所以，建立一套符合医院行业特点的绩效考核系统迫在眉睫。

（四）员工心理健康关注不足

大多数医院通常都重视医生护士的专业技能，能看什么病、能开什么刀，到了一定年限或科室技术发展的需要，医院通常都愿意花费巨资送人外出学习进修，同时医院组织的培训也通常是专业方面的内容，但对于医护人员工作压力、心理的疏导等方面的培训少之又少，从这几年医护人员辞职、改行及整个医疗界充斥着负面情绪来看，医护心理的问题不容忽视。

（五）重技术轻管理

医院是一个专业技术人员集中的地方，从事的工作也大部分是专业技术工作，大家的注意力通常集中在专业技术人才的培养，送人外出学习新技术新疗法，通常不遗余力，对于管理知识和管理人才的培养通常不够重视，或是没有意识到"管理也是生产力"这句话的真正含义。医院目前从事人力资源管理的，大部分是医生、护士因年龄等问题中途改行的，医院人力资源管理知识匮乏，而从正规学校人力资源专业毕业的科班人员，又不熟悉医院这一专业性极强的运行状况，经常无施展余地，所以说对医院从事人力资源管理的干部进行专业培训的要求是迫在眉睫。

二、现代医院人力资源管理基本内涵及重要性

（一）现代医院人力资源管理的基本内涵

现代医院的人力资源管理，其基本内涵是指医院通过对其内部劳动力资源进行全面、科学、有效的管理，坚持实施"以人为中心"的管理，使医院所有员工的潜能得到充分的开发和利用，使"人"与"工作"和谐地融合起来，以保证医院总目标的顺利实现。也就是要在医院的人力资源管理中建立一个自主自足、自我控制、自我发展、自我完善的管理机制，激发医院员工的创造力，增强医院的凝聚力，人尽其才，才尽其用，实现医院与员工"双赢"，达到医院利益最大化。

（二）现代医院人力资源管理的重要性

1. 现代医院人力资源管理是医院资源合理配置的首要问题　医院的资金、技术、物资的合理配置固然重要，离开了人的合理配置都会变成一句空话。

2. 现代医院人力资源管理是医院两个文明建设的关键环节　医院物质文明与精神文明建设的结合点是人，牢牢抓住对人的教育、训练、培养和使用，就可以让两者协调发展。

3. 现代医院人力资源管理是医院在激烈竞争中取胜的根本保证　医院的人力资源管理为医院的发展和改革创新提供了强有力的人才支持，充分发挥人才优势，适应市场需求和时代发展的需要，从而使医院在日趋激烈的竞争中立于不败之地。

三、现代医院人力资源管理的具体内容

（一）建立公开、平等、竞争、择优的选人用人制度

选人用人是搞好医院人力资源管理的第一关，只有建立公开、平等、竞争、择优的选人用人制度，并通过实实在在的实施，选拔和使用与所需岗位相匹配的优秀人才，才能为诸如薪酬待遇、培训发展等其他人力资源管理工作奠定良好的基础。选人用人要做到公开、平等、竞争、择优，必须做好工作分析、岗位评价、制订岗位说明书和岗位规范等基础工作，同时在选拔人才时要严格按照招聘程序运作和完成规定的考试考核考查内容，这样才能够确保招聘到高素质的优秀人才。

（二）建立职责明确、有效放权的岗位责任制

医院要想有一个高效的运作机制，必须相应地建立一套适合本医院特点的组织体系和岗位设置，即坚持按需设岗、精简高效，做到岗位职责明确、任职条件清楚，权限使用清晰。要真正做到这些，必须把握好两个关键，一是员工的能力要与岗位要求相匹配，二是

有效放权。员工的能力要与岗位要求相匹配,就是指一个人的知识、专业、能力、经验、特长均与其所在岗位所需的知识、专业、能力、经验、特长相适应,使员工个人能在该岗位上获得知识才能的极大发挥并感到愉快。同时,使该岗位的职责能够充分履行而且上下配合协调,使医院整体获得最大效益。有效放权就是要求医院高层领导人要按照岗位责任制的规范充分放权,通过放权来给下级施加压力和增添动力,通过充分发挥下属的工作积极性来提高工作效能。当然,有效放权是以选好人为前提的,如果人选得不符合岗位的要求,即使放权了,仍然达不到应有的管理效果。

（三）建立科学合理的人才培养运行机制

人才培养是一项全院性、全员性和全程性的工作。首先,制度是管理运行的基础,要建立适合本医院的人才培养制度和规划,引入人才培养竞争机制,对人才实施动态管理,优胜劣汰,以利于人才辈出;其次,要有牵头部门负责组织全面实施,党委要充分发挥监督作用,将人才培养工作列为管理人员和科室领导政绩和业务考核的指标;最后要创造有利于人才成长的优良环境。

（四）建立科学、公正、公开的绩效考核制度

在医院人力资源管理中,绩效考核是对医院员工劳动付出的一种反馈,同时也是支付薪酬的重要依据。绩效考核通常是指从医院的经营目标出发,用一套系统的、规范的程序和方法对员工在医疗服务工作中所表现出来的工作态度、工作能力和工作业绩等,进行以事实为依据的评价,并使评价及评价之后的人力资源管理有助于医院经营目标和员工个人发展目标的实现。基于此,在实施考核中就必须有一套能够反映岗位特点和本人（或科室）业绩的科学的考核标准,同时在实施考核中要做到公正、公开操作,对事不对人,既要有"让群众高兴"的政绩,又要有"让群众放心"的正气,既要看是否干事,又要看是否"干净"。

（五）建立公正、公平、合理的薪酬体系

薪酬体系的公正与公平,就是薪酬的设计与结构及水平必须建立在科学的工作分析、工作评价及绩效考核等基础之上,真正体现按劳分配与兼顾公平的原则。在实际的薪酬分配中,要敢于根据不同的工作态度、工作能力和工作业绩拉开分配档次,向关键岗位与优秀人才倾斜,对于少数能力、水平、贡献均十分突出的技术和管理骨干,可以通过一定形式的评议,确定较高的内部分配标准。这样做的目的,一方面是对员工劳动价值的肯定,同时也是稳定和吸引优秀人才的主要措施。薪酬体系合理就是指医院在制定薪酬战略与政策时,一定要综合考虑员工自身因素（包括个人资历、工作经验、个人潜力等）、医院因素、工作因素等多种因素,使医院的薪酬对内具有公平性,对外具有竞争性。

（六）建立有效的人力资源激励和制约机制

激励机制主要包括经济利益激励机制、权利地位激励机制两个方面。建立经济利益激

励机制主要是建立符合医疗卫生工作特点，能够充分体现技术与管理人员劳务价值的薪酬制度。建立权利地位激励机制，就是要通过合法和公正的途径，满足人才正常的追求权利和地位的要求。

制约机制也称约束机制，就是用人单位和劳动者实施劳动过程中，双方应承担的责任和义务并相互制约的机制，要求医院员工在医疗服务工作中的行为，要符合职业道德规范和医院规章制度，使其行为具有合法性和道德性。它又可分为内部约束机制和外部约束机制。

内部约束机制就是医院本身要建立一套完善的、可操作的约束机制，约束医务人员不收"红包"，不拿药品"提成"，不在医疗服务中推诿病人等，对医院而言，具有一定的法规性。

外部约束机制就是国家法律、法规的约束。例如，医院应为医院工作人员购买社会养老保险、医疗保险等。这也是建立完善的社会保障制度的基础。

（七）建立完善的社会保障制度

在推进医院改革与管理中，必须注重建立完善的社会保障制度。目前，我国主要的社会保障有社会保险、社会救济、社会福利、优抚安置、社会互助和社区服务等。其中，社会保险又包括养老保险、医疗保险、失业保险、工伤保险、生育保险等。由于医疗行业的特殊性，对一些特殊岗位还要给予职业安全保护，并按国家规定给予各种休假待遇，让员工在为医院的贡献中享受到各种法定的保障，这样就能让员工更好地为医院做贡献。

（八）推行"人性管理"，培育良好的医院文化

"人性管理"的主要特点：一是着眼点是人；二是确定了人在管理过程中的主导地位；三是体现了员工是医院管理的主客体的统一。"人性管理"要求在管理工作中要把人的因素当作管理中的首要因素、本质因素和核心因素，通过尊重人、关心人、理解人、信任人、挖掘人的潜能和发挥人的专长来放大管理的效能。只有推行"人性管理"，才能形成良好的团队精神和医院文化，营造出一个和谐、团结、协作、健康向上的工作氛围。在推行"人性管理"，培育医院文化的过程中，要求医院管理者要做到：尊重每一位员工，把每一位员工都看成是医院的财富；营造家庭式的人际氛围，让硬邦邦的机器和单调乏味的工作程序充满人情味；多为员工提供参与的机会，并尊重与员工的沟通；注重树立共同的医院价值观和行为导向及把医院和员工结合为一个利益的共同体等。

第二节　医院人力资源管理

医院组织体制、股权结构、运行机制的改变，使人力资源管理在医院管理中的地位和作用发生了显著变化，建立健全和改革人力资源管理模式就显得非常重要。必须改变人力资源管理的传统控制性的效率管理和激励性的目标管理模式，要创造组织成员自我实现、

自主创新和自主管理的人力资源管理氛围，以适应现代组织管理的发展方向，这就是人力资源绩效管理模式日益受到重视的原动力。

医院人力资源管理是指医院通过对其内部人力资源（管理人员、专业技术人员、后勤保障人员等）进行全面、科学、有效的管理，使医院员工的潜能得到充分的开发和利用，以保证医院总目标和员工个人目标的顺利实现。

人力资源管理一般分为：①人力资源规划；②招聘与配置；③培训与开发；④绩效管理；⑤薪酬福利管理；⑥劳动关系管理。

人力资源管理有六大模块，绩效管理是其中的一块，但是绩效管理又是对另外五个模块进行整合、梳理的模块（员工关系一块稍微联系少点）。有了绩效管理，你才能够发现员工的优势和不足，帮助员工改掉缺点，培训就是帮助其成长的一个途径。如何培训，往哪个方向培训，促使员工往哪个方向成长，这又是一个人力资源规划的问题。为了做好绩效管理，公司应该要建立岗位胜任模型，也就是每个岗位的主要工作职责、工作内容，以及这个岗位有什么要求、有什么任务。有了这样一个模型，自然也就建立了一个岗位标准，这样对你的招聘就有了帮助，因为在你招聘时，你就知道我要招一个什么样的人，要满足什么条件。同时，这一套模型又是薪酬体系的基础。给员工发工资，发多少工资，不是随老板的心情定的，应该有一套完整的岗位标准，根据哪几个项目，每个项目占多少比重，确定某个岗位的薪酬标准。

一、人力资源规划

人力资源规划是使医院稳定的拥有一定质量的和必要数量的人力，以实现包括个人利益在内的该医院目标而拟订的一套措施，从而求得人员需求量和人员拥有量之间在医院未来发展过程中的相互匹配。

（一）人力资源规划的目标

1. 得到和保持一定数量具备特定技能、知识结构和能力的人员。
2. 充分利用现有人力资源。
3. 能够预测医院组织中潜在的人员过剩或人力不足。
4. 建设一支训练有素，运作灵活的劳动力队伍，增强医院适应未知环境的能力。
5. 减少医院在关键技术环节对外部招聘的依赖性。

（二）人力资源的核查

人力资源的核查是指核查人力资源的数量、质量、结构及分布状况。

1. 人力资源信息　包括个人自然情况、录用资料、教育资料、工资资料、工作执行评价、工作经历、服务与离职资料、工作态度、工作或职务的历史资料等。

2. 人力资源需求预测的方法　分为直觉预测方法（定性预测）和数学预测方法（定量

预测）。

岗位分析，又称职务分析、工作分析，它是人力资源管理中一项重要的常规性技术，是整个人力资源管理工作的基础。岗位分析是借助一定的分析手段，确定工作的性质、结构、要求等基本因素的活动。

3. 岗位分析的作用 选拔和任用合格人员；制订有效的人事预测方案和人事计划。设计积极的人员培训和开发方案；提供考核、升职和作业标准；提高工作和生产效率；建立先进、合理的工作定额和报酬制度；改善工作设计和环境；加强职业咨询和职业指导。

4. 岗位分析的程序 分为准备阶段、计划阶段、分析阶段、描述阶段、运用阶段、运行控制。

（1）岗位分析的信息包括工作名称；员工数目；工作单位；职责；工作知识；智力要求；熟练及精确度；经验；教育与训练；身体要求；工作环境；与其他工作的关系；工作时间与轮班；工作人员特性；选任方法等。

（2）岗位分析所获信息的整理方式有文字说明；工作列表及问卷；活动分析；决定因素法。

二、员工招聘与配置

员工招聘是按照医院经营战略规划的要求把优秀、合适的人招聘进医院，把合适的人放在合适的岗位。常用的招聘方法有招聘面试情景模拟、心理测试、劳动技能测试。

（一）员工招聘

1. 招聘要求 符合国家有关法律、政策和本国利益；公平原则；在招聘中应坚持平等就业。要确保录用人员的质量；要根据医院人力资源规划工作需要和职务说明书中应职人员的任职资格要求，运用科学的方法和程序开展招聘工作；努力降低招聘成本，注意提高招聘的工作效率。

2. 员工招聘成本 包括新聘成本、重置费用、机会成本。

（二）人员配置

1. 人员调配措施
（1）根据医院内外人力资源供求状况的配置措施。
（2）进行人才梯队建设。
（3）从医院内部优先调配的人事政策。
（4）实行公开竞争的人事政策。
2. 人力需求诊断的步骤
（1）由医院统一的人力资源规划，或由各部门根据长期或短期的实际工作需要，提出人力需求。

（2）由人力需求部门填写人员需求表。

人员需求表内容：所需人员的部门、职位；工作内容、责任、权限；所需人数及何种录用方式；人员基本情况（年龄性别）；要求的学历、经验；希望的技能、专长；其他需要说明的内容。

（3）人力资源部审核。

（三）制订招聘计划的内容

1. 录用人数及达到规定录用率所需要的人员。
2. 从候选人应聘到雇用之间的时间间隔。
3. 录用基准。
4. 录用来源。
5. 招聘录用成本计算。

招聘录用成本计算：①人事费用；②业务费用；③医院一般管理费。

招聘方法的分类：①委托各种劳动就业机构；②自行招聘录用。

（四）招聘测试与面试的过程

1. 组织各种形式的考试和测验。
2. 最后确定参加面试的人选，发布面试通知和进行面试前的准备工作。
3. 面试过程的实施。
4. 分析和评价面试结果。
5. 确定人员录用的最后结果，如有必要进行体检。
6. 面试结果的反馈。
7. 面试资料存档备案。

（五）录用人员岗前培训的内容

1. 熟悉工作内容、性质、责任、权限、利益、规范。
2. 了解医院文化、政策及规章制度。
3. 熟悉医院环境、岗位环境、人事环境。
4. 熟悉、掌握工作流程、技能。

三、绩效考评

（一）概念

绩效考评是人力资源管理的核心职能之一，是指评定者运用科学的方法、标准和程序，对行为主体的与评定任务有关的绩效信息（业绩、成就和实际作为等）进行观察、收集、组织、储存、提取、整合，并尽可能做出准确评价的过程；是企业绩效管理中的一个环节，常见绩效考评方法包括平衡计分卡（balanced score card）、关键绩效指标（key performance indicator，KPI）、目标与关键成果法（objective and key results，OKR）及 360°考核等，主流商业管理课程将绩效考评的设计与实施作为对经理人的一项重要人力资源管理能力要求包含在内。

绩效考评从内涵上说就是对人及其工作状况进行评价，对人的工作结果，通过评价体现人在组织中的相对价值或贡献程度。从外延上来讲，就是有目的、有组织的对日常工作中的人进行观察、记录、分析和评价。人力资源绩效管理不同于人事绩效评估，当前绩效评估风行于各种组织和管理活动中，各类绩效评估方案四处兜售，似乎采用了绩效评估方案就实现了人力资源的绩效管理。另有些人事管理者认为在追求效率或目标激励的管理模式上加绩效评估方案，就转化为人力资源绩效管理模式，这显然是没有理解人力资源绩效管理的真正意义。绩效从字面上看，是指组织实现各项职能、从事各种管理活动所取得的工作业绩和社会效能。绩效管理则既注重人的工作实绩，又强调工作业绩对组织管理活动和组织环境的影响效果。

（二）人力资源绩效管理

人力资源绩效管理在人力资源管理中日益凸显其特殊的重要性，因为人力资源绩效管理为企业如何提升核心竞争力提供了远景和方向。人力资源绩效管理对于企业的其他各项管理活动来说起到的是一种战略的指导作用，战略思想是人的各种观念的汇总，支配着人对其他各种管理活动的指挥。因为人是各项活动的管理主体，也是各项管理活动的执行者和监督者，只有把人分配到最合适的位置，才可以发挥其最大才能，也就可以使各项活动得以最佳的完成效果。

人力资源绩效管理拥有当前其他资源所没有的素质，即协调能力、融合能力、判断能力、想象能力。人力资源绩效管理不但具有传统的人力资源管理的各项行政活动和业务活动的职能，而且还具有战略思想活动的职能。

人力资源绩效管理就是指组织、发挥人力资源在组织目标实现过程中的功效并开发人力资源对整个组织生命生长的效能。人力资源绩效管理对传统人力资源管理模式有所继承，如注重组织中人的行为因素和实际表现，强调组织目标的实现等，但更为重要的是发展和创新。

首先，人力资源绩效管理是一个整合的过程，强调组织目标、团队目标和个人目标的整合，同时也是组织内各部门共同参与人力资源管理的活动，这与人力资源在现代管理中的重要性相适应。其次，人力资源绩效管理强调组织员工与管理者之间平等对话和相互学习，在达成共识的基础上进行契约式合作管理，这与组织结构的扁平、网络化相适应。再次，在强调依靠团队精神提高组织的竞争力的同时，对团队小组绩效和个人绩效给予同等重视，这与组织成员高度的自主性和协作精神相适应。最后，人力资源绩效管理是以促进组织发展和人力资源的进一步发展为导向，而不是对组织已取得的业绩和个人业绩的评判。这与组织的成长和人力资源的创造力发挥相适应。

（三）绩效考评意义

1. 从医院经营目标出发进行评价，并使评价和评价之后的人事待遇管理有助于医院经营目标的实现。

2. 作为人事管理系统的组成部分，运用一套系统的制度性规范、程序和方法进行评价。

3. 对组织成员在日常工作中体现出来的工作能力、工作态度和工作成绩，进行以事实为依据的评价。

（四）绩效考评原则及目的

业绩评估的目的不仅是为付给雇员合理的劳动报酬提供依据，更重要的是准确掌握雇员个人的能力和工作的创造性，达到雇员个人的发展目标与医院发展目标的一致。因此，制订切实可行的评估目标是绩效考核的基础，在评估目标确定中，要遵守以下原则。

1. 绩效考评原则

（1）雇员对评估目标一定要接受认可，业绩评估目标一定要在上下级之间，主管和雇员之间充分交流的基础上制订。

（2）业绩测量手段要可靠、公正和客观，评估后，要将规划业绩和实际业绩的差距及时反映给被评估者，达到及时沟通的目的。

（3）对非业绩优秀者，要帮助和监督被评估者制订完善的计划，根据计划有针对性地进行培训，或提供改进的条件，达到鞭策后进的目的。

（4）对业绩优秀者，不仅要给予外在奖励（增加收入），还要给予内在奖励（提供晋升和发展机会），从内外两方面鼓励优秀者为医院做出更大的贡献。

2. 绩效考评目的

（1）考核员工工作绩效。

（2）建立医院有效的绩效考核制度、程序和方法。

（3）达成医院全体职工，特别是管理人员对绩效考评的认同、理解和操作的熟知。

（4）绩效考评制度的促进。

（5）医院整体工作绩效的改进和提升。

在考核实施过程中，一般要组成任期考评小组，对专业技术干部进行任期考评，着重从任期内工作业绩、能力素质、群众评价等方面，对干部实行综合考评。对在本专业领域做出突出贡献和获得科技进步和医疗成果奖励的工作人员进行物质奖励，激发大家自我提高的积极性和主动性。

（五）绩效考评的作用

1. 对医院来说　①绩效改进；②员工培训；③激励；④人事调整；⑤薪酬调整；⑥将工作成果与目标作比较，考察员工工作绩效如何；⑦员工之间的绩效比较。

2. 对主管来说　①帮助下属建立职业工作关系；②借以阐述主管对下属的期望；③了解下属对其职责与目标任务的看法；④取得下属对主管对医院的看法和建议；⑤提

供主管向下属解释薪酬处理等人事决策的机会；⑥共同探讨员工的培训和开发的需求及行动计划。

3. 对于员工来说　①加深了解自己的职责和目标；②成就和能力获得上司的赏识；③获得说明困难和解释误会的机会；④了解与自己有关的各项政策的推行情况；⑤了解自己的发展前程；⑥在对自己有影响的工作评估过程中获得参与感。

（六）绩效考评实施

1. 考核时间　分为年度考核、季度考核、平时考核，根据医院管理情况需要进行专项考核。

2. 绩效考评方式　根据管理需要进行封闭式考评和开放式考评。

（七）绩效考评主要指标

1. 短期效果评估指标　①考核完成率；②考核面谈所确定的行动方案；③考核结果的书面报告的质量；④上级和员工对考核的态度及对所起作用的认识；⑤考核公平性。

2. 长期效果评估指标　①组织的绩效；②员工的素质；③员工的离职率；④员工对医院认同率的增加。

（八）绩效考核反馈的注意事项

绩效考评结果反映医院运营情况，体现科室和人员在医院发展中的作用，公示目的在于结果导向，通过公开公平公正评价结果，实现奖勤罚懒和比学赶帮超目的。反馈意见前要进行对目标科室定向公示，注意以倾听方式听取下级意见，反馈问题要明确具体、全面，不要过多地强调员工的缺点。

四、培训与开发

培训与开发指组织通过学习、训导的手段，提高员工的工作能力、知识水平和潜能发挥，最大限度地使员工的个人素质与工作需求相匹配，促进员工现在和将来的工作绩效的提高。培训是给新员工或现有员工传授其完成本职工作所必需的基本技能的过程。开发主要是指管理开发，指一切通过传授知识、转变观念或提高技能来改善当前或未来管理工作绩效的活动。培训与开发的主要目的是提高工作绩效水平，提高员工的工作能力；增强组织或个人的应变和适应能力；提高和增强组织医院员工对组织的认同和归属。

（一）员工培训是人力资本再生产的重要方式

20 世纪 90 年代，人类社会进入了知识经济时代，医院竞争的焦点不仅是资金、技术等传统资源，而是建立在人力资本基础之上的创新能力。同时经济的全球化发展使得医院间的竞争范围更加广阔，市场变化速度日益加快，面对这种严峻的挑战，医院必须保持持续学习的能力，不断追踪日新月异的先进技术和管理思想，才能在广阔的市场中拥有一席之地。于是，增加对人力资源不断的投资，加强对员工的教育培训，提升员工素质，使人力资本持续增值，从而持续提升医院业绩和实现战略规划，成为医院界的共识。一方面强化员工培训，可以增强医院竞争力，实现医院战略目标；另一方面将员工个人的发展目标与医院的战略发展目标统一起来，满足了员工自我发展的需要，调动员工工作的积极性和热情，增强医院凝聚力。充分发挥培训对于医院的积极作用，建立有效的培训体系是达成这一目标的前提条件。

（二）有效员工培训体系的特点

1. 有效的培训体系以医院战略为导向：医院培训体系是根源于医院的发展战略、人力资源战略体系之下的，只有根据医院战略规划，结合人力资源发展战略，才能量身定做出符合自己持续发展的高效培训体系。

2. 有效的培训体系着眼于医院核心需求：有效的培训体系不是头痛医头，脚痛医脚的"救火工程"，而是深入发掘医院的核心需求，根据医院的战略发展目标预测对于人力资本的需求，提前为医院需求做好人才的培养和储备。

3. 有效的培训体系是多层次全方位的：员工培训说到底是一种成人教育，有效的培训体系应考虑员工教育的特殊性，针对不同的课程采用不同的训练技法，针对具体的条件采用多种培训方式，针对具体个人能力和发展计划制订不同的训练计划。在效益最大化的前提下，多渠道、多层次的构建培训体系，达到全员参与、共同分享培训成果的效果，使得培训方法和内容适合被培训者。

4. 有效的培训体系充分考虑了员工自我发展需要：按照马斯洛的需求层次论，人的需要是多方面的，而最高需要是自我发展和自我实现。按照自身的需求接受教育培训，是对自我发展需求的肯定和满足。培训工作的最终目的是为医院的发展战略服务，同时也要与员工个人职业生涯发展相结合，实现员工素质与医院经营战略的匹配。这个体系将员工个人发展纳入医院发展的轨道，让员工在服务医院、推动医院战略目标实现的同时，也能按照明确的职业发展目标，通过参加相应层次的培训，实现个人发展，获取个人成就。另外，激烈的人才市场竞争也使员工认识到，不断提高自己的技能和能力才是其在社会中立足的根本。有效的培训体系应当肯定这一需要的正当性，并给予合理的引导。

5. 医院培训与开发工作的经常性、超前性和培训效果的后延性，可保障医院持续稳定发展的人才储备。

（三）建立有效培训体系的基本原则

1. 理论联系实际、学以致用的原则　员工培训要坚持针对性和实践性，以工作的实际需要为出发点，与职位的特点紧密结合，与培训对象的年龄、知识结构紧密结合。

2. 全员培训与重点提高的原则　有计划有步骤地对在职的各级各类人员进行培训，提高全员素质。同时，应重点培训一批技术骨干、管理骨干，特别是中高层管理人员。

3. 因材施教的原则 针对每个人员的实际技能、岗位和个人发展意愿等开展员工培训工作，培训方式和方法应切合个人的性格特点和学习能力。

4. 讲求实效的原则 效果和质量是员工培训成功与否的关键，为此必须制订全面周密的培训计划和采用先进科学的培训方法和手段。

5. 激励的原则 将人员培训与人员任职、晋升、奖惩、工资福利等结合起来，让受训者受到某种程度的鼓励，同时管理者应当多关心培训人员的学习、工作和生活。

（四）培训需求分析与评估

拟订培训计划，首先应当确定培训需求。从自然减员因素、现有岗位的需求量、医院规模扩大的需求量和技术发展的需求量等多个方面对培训需求进行预测。对于一般性的培训活动，需求的决定可以通过以下几种方法。

1. 业务分析 通过探讨医院未来几年内业务发展方向及变革计划，确定业务重点，并配合医院整体发展策略，运用前瞻性的观点，将新开发的业务，事先纳入培训范畴。

2. 组织分析 培训的必要性和适当性，以及组织文化的配合是其重要的前提，否则培训后，如果造成医院内更大的认知差异，就得不偿失了。此外，对于组织结构、组织目标及组织优劣等也应该加以分析，以确定训练的范围与重点。

3. 工作分析 培训的目的之一在于提高工作质量，以工作说明书和工作规范表为依据，确定职位的工作条件、职责及负责人员素质，并界定培训的内涵。

4. 调查分析 对各级主管和承办人员进行面谈或者进行问卷调查，询问其工作需求，并据实说明训练的主题或应强化的能力是什么。

5. 绩效考评 合理而公平的绩效考核可以显示员工能力缺陷，在期末绩效考核完成后，反映员工需要改善的计划，能够激发其潜力，因此，绩效考核成为确定培训需求的重要来源。

6. 评价中心 员工提升过程中，为了确保选择人选的适当性，利用评价中心测定候选人的能力是一种有效的方法，且可以兼而测知员工培训需求的重点。对于特殊性的培训，可以利用自我申请的方式，以符合工作专业的需要和时效。

（五）如何建立有效果的培训体系

员工培训体系包括培训机构、培训内容、培训方式、培训对象和培训管理方式等，培训管理包括培训计划、培训执行和培训评估3个方面。建立有效的培训体系需要对上述几个方面进行优化设计。

1. 培训机构 医院培训的机构有两类：外部培训机构和医院内部培训机构。外部机构包括专业培训医院，大学及跨医院间的合作（即派本医院的员工到其他医院挂职锻炼等）。医院内部培训机构则包括专门的培训实体，如训练队、教学班等，或由人力资源部履行其职责。

医院从其资金、人员及培训内容等因素考虑，来决定选择外部培训机构还是医院内部培训机构。一般来讲，规模较大的医院可以建立自己的培训机构，如摩托罗拉公司的摩托罗拉大学和明基电通的明基大学等。规模较小的公司，或者培训内容比较专业，或者参加培训的人员较少缺乏规模经济效益时，可以求助于外部咨询机构。

2. 培训对象　根据参加培训的人员不同，可分为高层管理人员培训、中层管理人员培训、普通职员培训和工人培训。应根据不同的受训对象，设计相应的培训方式和内容。

一般而言，对于高层管理人员应以灌输理念能力为主，参训人数不宜太多，采用短期而密集的方式，运用讨论学习的方法；对于中层人员，注重人际交往能力的训练和引导，参训规模可以适当扩大，延长培训时间，采用演讲、讨论及报告等交错的方式，利用互动机会增加学习效果；对于普通的职员和工人培训，需要加强其专业技能的培养，可以大班制的方式执行，长期性的延伸教育，充实员工的基本理念和加强事务操作。

3. 培训方式　从培训的方式来看，有在职培训和离职培训，在职教育指工作教导、工作轮调、工作见习和工作指派等方式，在职教育对于提升员工理念、人际交往和专业技术能力方面具有良好的效果。离职教育指专门的培训现场接受履行职务所必要的知识、技能和态度的培训，离职培训的方法很多，可采用传授知识、发展技能训练及改变工作态度的培训等。在职教育和离职教育相结合，对不同的培训内容采用不同的方式，灵活进行员工培训。

4. 培训计划　员工培训的管理非常重要，有效的培训体系需要良好的管理作为保障。培训计划涵盖培训依据、培训目的、培训对象、培训时间、课程内容、师资来源、实施进度和培训经费等项目。有效的培训体系要求在制订培训计划时应当因循拟订的管理程序，先由人力资源管理部门（或者培训主管单位）分发培训需求调查表，经各级单位人员讨论填写完毕直属主管核定后，人力资源管理部门汇总，拟订培训草案，提请上一级主管审定，在年度计划会议上讨论通过。

5. 培训的方法　在培训方法方面，应当考虑采用多种方式，对演讲、座谈、讨论、模拟等方法善加运用，可以增强培训效果。同时在培训内容上，最好能够采用自主管理的方式，有员工与主管或讲师共同制订培训目标、主题，场地开放自由化，可以增加员工学习意愿，提升学习效果。

6. 培训实施　培训计划制订后，就要有组织计划的实施。从实际操作面上讲，应该注意以下 3 个问题。

（1）执行培训时最好与考核相结合，重视过程控制，观察培训过程中参训者的反应及意见。培训是持续性的心智改造过程，所以员工在培训过程中的社会化改变比训练结果更值得关注。

（2）培训计划执行时应当注重弹性原则和例外管理。对于一般性的训练，可以统筹办理，人力资源管理部门主要负责。对于特定性的培训，应采用例外管理，由各个单位根据具体情况弹性处理。

（3）培训活动应注意事前沟通，塑造学习气氛，从而加强学习互动，营造良好的学习氛围，逐步建立学习型组织。

7. 培训评估　培训的成效评估和反馈是不容忽视的。培训的成效评估一方面是对学习效果的检验，另一方面是对培训工作的总结。成效评估的方法分为过程评估和事后评估。前者重视培训活动的改善，从而达到提升实质培训成效的作用；后者则供人力资源管理部门的决策参考。从合理化的观点来看，最好是将两者结合起来。成效评估的方法有实验设计法，准实验设计法和非实验设计法。

五、薪酬福利管理

（一）薪酬及影响因素

薪酬是指员工为医院提供劳动而得到的各种货币与实物报酬的总和。影响薪酬福利制度制订的步骤有：①制定薪酬策略；②工作分析；③薪酬调查；④薪酬结构设计；⑤薪酬分级和定薪；⑥薪酬制度的控制和管理。

（二）薪酬结构及影响因素

薪酬结构是指一个医院的组织机构中各项职位相对价值及其对应的实付薪酬间保持着什么样的关系。影响薪酬设定的因素如下所述。

1. 内部因素　①医院的经营性质与内容；②医院的组织文化；③医院的支付能力；④员工岗位匹配程度。

2. 外部因素　①社会意识；②当地生活水平；③国家政策法规；④人力资源市场状况。

（三）岗位评价

岗位评价是一种系统地评议每一岗位在单位内部工资结构中所占地位的方法手段。

1. 岗位评价的原则　系统原则、实用性原则、标准化原则、能级对应原则、优化原则。

2. 岗位评价五要素　劳动责任、劳动技能、劳动心理、劳动强度、劳动环境。

3. 岗位评价的指标及其分类　岗位评价共分 24 个指标，按照指标的性质和评价方法的不同，可分为：①评定指标，即劳动技能和劳动责任及劳动心理，共 14 个指标；②测定指标，即劳动强度和劳动环境，共 10 个指标。岗位评价的方法主要有排列法、分类法、评分法、因素比较法。

4. 岗位评价标准的定义　是指有关部门对岗位评价的方法、指标及指标体系等方面所作的统一规定。

六、劳动关系管理

劳动关系指劳动者和用人单位（包括各类医院、个体工商户、事业单位等）在劳动过程中建立的社会经济关系。

（一）劳动合同

劳动合同是劳动者与用人单位确立劳动关系、明确双方权利和义务的协议。

1. 劳动合同订立的原则 平等自愿，协商一致。

2. 无效劳动合同 违反法律、行政法规的劳动合同，以及采取欺诈、威胁等手段订立的劳动合同属无效的劳动合同。

3. 试用期的定义 是指用人单位和劳动者为互相了解、选择而约定的不超过 6 个月的考查期。

4. 劳动合同具备的条款 ①劳动合同期限；②工作内容；③劳动保护和劳动条件；④劳动报酬；⑤劳动纪律；⑥劳动合同终止的条件；⑦违反劳动合同的责任。

5. 劳动合同期限的分类 有固定期限、无固定期限、以完成一定的工作为期限。

6. 劳动合同的变更 履行劳动合同的过程中由于情况发生变化，经双方当事人协商一致，可以对劳动合同部分条款进行修改、补充。未变更部分继续有效。

7. 劳动合同的终止的定义 劳动合同期满或劳动合同的终止条件出现劳动合同即终止。

8. 劳动合同的续订 劳动合同期限届满，经双方协商一致，可以续订劳动合同。

9. 劳动合同的解除 是指劳动订立后尚未全部履行前，由于某种原因导致劳动合同一方或双方当事人提前中断劳动关系的法律行为。

10. 集体合同 是工会（或职工代表）代表职工与医院就劳动报酬，工作条件等问题，经协商谈判订立的书面协议。

（1）集体合同的内容：劳动条件标准规范部分、过渡性规定、集体合同文本本身的规定。

（2）集体合同生效：劳动行政部门自收到劳动合同文本 15 日内未提出异议的，集体合同即生效。

（3）集体合同争议：因集体协商签订集体合同发生争议，双方当事人不能自行协商解决的，当事人可以向劳动行政部门的劳动争议协调处理机构书面提出协商处理申请；未提出申请的，劳动行政部门认为必要时可视情况进行协调处理。

（二）劳务合同

劳务合同是指以劳动形式提供给社会的服务民事合同，是当事人各方在平等协商的情况下达成的，就某一项劳务及劳务成果所达成的协议。一般是独立经济实体的单位之间、公民之间及它们相互之间产生。

劳务合同不属于劳动合同，从法律适用看，劳务合同适用于合同法及民法总则和其他民事法律所调整，而劳动合同适用于劳动法及相关行政法规所调整。

居民在中国境内，一生都在一个社会保险体系内工作，所以在机构聘用退休人员和军队自主择业人员时，一般情况下不能够重复缴纳社会保险金，机构与员工签署的用工合同，应该是劳务合同。

（三）劳动争议

劳动争议是指劳动关系双方当事人因实行劳动权利和履行劳动义务而发生的纠纷。

1. 劳动争议的范围

（1）因开除、除名、辞退职工和职工辞职、自动离职发生的争议。

（2）因执行国家有关工资、社会保险和福利、培训、劳动保护的规定而发生的争议。

（3）因履行劳动合同发生的争议。

（4）国家机关、事业单位、社会团体与本单位建立劳动合同关系的职工之间、个体工商户与帮工、学徒之间发生的争议。

（5）法律法规规定的应依照《企业劳动争议处理条例》处理的其他劳动争议。

2. 劳动争议处理机构

（1）劳动争议调解委员会：是用人单位根据《劳动法》和《医院劳动争议处理条例》的规定在本单位内部设立的机构，是专门处理与本单位劳动者之间的劳动争议的群众性组织。劳动争议调解委员会的组成：职工代表、用人单位代表、用人单位工会代表。

（2）劳动争议仲裁委员会：是处理劳动争议的专门机构。

（3）人民法院是国家审判机关，也担负着处理劳动争议的任务。

第三节　全员竞聘上岗模式

全员竞聘上岗，是医院人员任用管理制度的新模式，打破了传统的就业机制和分配机制，为职工的优化组合提供了可能。它能够造就优胜劣汰的竞争环境，使医务人员在适合自己的岗位上，发挥潜能，不断进取。景明模式的实践，就是在医院推行全员竞聘上岗。在对行政职能部门的设置和领导干部的任用上深化改革，改变单一领导提名机关考察委任的用人机制，建立科学多样的选拔和聘用机制，使行政职能部门的设置精简高效。通过院内聘任机制选拔干部，在职工中产生较大的震撼力和影响力，能让中层干部直接置于职工的监督之下，从而增强责任感，自觉勤政廉政，提高工作效率，真正落实领导责任制。在医务技术人员的任用上，改变院内原有管理模式，实行用管脱钩，为医院真正做到能进能出、能上能下创造好环境，促使职工增加危机感和责任感，珍惜自己的工作岗位；然后，科学合理定编、定岗、定职责。在此基础上实行全员竞争上岗，优化组织，减员增效；同时，制订各类、各级人员考核量化标准，将考核结果与职务聘任和奖惩挂钩，做到有章可循、有章必循。造就高素质的专业技术人才是医学科技发展的需要，是医院保持持久发展的首要基础，更要强化竞聘激励机制，拉开收入差距，让高层次人才和重点岗位有地位、有价值、有分量，在医院的发展中出现更多的专家、名家。

一、全员竞聘上岗的基本概念

竞聘上岗是医院实行市场化改革后出现的新型人才任用机制。"竞"和"聘"是一个问题的两个方面。竞争是医院在用人上的个人行为，体现的是"能者上，庸者让、平者下"的任用原则，通过竞争激励机制的实施，充分调动广大医务人员的积极性和创造性，大幅度提高劳动生产率。聘任是医院的组织行为，体现的是组织对各级干部和医务人员的合理使用。竞争上岗是前提，聘任人员、任用管理者是结果，充分的竞争才能遴选出最合适的人才，任用好各级领导、配备好各类人员，才能使人在组织中发挥出最佳的效能。全员竞聘上岗，是指全体人员和全部岗位。既有医院实行全面改革用人制度时，对全体人员和全部岗位的整体竞聘，也有对出缺人员和岗位的随时竞聘。总之，全员竞聘上岗，就是医院所有岗位和人员都实行竞聘才能上岗。

二、全员竞聘上岗的基本原则

竞聘上岗是医院用人机制的重大改革。特别是初次推行用人制度改革、实行全员竞聘上岗的医院，肯定会出现强烈的反响，也会对医院建设产生巨大的各种效应。正确把握全员竞聘上岗的原则，是这一改革措施收到良好效果的保证。

（一）坚持思想先导的原则

全员竞聘上岗对于大多数医院来讲都是新鲜事物，不仅是医院用人机制的根本变革，也会对员工的思想行为产生深刻的影响，必须把正确的思想引导放在首位。通过各种会议给大家讲清用人机制改革的目的、意义和作用，明确全员竞聘上岗是社会主义市场经济原则在医院改革中的具体运用，是调动人员积极性和创造性的有效形式，是把每个人用到最合适的位置的遴选方法，是通过竞争认识自己、了解别人、找准定位的有效途径。告诉医务人员，竞聘上岗能够克服以往任用机制的弊端，真正做到了用制度管人，让业绩说话，以最优的标准衡量人、使用人。要在医院通过多种形式开展教育，营造宣传氛围。让每个员工都能够明了全员竞聘上岗的目的意义，基本条件，方法步骤，积极主动地参加到竞聘上岗之中，成为医院用人制度改革的参与者和推动者。

（二）坚持公开、公正、公平的原则

全员竞聘上岗的生命力在于公开、公正、公平。没有公开、公正，也就谈不上公平，全员竞聘上岗就失去了存在的价值。因此，医院改革的领导团队，必须切实做到"三公"，有严格的措施保证"三公"，用自身的信誉实现"三公"。首先，要做到标准公开，程序公开，过程公开，竞聘人员、竞聘组织公开。公开制订标准，征求群众意见，广泛赢得群众认可，做到领导意图和群众意愿最大限度一致。其次，要公正对待每一个人，每一项指标。只要进入竞聘程序，就要一把尺子量上下，一个标准评到底。还要出以公心，让群众说话，遇到有争议的情况，公开讨论，不闭门竞聘。

（三）统一标准，重在竞争的原则

制订统一的标准，是竞聘成功的基础。要按照竞聘的总体要求制订出不同岗位、不同人员的具体标准。但是，同类岗位、同类人员，基本条件要统一，评分标准要统一，所占

权重要统一，做到在竞聘面前人人平等。同时，重视竞聘过程，鼓励大家在竞聘中显露才华，彰显自我，脱颖而出。让竞聘的过程，真正成为人员评价，相互认可，选拔人才的重要步骤。要注重竞聘的结果，一旦形成任何人不得干预、修改。从251医院、西安长安医院等医院的竞聘实践看，尊重竞聘结果是保证竞聘成功的关键。

（四）自愿申报，自由组合的原则

全员竞聘上岗是把全院所有的位置都拿出来，让全体人员竞聘，领导层不设限制，没有倾向。坚持把竞聘的位置、科室的组成和人员结构公布出去，保证人员自己定位、自己选择、积极竞聘，自由组合。这一改革措施的出台，彻底改变了以往上级任命和拉郎配式用人制度，实现了领导层次的优中选优，科室组织的最佳组合，极大的提高了人员组合的协调性，可以最大限度地发挥人员组合的效能，减少内耗。对于个别组合困难，大家普遍排斥的员工，可以采取集中学习培训的方法，待素质提高后，再进行竞聘。

（五）组织考核和群众评价相结合的原则

全员竞聘上岗不仅要让人人参与竞聘，更要发挥全员的监督和评价作用，重视群众公论，得到群众的认可和支持，才能使竞聘上岗达到应有的效果。竞聘结果出来以后，必须在全院有一个公示期，让群众挑毛病，找问题，设立专门机构处理群众意见。对群众反映出的问题，要调查核实，给予答复。对问题突出，在竞聘使用上有"硬伤"的，一经调查核实的，坚决停止任用。这样才能取信于民。

三、全员竞聘上岗的组织方法

全员竞聘上岗是一项复杂的系统工程，尤其第一次推行的医院，统筹规划，严密组织，认真实施，才能确保这项措施成功推行。

（一）做好整体规划，打牢竞聘上岗的组织基础

前期规划对于全员竞聘上岗非常重要，因为这是涉及全体人员的重大工程，作为组织者必须设计好，规划好，把方方面面的问题考虑周全，只要这项工作展开，就要环环紧扣，一抓到底。一是要做好开展全员竞聘上岗的实施方案，把指导思想、组织领导、竞聘原则、竞聘范围、岗位设置、竞聘条件、方法步骤、竞聘要求讲清楚。二是要设计好竞聘上岗综合能力评价表（表9-1）和科主任、护士长及行政人员竞聘上岗客观指标评价表（表9-2），把竞聘上岗的各项条件和指标定准确，列清楚。三是要做好程序安排，每一个竞聘环节都要有具体计划，每一个步骤都要有人员具体落实。四是要开好各种会议，做好思想准备。主要是开好领导小组会议，研究方案、部署工作、明确分工、区分责任；开好动员大会，明确竞聘上岗的指导思想，具体条件，方法步骤，提出竞聘的要求。同时，应该搞好层层发动，调动大家参与竞聘上岗的积极性，打牢群众基础。

表 9-1　×××医院竞聘（述职）上岗综合能力评分表（权重 60%）

被评价人员：　　　　　　　　　　　　　　　　　　　　　　　总分：

项目	满分标准	分值	评分
职业道德	有强烈的事业心和责任感，敢于管理，勇于创新；组织观念强，有奉献精神，能起模范带头作用；顾全大局，办事公道，群众基础好	总分 10 分	
业务水平	技术精湛，具有本学科学术带头人水平。基础理论扎实、操作技能熟练、实际工作经验丰富。开拓创新能力强。市场意识敏锐	总分 20 分	
领导能力	有大局意识和整体管控能力；发展目标明确，管理思路清晰，实施方法得当；工作讲原则，重计划，责任心强；注重团队建设，善于组织协调，能带领全科室人员共同拼搏进取	总分 15 分	
演讲答辩	内容务实，对科室分析定位准确；科室建设目标明确，科学性、可行性、可操作性强，能可持续发展；表达能力强，仪表大方得体，有亲和力	总分 15 分	

表 9-2　×××××医院科主任竞聘上岗个人客观指标（权重 40%）

姓名		出生年月		所在科室		文化程度	
政治面貌		技术职称		职务		任职时间	

	项目指标		得分	备注
客观数据统计	学历（10分）	博士研究生 10 分，硕士研究生 8 分，本科 6 分，大专 3 分		
	职称（10分）	副高以上 10 分，中级职称 6 分		
	科研论文（15分）	在中华级期刊发表论文 1 篇 6 分；在核心期刊 1 篇 4 分；在其他专业性期刊 1 篇 2 分；在其他专业性报纸 1 篇 1 分（限第一作者）		最多累计不超过15分
	科研成果奖（10分）	近 5 年获国家级科技奖 1 项 10 分；获省部级科技奖一等奖 6 分，二等奖 5 分，三等奖 4 分；获地市级科技奖一等奖 5 分，二等奖 4 分，三等奖 3 分（仅限前三位）		最多累计不超过10分
	在学术团体任职（10分）	国家级学会主委 10 分，副主委 8 分，常委 6 分，委员 4 分，会员 3 分；省级学会主委 8 分，副主委 6 分，常委 5 分，委员 3 分，会员 2 分；市级学会主委 6 分、副主委 4 分，常委 3 分，委员 2 分，会员 1 分		最多累计不超过10分
	受奖励情况（10分）	3 年内受国家级奖励 8 分、省部级奖励 6 分，市（经开区）级奖励 5 分，区级奖励 3 分；医院年度双十佳 2 分，个人先进 1 分		最多累计不超过10分
	医疗安全与行政管理安全总计（10分）	3 年内因发生医疗纠纷、差错而造成经济赔偿的，20 万元以上不得分，20 万元以下主要责任人每次每万元扣 0.5 分，科主任每次每万元扣 0.1 分；发生医疗事故不得分；发生重大安全事故不得分		
	医疗文书质量（10分）	在医疗质量讲评中个人被批评 1 次扣 1 分，上级医生扣 0.2 分；科室被批评 1 次扣科主任 0.1 分		由院质控办考核
	业务素质（10分）	本年度基础理论、基本知识、基本技能考核情况：不参加考核者（符合医院免考条件）8 分，参加考核者年度考试平均分数的 10%计入本项得分		由医务科考核
	考勤（5分）	全年无病事假 5 分，累计 1~4 天 4 分，5~9 天 3 分，10~14 天 2 分，15~19 天 1 分，20 天以上不得分		

（二）严密组织答辩考核，保证竞聘上岗的良好效果

这是全员竞聘上岗的关键环节，能否组织好现场答辩和专家考核，是竞聘上岗成败的根本所在。要在竞聘上岗领导小组的组织下，成立德高望重，群众认同，有领导和专家共同组成的答辩考核小组，负责竞聘人员的现场答辩和考核。现场答辩中，要让竞聘者在规定的时间内把自己的竞聘思路、个人的优势，管理方法和达到的目标讲清楚，保证每个人畅所欲言，不留遗憾。领导和专家提问，要抓住关键，既要考查基本素质、工作能力，也要具有前瞻的展望，还要明确达到岗位目标的措施。同时，要认真交流，不设限制，真诚沟通，不仅把答辩的过程当成考核的过程，也要当成相互了解、相互学习和教育提高的过程。答辩结束后，要当场做出客观公正评价，谁的评价谁负责，并当场封存评价表，录入竞聘上岗考核系统。做到可追溯，可查询。组织好现场答辩考核，还要有处理突发问题和疑难问题的准备，事前对竞聘者要有所了解，出现问题积极做好解释和化解工作，切实提高答辩考核的真实性和准确性。

（三）认真把好任命和履职的关口，确保竞聘上岗的正确实施

竞聘上岗的任命，应该召开领导小组会议或院长办公会进行决定。但是，无论召开任何会议，都要以竞聘上岗的答辩考核为依据，除非出现重大变故，都不应该改变竞聘公开考核的结果，这样才能取信于民，得到全院人员的支持。竞聘上岗的人选确定后，不管是否履行新的职务，都要把履职作为新的工作的开始。院领导要和每一位竞聘人员进行谈话，提出具体要求，签订履职责任书，明确管理责任和达到的目标。有条件的单位，还应该举行隆重的上岗仪式，让每一位竞聘履职人员，在全院人员的共同见证下接过履职责任书，感觉到肩上责任的重大，不辜负领导和群众的信任。

四、全员竞聘上岗实施效果

医院全员竞聘上岗的着眼点与立足点，是遵循 4 个有利于原则，即有利于个人成长、有利于科室发展、有利于医院建设和有利于国家医改的原则。

（一）有利于个人成长

1. 个人业务得到发展　全员竞聘上岗要求学科精细化、划小核算单位，每个人都有选择自己喜欢的专业机会；每个学科编设规模不能超过 3 人的限制，意味着自己满意或者热门的专业，需要打擂台竞争，通过这种方式实现的专业组合，一定是志同道合、有抱负、有战斗力的团队，个人业务发展必然如鱼得水。

2. 领导才能得到挖掘　精细化分科提供了若干三级学科主任岗位，高年资住院医师以上人员都有报名资格，形成人才脱颖而出机制，为想干事业者提供了领导岗位施展舞台。竞聘上岗当上主任的人才留得住，看到了公开竞聘上岗的公平机会，没有当上主任的人才

心有不甘不再走；外院人才通过竞聘上岗走上主任岗位，实现医院人才引得进。

（二）有利于科室发展

1. 科室规模扩大　学科业务精细化和核算单位最小化，实现个人业务水平和科室发展有机结合，机场式护理服务为科室做大做强提供了保障，绩效考核激发了员工的工作热情，促进科室得到快速发展。

2. 科室特色突出　学科带头人与科室人员双向选择形成的三级科本身专业特色已经明显，竞聘上岗时学科发展规划得到同行和领导支持、专科专病的垄断性收治为业务施展提供了更大平台，使一大批优势学科脱颖而出。

（三）有利于医院建设

1. 学科中心形成　三级学科、二级学科、学科中心建设体制为学科中心建设提供了体制机制保障，绩效考评也为学科中心提供了物质支持，学科中心主任可以兼任专家副院长的设置，调动了二级学科主任做大做强的积极性。

2. 社会效益彰显　全员竞聘上岗和双向选择所形成的科室建设，团队意识、竞争意识强烈，向社会传达出，这个医院业务发展、服务态度、就诊环境都到了明显改善的信号，一个信得过的医院形象已经悄然产生。

3. 全面建设增强　全员竞聘上岗是医院企业化管理的一部分内容，企业化机关和科室设置，实现组织精简高效、业务流程顺畅、岗位职责清晰；实现医院健康产品生产、销售和服务管理整体设置，实现后勤市场化与社会化服务与管理相结合，提高了医院医疗服务竞争能力，医院可持续发展能力明显增强。

（四）有利于国家医改

1. 医患关系和谐　医院诊治能力、服务水平提高，提高了客户对医院和医生的信任，医患关系更加和谐。

2. 区域医疗协同　竞聘上岗走向领导岗位的主任，积极开展私人医生、家庭医生业务，通过医联体、医共体拓展医院业务，实现区域医疗协同发展。

第十章　数字化医院质量管理模式

第一节　医院质量管理急需改进

一、医院质量管理概述

（一）医院质量管理

1. 医院质量　又称医院工作质量或称医学服务质量,包括特异性医学服务和非特异性医学服务质量,从医院管理来讲,医学服务质量与非医学服务质量同样重要（图 10-1）。

（1）医学服务质量:也称医疗质量,是医学服务的核心,包括诊断、治疗、护理、康复、保健、预防等特异性医学服务质量。

（2）非医学服务质量:包括营养、卫生、设备设施、医院服务流程、班次安排、生活服务等非特异性医学服务质量,也是吸引顾客就医或造成投诉的主要影响因素。

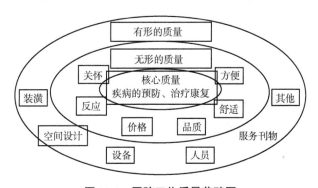

图 10-1　医院工作质量范畴图

2. 医疗质量

（1）狭义的医疗质量,主要是指医生对病例的诊断治疗是否正确有效,是否出现不必要的医疗事故,医务工作是否高效率有序等问题。

（2）广义的医疗质量,主要是指医疗机构能否提供优质的医疗服务,减少病人最少的伤害程度,能否做好医疗各个环节,达到期望的收益与亏损之间的平衡。

（3）WHO 定义"医疗质量"为卫生服务部门及其机构,利用一定的卫生资源向居民提供医疗卫生服务,以满足居民明确或隐含需要能力的综合。

3. 医院质量管理　是为了保证和不断提高医院各项工作质量和医疗质量而对所有影响质量的因素和工作环节，实施计划、决策、协调、指导及质量信息反馈和处理等，以质量为目标的全部管理过程。

（1）狭义医院质量管理特征：以临床医疗科室作为主要的质量管理单位，主要由医生进行医疗质量控制，以传统的医疗指标作为医疗终末质量统计评价指标，局限于医疗技术和医疗效果的质量管理。

（2）广义的医院质量管理概念：包含基础质量、环节质量、终末质量及医疗技术质量和服务质量的全方位系统化的质量管理概念。

（3）医院质量管理的基本观点：医院质量管理是首要管理职能，质量管理由最高领导负责，各级各部门管理者承担相应职责，每位职工参与影响医疗质量，重视质量与成本、效率、效益间的关系；强调以流程式、环节式质量链式控制为核心的全员质量控制体系建设；强调可持续质量管理，可追溯改进；强调质量管理永无止境。

4. 医院质量管理主要内容

（1）制订方针：是医院总方针的重要组成部分，是医院质量管理的核心，是医院经营方针的重要组成部分，也是 ISO9000 认证要求。如西安长安医院的质量方针是质量第一、健康至上。

（2）明确职责：质量体系组织结构图、质量体系要素与各部门职能的关系表从岗位职责中体现出来，质量关乎千万家、管理紧联你我他，清晰质量管理体系责权利，形成质量重担大家挑，人人身上有指标。

（3）管理质量资源：配合质量要求所具备的资源：建筑要求、环境要求、仪器设备、服务设施、服务流程、人员培训等。

（4）监控过程：质量控制过程。

（5）持续改进：应用 PDCA 品质管理循环，来提高产品质量和改善产品生产过程。

（6）建立和完善文件：标准、规范、质量管理计划、管理程序、作业指导书、质量记录等。

（7）考虑医疗质量成本：管理也要成本，发挥信息化流程式、规范式控制优势，实现事前、事中和事后不同阶段质量控制。

（二）医院质量管理存在的主要问题

医院质量是医院生存及发展的基础，随着社会心理医学模式的转变和智慧健康服务时代的到来，原有医院质量管理已经不能适应现代医院发展需要，主要有以下问题。

1. 医疗质量控制组织体系不健全工作不力　医院医疗质量控制委员会，从医院机关、二级科、三级科到科室个人医疗质量控制体系，对保障医疗质量至关重要，但由于各种原因，在很多医院这个质量控制组织不健全，岗位工作标准、工作范围不清晰。把精力主要放在医疗纠纷处理和对医疗质量问题终末控制，没有重视医疗安全预防和质量过程管理。

2. 信息化医疗质量管理手段落后　在医疗质量管理的具体实施中，没有充分认识信息化管理的基础和手段作用，或者因为质量管理人员对于信息化手段不了解、不会应用，使在不同医院管理效果存在明显差异。医疗质量涉及整个医疗的全过程，不仅管理环节多，而且医务人员素质不一，应用信息化质量管理可以实现过程管理、可视化管理，让管理无处不在。如对三级查房落实情况，可以在计算机上看到医院各个科室查房记录内容、落实时间、落实人、落实效果，医院各级质量管理人员可以无障碍地与医务人员进行沟通，必要时现场办公，协调解决问题。

3. 医疗质量管理的评价系统不科学　医疗质量管理主要包括基础医疗质量管理、医疗过程的环节质量管理、医疗终末端的质量管理。但是，在医院的医疗质量管理评价系统里，通常只强调医疗质量管理的其中一方面，如侧重于医疗末端的任务指标，却忽视对整个医疗质量管理的总体评价。这样的评价系统必然无法发挥其最大的价值与意义。

4. 部分医务人员不重视医疗质量管理　部分医务人员对医疗质量管理的含义没有深入理解，简单地认为医院的管理事务都属于医院行政管理人员的职责。当出现医患纠纷之后，很多医务工作者不但不主动处理，还把病人"支到"到医务处，医院机关调查也不主动地配合，造成医疗隐患，无法提高医疗质量。

医院的医疗质量管理人员大多数都是从临床医生和医技科室人员临时抽调，对医学同事的医疗质量进行检查，缺乏质量管理经验，担心得罪人、受到报复和非议，在日常管理事务中，常表现出管理效率和管理水平都不高的现象。

5. 只罚不奖的办法造成对质量管理抵触　KPI 关键指标考核，对于医疗质量管理确实有促进作用，但是往往会挫伤医务人员主动参与医疗质量管理的热情，因为，不管怎么做"全不"都是"错，结果是罚或扣"，员工体验到的失去感。把 KPI 缺陷管理办法，改为 OKR（objectives and key results，目标与关键成果法，得分奖励办法），明确和跟踪目标及其完成情况的管理工具和方法，就会使员工每一个步骤都会有质量管理的获得感。

6. 医疗规范没有得到贯彻执行　对于医疗规章制度的学习，医院组织学习只是为了完成上级检查时的学习参加率，常流于形式，医务人员主动学习热情不高，做表面的应付工作，无法达到相关的标准和规范。在医疗质量管理检查中，不少医院科室没有认真落实有关医疗规章制度，如医疗文书书写，病历管理制度、会诊制度没有落实到位等。

二、常用医院质量管理方法

（一）全面质量管理

全面质量管理，即 TQM（total quality　management）就是指一个组织以质量为中心，以全员参与为基础，目的在于通过顾客满意和本组织所有成员及社会受益而达到长期成功的管理途径。在全面质量管理中，质量这个概念和全部管理目标的实现有关。

1. 全面质量管理属性
（1）全面性：是指全面质量管理的对象，是企业生产经营的全过程。
（2）全员性：是指全面质量管理要依靠全体职工。

（3）预防性：是指全面质量管理应具有高度的预防性。

（4）服务性：主要表现在企业以自己的产品或劳务满足用户的需要，为用户服务。

（5）科学性：质量管理必须科学化，必须更加自觉地利用现代科学技术和先进的科学管理方法。

全面质量管理图见图 10-2。

2. 医院全面质量管理特点

（1）三级质量结构：基础质量、环节质量、终末质量。

（2）三全管理特点：全过程、全员参与、全封闭方法。在数字化条件下可以实现动态质量控制，即过程质量控制。

（3）四大支柱思想：一切用数字说话，一切以预防为主，一切为病人服务，一切按 PDCA 办事。

（4）五项原则：以顾客为中心；领导带头全员参与；过程方法，系统管理，持续改进；以事实为基础；互利的供需关系。

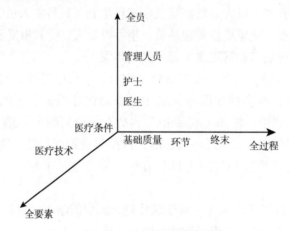

图 10-2　全面质量管理图

3. PDCA 循环　所谓 PDCA，即是计划（plan）、实施（do）、检查（check）、行动（action）的首字母组合。无论哪一项工作都离不开 PDCA 的循环，每一项工作都需要经过计划、执行计划、检查计划、对计划进行调整并不断改善这样四个阶段。采用 PDCA 可以使管理向良性循环的方向发展，能使任何一项活动有效进行的一种合乎逻辑的工作程序，特别是在质量管理中得到了广泛的应用，通过实施并熟练运用，可以在工作中不断提高效率，更加有效地驾驭工作（图 10-3）。

（1）PDCA 循环的四个阶段

1）计划阶段：分析现状，找出存在的质量问题，确定影响质量的主要因素，研究对策，提出改进计划，并预期其效果。

2）执行阶段：执行计划，按照计划要求认真组织实施。

3）检查阶段：检查计划的执行情况和结果，分析对比实际达到的结果与预期结果之间的差异。

4）总结处理阶段：根据检查结果进行总结，把经验纳入有关标准、制度和规定之中，以便巩固和提高质量；把没有解决的质量问题作为新的质量问题，转入下一次 PDCA 循环。

（2）PDCA 循环的八大步骤：①分析现状，找出存在的质量问题。②分析产生质量问题的各种原因或影响因素。③从各种原因和影响因素中，找出影响质量的主要因素。④针对影响质量的主要原因，制订质量改进的计划。⑤执行计划，按预定计划和措施分头贯彻执行。⑥检查效果，把实际工作结果和预期目标对比，检查计划执行情况。⑦巩固措施，把执行效果进行标准化，制订制度条例，以便巩固。⑧把遗留问题转入下一个管理循环。

（3）PDCA 循环的特点：①管理循环是综合性的循环，四个阶段紧密衔接，连成一体。②大环套小环，小环保大环，推动大循环。③不断循环上升，每循环一周上一个新台阶。④关键在于"A"的处理。

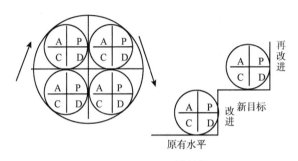

图 10-3 PDCA 循环图

（二）临床路径

20 世纪 80 年代中期，美国政府为了提高卫生资源的利用效率，对政府支付的老年医疗保险（medicare）和贫困医疗补助（medicaid）实行了以诊断相关分组为付款基础的定额预付款制（DRGs-PPS）。在这样的历史背景下美国马萨诸塞州波士顿新英格兰医疗中心运用护理程序与路径的概念，大胆尝试以护理为主的临床路径服务计划，将路径应用于医院的急救护理。

1. 临床路径的概念　临床路径是指医生、护士及其他专业人员，针对某个病种或手术，以循证医学为基础，以提高医疗质量和保障医疗安全为目的，所制订的有严格工作顺序和准确时间要求的程序化、标准化的诊疗计划，以减少康复延迟及资源浪费，使患者获得最佳的医疗护理服务。

现行诊治和临床路径的差异见图 10-4、图 10-5。

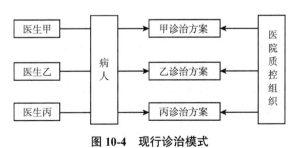

图 10-4 现行诊治模式

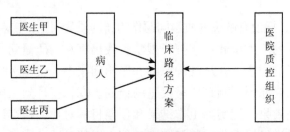

图 10-5 临床路径诊治模式

临床路径是医疗模式的革新，传统的医疗模式是每一位医生根据自己的"路径"进行临床工作，产生不同的结果，通常由医务部门或质量管理委员会评估，由于没有统一的标准，难以保证评价的客观公正有效，医疗质量也难以改进。

临床路径是综合专家的意见，制订出一个公认的标准路径，要求大家尽量依据此标准路径开展医疗工作，产生一个结果，最后由临床路径评价小组依据标准路径进行监督、检查。由于标准统一，所有检查有据可循，结果可以量化。

2. 实施临床路径管理的作用

（1）提高医疗质量：规范各项临床诊疗护理手段，使病人得到最佳方案的治疗和护理照顾；界定标准住院日，缩短平均住院日；缓解住院难的问题，减少治疗上不必要的差异；有利于宏观控制管理，通过多中心变异分析，促进医疗质量持续改进。

（2）控制医疗成本过快上涨，为医疗机构医疗成本核算提供客观的依据；减少不必要的医疗行为，控制病人就医成本上涨；减少医务人员时间与劳动的浪费，提高工作效率；减少住院天数及住院治疗总费用，降低医疗成本，促进医院医疗资源的有效利用。

（3）提高医院管理水平：促进医院内各行政和辅助检查部门、各临床专业人员的沟通合作，培养医护人员的自律性；加强医院对 DRGs 病种质量的管理职能；通过总结个案差异，及时发现住院管理系统的不足，有利于工作改进。

（4）提高病人满意度：通过实施临床路径管理，加强对病人及其家庭成员的告知与沟通，病人及其家属可以预知所接受的医疗照顾，主动配合并参与临床治疗与护理，增加住院满意度。降低医疗成本，减少相关费用，增加临床疗效，提高住院病人的疗效满意度。协调医疗需求、经济费用和病人满意度的矛盾。

（5）促进医疗事业可持续发展：通过监测、评价和总结不同病人的诊疗差异，及时发现诊疗活动和医院管理中的薄弱环节，不断完善临床路径的科学性、规范性、先进性和可操作性。逐步建立临床路径管理制度、质量评估和持续改进体系及其有效的工作模式和运行机制，促进医疗机构的可持续发展。获得保险机构支持，提高医院社会效益和经济效益。

总体说来，临床的路径实施可以使多方受益，对主治及以上医生而言，大部分病例纳入临床路径进行集中管理，可以有更多的时间和精力研究疑难复杂病症，促进自身业务水平的提高。对住院医生而言，可为临床训练的教学指引，更快地掌握诊疗流程和规范。对护理人员而言，可由临床路径预先得知对病人应提供的护理服务及预后，使护理活动更具规范性。对病人而言，可得到高品质的医疗照护、缩短住院日、减轻医疗费用负担、降低并发症。

（三）目标与关键成果法

目标与关键成果法（objectives and key results，OKR）是一套明确和跟踪目标及其完成情况的管理工具和方法。OKR 的主要目标是明确公司和团队的"目标"及明确每个目标达成的可衡量的"关键结果"，旨在确保员工共同工作，并集中精力做出可衡量的贡献。OKR 可以在整个组织中共享，这样团队就可以在整个组织中明确目标，帮助协调和集中精力。

1. 设定目标 从战略开始确定年度目标，季度目标。

（1）目标务必是具体的、可衡量的。

例如，不能说笼统地说"我想让我的网站更好"，而是要提出诸如"让网站速度加快30%"或者"融入度提升15%"之类的具体目标；不能说"使医院网站达到成功"而是"9月医院网站上线，11月有 2000 用户登录，100 人网上预约诊疗"。

（2）目标是要有野心的，有一些挑战的。

一般来说，1 为总分的评分，达到 0.6～0.7 是较好的了，这样才会不断为自己的目标而奋斗，而不会出现期限不到就完成目标的情况。员工通常每季度会制订 4～6 个目标，目标太多也会令人焦头烂额。目标必须达成共识，目标必须是在管理者与员工直接充分沟通后的共识。没有达成共识的目标不能算作目标，目标的设定以达成共识为终点。

（3）实施的关键流程。

从上至下，目标的设立顺序应该是公司到部门到组到个人。个人自己想做什么，和管理者想让他做什么一般来说不会完全相同。个人可以通过查阅上层的目标，在自己想做的事情范围内找到能对公司目标有利的部分，和自己的管理者进行讨论，做权衡取舍。某种情况下，很有可能这个自己想做的东西，会变成公司今后改变的发展方向。

2. 明确 KR 从季度目标到"关键成果"的分解 所谓的 KR 就是为了完成这个目标我们必须做什么，KR 是必须具备以下特点的行动：①必须是能直接实现目标的；②必须具有进取心、敢创新的可以不是常规的；③必须是以产出或者结果为基础的、可衡量的，设定评分标准；④不能太多，一般每个目标的 KR 不超过 4 个；⑤必须是和时间相联系的。

目标既要有年度 KR，也有季度 KR：年度 KR 统领全年，但并非固定不变，而是可以及时调整，调整要经过批准；目标不能调整，措施和方法可以不断完善。同样 KR 的设定也必须是管理者与员工直接充分沟通后的共识。

3. 推进执行 从关键成果到"行动计划"，当有了关键成果（期望的结果）后，就要围绕这个具体的目标来分解任务了。所以，每项关键成果就会派生出一系列的任务，交给不同的同事负责。关键成果负责人就成了名副其实的项目经理，来组织协调大家。因此，关键成果的项目经理应当是团队非常重要的成员，他们能够调度和影响企业资源，如果他还不具备这个能力，就不能把这个权力给他。至少，项目经理和企业决策者之间应当保持绝对通畅的沟通。

4. 定期回顾 每个季度做回顾。到了季度末，员工需要给自己的 KR 的完成情况和完成质量打分。这个打分过程只需花费几分钟时间，分数的范围在 0～1 分，而最理想的得分是在 0.6～0.7。

每个员工在每个季度初需要确定自己本季度的 OKR，在一个季度结束后需要根据自己这个季度的工作完成情况给 OKR 打分。每半年公司会进行一次业绩审查（Performance Review），主要是回顾（review）员工过去半年的绩效，并根据 Performance Review 的结果变更为业务职级工作阶梯（Job Ladder）和薪酬。值得一提的是，所有的个人 Performance Review 的成就内容及级别都是全公司共享公开的。这个对于很多公司来说是不可想象的，因为一方面可以做到更为公平和透明，另一方面也给每位同事提供了更好学习和成长自己的样本，激励大家在产品研发中更高质量的挑战和要求自己。

5. 实施关键

（1）OKR 首先是沟通工具：团队中的每个人都要写 OKR，所有这些 OKR 都会放在一个文档里。任何员工都可以看到每个人在这个季度最重要的目标是什么，团队这个季度的目标是什么。

（2）OKR 是努力的方向和目标：OKR 代表你到底要去哪里，而不是你要去的地方具体在哪里。

（3）OKR 必须可量化（时间和数量）：例如，健身时设定锻炼目标，如果只是定义成"我们要努力提高身体素质"，肯定不是一个好的 OKR，因为无法衡量，好的 OKR 是"今年的跑步时间较去年增加 1 倍"。

（4）目标必须一致：制订者和执行者目标一致、团队和个人的目标一致。第一，制订公司的 OKR；第二，每个团队定自己的 OKR；第三，每个医生或护士写各自的 OKR。这三步各自独立完成，然后对照协调这三者的 OKR。OKR 跟个人绩效没有关系，因为 OKR 系统的结果和每个人并不直接挂钩。

（5）定期分析目标是为了实现目标：对低分数的人不应该进行指责，通过工作数据分析，帮助改进下一季度的 OKR 目标。通过月度会议 Review，时时跟进 OKR，在月度会议上需要确定如何去达到目标，是一个帮助达到目标的过程。

（6）通过季度会议 Review，及时调整 OKR：调整的原则是目标不变，只允许调整关键成果（key result）。

6. 预期收益　　OKR 可以在采取行动之前，培养长期思考与计划的纪律性。对于科室领导，把目标写在纸上也会明确期望，并量化发展和成功的定义。对于其他利益相关者，OKR 可以在主题和优先级上实现透明化，并支持科室之间、医护之间业务交流、经济交流。

7. OKR 与 KPI 的区别

（1）OKR 考核，即"我要做的事"；KPI 考核，即"要我做的事"，理解不同，但两者都强调有目标，同时也需要有执行力。OKR 的思路是先制订目标，然后明确目标的结果，再对结果进行量化，最后考核完成情况。KPI 的思路也是先确定组织目标，然后对组织目标进行分解直到个人目标，然后对个人目标进行量化。

（2）OKR 与绩效考核分离，不直接与薪酬、晋升关联，强调 KR（关键结果）的量化而非 O（目标）的量化，并且 KR（关键结果）必须服从 O（目标），可以将 KR（关键结果）看作达成 O（目标）的一系列手段。员工、团队、公司可以在执行过程中更改 KR（关键结果），甚至鼓励这样的思考，以确保 KR（关键结果）始终服务于 O（目标）。这样就有效避免了执行过程与目标愿景的背离，也解决了 KPI 目标无法制订和测量的问题。

（3）OKR致力于如何更有效率地完成一个有野心的项目，是"监控我要做的事"。而KPI则强调如何保质保量地完成预定目标，是"要我做的事"。KPI类似流水线式的制造，需要制订者对于流程及产能完全了解。OKR类似自由团体的群起响应，需要流程的参与者与组织同心同德。

（4）OKR主要强调的是对于项目的推进，而KPI主要强调的是对人事的高效组织，前者要求的是如何更有效率地完成一个有野心的项目，而后者则强调的是如何保质保量地完成预定目标。OKR相对于KPI而言，不是一个考核工具，而是一个更具有指导性的工具，它存在的主要目的不是考核某个团队或者员工，而是时刻提醒每一个人当前的任务是什么。

OKR和KPI两者谁都无法真正的替代对方，因此谁取代谁并不重要，找到适合的绩效评估方法才是重要的。

8. KPI的缺陷

（1）没有人对最终结果负责，每个人只对自己的过程负责。

（2）人的主观能动性被压抑。

（3）结果高度依赖机器和管理者的指令。

（4）有些事情值得去做，但在做出来一部分之前无法测量，因此无法制订目标。为了完成可测量的目标，有可能实际执行手段与该目标要达到的愿景正好相反。举例来说，我们希望顾客在门诊实现挂号、收费、分诊、结算、办理出入院等功能一站式服务，若任由门诊部、收费室、住院处去完成KPI，就会出现各个部门分离的KPI，只能使客户服务更加不便捷，可能更加讨厌我们的医院。

OKR解决了KPI的这些缺陷。首先它和绩效考核分离，把绩效考核交给同行评审（peer review）来做。然后它强调关键成果必须服从目标，所以如果你在目标上写了要让用户喜欢我们的服务，但在实际执行关键成果的手段违反了这一点的话，谁都能看得出来。既然关键成果只是用来服务于目标的，那就没必要像KPI那样强制执行了。你可以在做的过程中随意更改关键成果，只要它们还是服务于原本的目标就行。

第二节　数字化医院质量管理模式

一、达标奖励模式

在多年实践与研究的基础上，医院管理景明模式探索出了"达标奖励制"质量考评管理模式，也即目标关键成果法（OKR）。该模式的实施，使员工从对待"缺陷处罚制（扣分）"抵触情绪，转化主动参与达标奖励（得分）积极状态。如果按OKR得分奖励办法，剧情就会发生逆转。

（一）质量考评标准制定

以原国家卫计委《三级综合医院评审标准实施细则（2011年版）》为标准，按照医院组织架构分层落实，形成适合医院发展的管理体系和相关规章制度，实现对医院机关、科室、个人层级管理全覆盖、对医药护技业务流程全过程质量控制，形成岗位有职责、质量有标准、办事有程序、落实有反馈的数字化管理体系。把医院等级评审这一阶段性、突击性工作，细化分解到管理体系日常工作范围，使国家及卫生行业工作标准与医院质量考核要求细化到科室每一项工作考核分值。应用自行开发的质量考核信息系统，先由科室领导对照标准进行自测评分，机关进行考核打分，医院领导抽查确认方式考评，形成医院所有人员天天学习、日日对照、逐条认真落实考评标准的氛围，实现流程式、交互式数字化考评。

（二）质量考评办法

1. 采用"达标奖励制"质量考评模式　全院所有科室都有自身明确的质量管理考评标准范围，每项质量考评项目都有对应的分值，当本项工作完成后，即可得分，所有项目达标得分累加值即为该科室的当月质量得分；考评项目内的未达标项目不扣分。

2. 采用自评与复核相结合的方法进行考评　所有科室必须在规定时间内，对本科室所有达标项目进行一次自评，各主管机关结合日常考核结果，在规定时间内对科室自评结果进行复核、确认；机关分管的全院质量项目和其自身工作内容为其达标项目，机关各部门同样要对自身所有达标项目进行自评，其主管院领导对其自评结果进行复核、确认。各机关对各科室考评要在每月规定时限内完成。

二、达标奖励制考评表

1. 医院考核临床所有指标项目可参考表 10-1，此表满分为 100 分。

表 10-1　医院考核临床所有指标项目（共 100 分）

制定部门	分值	机关对各部门或科室的考评项目 （共 100 分）	项目分值	考评部门
医务护理部 57%	20	临床医疗	20	医务护理部
		非临床科室专业	20	
		门急诊专业	20	
		护理专业	20	
	37	科研培训管理	4	
		安全纠纷管理	5	
		质控组织管理	2	
		感染控制管理	12	
		药品管理	4	
		投诉管理	2	
		信息管理	4	
		设备管理	4	

续表

制定部门	分值	机关对各部门或科室的考评项目 （共 100 分）	项目分值	考评部门
行政人事部 11%	11	人力资源管理	5	行政人事部
		医德医风管理	2	
		满意率管理	1	
		行政管理	3	
财务运营部 14%	14	财务管理	2	财务运营部
		运营管理（含物价管理）	6	
		物资管理	4	
		履约审计	2	
健康服务部 14%	14	医保、新农合管理	10	健康服务公司
		宣传配合（0.5 分）	0.5	
		宣传素材（1.5 分）	1.5	
		宣传维护（1 分）	1	
		病人满意度（1 分）	1	
保障服务部 4%	4	消防	1	物业服务公司
		安保管理	1	
		卫生管理	1	
		车辆管理	0.2	
		物业管理	0.2	
		水电管理	0.6	

说明：1. 机关直接考核到二级科室

2. 考评项目与分值可以根据各部门制定情况做相应调整

3. 医务护理部考核临床、非临床科室专业、门急诊专业、护理专业部分均为 20 分值，不叠加

2. 医院考核机关所有指标项目见表 10-2，满分为 100 分。

表 10-2 医院考核机关所有指标项目（共 100 分）

制定部门	分值（分）	被考评部门对机关的考评	项目分值	考评部门
院级领导	100	医务护理部工作质量考评	考评内容由院级领导根据 三级医院评审要求制订	由院长牵头，各部门及相关科 室参与，运营管理科具体组 织协调
	100	行政人事部工作质量考评		
	100	财务运营部工作质量考评		
	100	健康服务公司工作质量考评		
	100	物业服务公司工作质量考评		

说明：机关考评直接按三级医院标准考评五大部门

3. 临床医疗科室量管理考评细则评价表见表 10-3。

表 10-3　临床医疗科室量管理考评细则评价表

考评项目		考评内容及评分标准	自评得分	考核得分
院感管理 （12分）	一般管理	院感管理小组履行职责，科室院感管理制度及各项院感防控措施健全，积极落实整改措施（1分）		
	监测管理	各项监测方法符合规范，按时完成各项监测任务，监测结果记录完整；院感病例及时规范报告（1分）		
	传染病管理	传染病报告符合要求，不漏报（1分）；门诊日志记录完整（1分）		
	消毒隔离与无菌操作	布局合理、诊疗环境整洁（0.4分）		
		消毒灭菌符合标准，重复使用的诊疗器具均达到消毒灭菌要求（0.4分）		
		落实消毒隔离措施，措施得当，隔离标识规范（0.1分）		
		诊疗、护理操作严格执行无菌操作规程（0.1分）		
	手卫生	手卫生设施齐全，手卫生知识知晓率100%，执行率95%（0.5分）		
	多重耐药菌管理	执行多重耐药菌医院感染管理规范和程序（1分），落实多重耐药菌防控措施（0.5分）		
	抗菌药物管理	根据药敏结果合理使用抗菌药物（1分）		
	职业防护管理	职业防护用品齐全，规范放置（0.5分）；职业暴露处置规范、上报及时（0.5分）		
	培训管理	积极参加院内外培训，按学时要求完成院感知识培训（1分）		
	消毒产品管理	消毒剂、消毒器械、一次性使用医疗用品等采购、使用等管理符合要求（0.5分）		
	重点科室管理	各科室严格执行相关院感管理规范（0.5分）		
	医疗废物管理	医疗废物分类处置（0.5），规范收集、交接、运送（0.5分）		
功能检查 （15分）	检查申请	按申请单实施检查、检验，数字影像即时上传，在规定时间内及时发出正确报告单，无漏报（合格得2分）		
	诊疗要求★	按全天候医院管理安排班次，符合临床需要，诊室、项目开展满足患者需求（合格得2分）		
	诊疗报告★	报告单做到准确、及时、无误。（1分）各种报告单落实二级检诊制度；阳性或可疑结果发出前，应有中级职称以上人员审签，及时报告临床科室并登记（1分）		
	申请单管理	监督审查临床科申请单填写及标本发送，对不合格申请单、标本等登记上报；有审查记录得1分		
	急诊检查管理	急诊检查及报告做到及时、优先处理，特殊急诊可先口头电话报告结果；2小时内补报书面报告（2分）		
	危急值管理★	实施危急值报告制度，有完整的危急值报告登记资料（2分）		
	设备管理	1. 相关工作人员对所操作的设备性能知晓（0.5分） 2. 有专人负责仪器设备保养、维护与管理，并定期校准且有记录以及维护与维修记录（1分）		

续表

考评项目		考评内容及评分标准	自评得分	考核得分
	业务管理★	1. 科室成立质量控制小组,并有活动记录(0.5分) 2. 科室定期组织集体(阅片及)业务学习,并有相关记录(1分)		
	动态管理	根据日常工作要求临时指定考核内容及项目(1分)		
制度管理 (4分)	制度制订	1. 科室有紧急意外抢救预案,有必要的紧急意外抢救用的药品器材;科室人员熟悉该预案与流程(1分)		
	制度实施与完善	2. 实行各类影像检查统一编码规则,实现一人一个唯一编码管理(1分)		
	制度实施与完善	3. 急救药品器材设专人管理,具有可及性和质量保证。患者发生紧急意外事件时能够迅速开展紧急抢救,并对抢救过程有记录和讨论(1分)		
	制度实施与完善	4. 建立健全各项规章制度和技术操作规范,落实岗位职责,开展质量控制(1分)		
科教管理 (4分)	培训管理	★科室有年度培训、考核计划(0.4分);有实施记录(0.1分)		
		★科室每次参加医院"三基"培训及学术活动人数超过70%(0.4分)		
		★科室每次参加医院"三基"、理论、技能考试(核)人数超过70%(0.4分)		
		理论考试、技能考核要求人人达标(0.2分)		
	一般管理	★科室有省厅、市科研立项课题(0.4分)		
		★科室有省科技厅科研立项课题(0.2分)		
		科室有省、市验收项目(0.1分)		
		科室有省、市鉴定项目(0.2分)		
	动态管理	填补医院空白(0.1分)		
		填补南昌市空白(0.2分)		
		填补江西省空白(0.1分)		
		填补国内空白(0.1分)		
	动态管理	初级职称期间一篇(0.1分)		
		中级职称两年一篇(0.2分)		
		高级职称每年一篇(0.2分)		
	动态管理	★科室有临床教学带教计划(0.1分)		
		★按要求完成对实习、进修生的带教(0.1分)		
		★科室无私自接受实习、进修人员(0.1分)		
		★带教老师为三年以上初级职称或中级职称以上人员(0.1分)		
		★带教综合满意率≥(0.1分)		
		★科室有教学小组,有带教教案和记录(0.1分)		

续表

考评项目		考评内容及评分标准	自评得分	考核得分
医保管理 （10分）	医保、新农合（10分）	身份确认表入院三天内必须完善（合格得分 0.1 分）		
		出院小结需在出院当天上交医保科（0.1 分）		
		★不能开具大处方（超规定天数），或重复开药；医保处方合格率达到 100%（医保专用）（0.1 分）		
		★转诊必须符合规定；督促患者三天内补办转诊手续（0.1 分）		
		★自费药品和诊疗需经患者或家属同意使用；自费知情同意书必须填写完全（0.2 分）		
		★出院带药必须符合规定天数、金额（超出金额另扣）（0.1 分）		
		★住院治疗、用药、检查病程记录详细记载（0.2 分）		
		★严格执行一日清单制度（0.1 分）		
		入院证、门诊处方、床头卡、一览表、病历首页、病案袋必须有医保明显标识（0.2 分）		
		★有意分解住院人次，降低住院标准的（无违反得 0.2 分）		
		★接收参保患者必须进行身份确认（0.1 分）		
		★对医务人员进行有关医保政策的掌握情况考试，90分以上的（0.1 分）		
		★主动接待参保人员，熟悉住院流程及报销程序（0.1 分）		
		★按规定病种接收参保患者入院（0.1 分）		
		★将非疾病（如工伤、生育、车祸、自残），按医保接收入院的（无此现象得 0.2 分）		
		★严格执行医保相关制度，规范诊疗行为，做到合理检查、合理治疗、合理用药、合理收费（0.2 分）		
		★严格执行医疗服务价格标准，严禁重复、分解和自立项目收费，严禁住院患者到门诊做大型检查、到门诊药房取药或院外购药，未经医院批准到院外检查（1 分）		
		出入院诊断符合率达到 80% 的；实际报销比例达到 70%（0.2 分）		
		★按照抗菌药物使用原则、处方管理办法、规范抗生素使用情况，掌握用药范围和剂量的（0.1 分）		
		★将自费或部分付费医疗服务项目和药品改换成医保直接报销项目和药品的（0.1 分）		
		★检查、治疗、用药等医疗服务与病历记载相符（1 分）		
		★不得无故推诿参保患者；刁难参保患者，有意拖延结算日期（无此现象得 0.2 分）		
		★遵守医疗文书书写管理的有关规定，不得出具假证明、假病历、假处方、假费用清单现象（1 分）		

考评项目		考评内容及评分标准	自评 得分	考核 得分
		★医疗各项收费与物价收费标准相符合（0.1分）		
		★对参保患者解释耐心、宣传政策到位，使患者满意 （0.1分）		
		★不能以药换药、以药换物、搭车开药（0.2分）		
		★严禁挂床（实地抽查，连续三天未在医院接受治疗） 住院（1分）		
		★目录外用药不能超过总药品费用的 15%；（新农合专 用）；药品占比不得超过总费用的 50%；乙类药品占比 不能超过总药品费用的 60%；自费药品占比不能超过总 药品费用的 10%（医保用）（0.6分；每种医保各 0.2分）		
		★严禁冒名顶替住院（1分）		
		同种疾病重复住院率不得超过全市同级医院平均水平 （医保专用）（0.2分）		
		★不得医患串通办理假住院、开假证明、假发票，套取 医保统筹基金（1分）		
行政管理 （3分）	各部门各科室严格执行医院 管理工作，职责范围明确， 认真履责	严格履行岗位职责及医院各项规章制度（0.5分）		
		按时完成医院安排布置的各项重大工作任务（0.4分）		
		按期完成医院安排布置的工作计划、小结和各类资料的 上报（0.3分）		
		按时完成医院安排的各项学习任务并做好学习记录。 （0.3分）		
	部门内或部门间建立恰当的 信息传达和沟通协调机 制。建立多部门共同参与 的联席会议制度，定期召 开会议并有记录	定期召开部门内会议研究相关工作，根据工作需要。认 真做好会议精神传达，有传达会议的记录（0.3分）		
		按时参加、及时传达医院各类会议和上级指示精神 （0.3分）		
	院务公开管理	向社会公开的内容及时更新（0.3分）		
		向患者提供药品、检查、医疗服务的名称、数量、单价、 金额及医疗总费用等情况的查询服务或提供相应的 费用清单（0.3分）		
	制订中长期规划与年度计划	根据医院计划制订各科室的年度计划（0.3分）		
人力资源管 理（5分）	各部门各科室要求为患者提 供诊疗服务的卫生专业技 术人员要具备资质，不得 超范围执业，专业技术人 员需持证上岗	具有执业资格的研究生、进修人员在上级医师（含护理、 医技）指导下执业。专业技术人员持证上岗（0.3分）		
	有完整的医院管理的规章制 度和岗位职责，并能及时 修订完善，职工熟悉本岗 位职责及相关规章制度	有完整的医院管理规章制度、岗位职责、诊疗规范，并 能及时修订完善（0.5分）		
		全体员工熟悉本部门、本岗位相关的规章制度、岗位职 责和履职要求，知晓率≥80%（0.3分）		

考评项目		考评内容及评分标准	自评得分	考核得分
	依据医院组织架构，制订各部门工作制度和流程，明确各部门职能划分，体现分层管理	有各部门工作制度和流程，并能遵照执行（0.3分）		
		各部门职能划分明确，实现分层管理（0.3分）		
	加强效能建设，实行全院目标管理责任制	部门主管对本部门、本岗位管理责任目标的知晓率≥80%（0.3分）		
		全院人员知晓本部门、本岗位的履职要求（0.3分）		
	全院人员了解和掌握有关法律法规和部门规章，参加管理知识教育、技能等的培训	按时参加医院组织的法律法规、管理知识教育与技能的培训（0.3分）		
		全院人员接受培训人数≥80%，培训时数每人每年≥12个学时（0.3分）		
		参加岗位职责与行为规范的教育培训，有记录（0.3分）		
	有应急管理小组，有人员紧急替代机制，以保持病人获得连贯诊疗	各部门、各科室负责人熟知在应急工作中的职责与任务（0.3分）		
		有应急队伍，人员构成合理，职责明确（0.3分）		
		有紧急替代人员的有效联络方式（0.3分）		
		制订紧急替代方案，相关人员知晓相应的紧急替代程序和方案（0.3分）		
	各部门各科室责任明确，定期召开联席会议、履行协调职能	有主管部门与其他职能部门的协调机制（0.3分）		
		根据工作需要，召开跨部门工作会议，建立沟通协调机制（0.3分）		
财务运营管理（12分）	经济管理（2分）KPI 3个	★借款及时归还，借款未超过2个月，得0.3分		
		★医院收费日清日结，符合得（0.1~0.3分）		
		★欠费管理：科室无管理不善造成了患者欠费离院的情况得0.3分；科室出现患者离院欠费及时汇报并办理相关后续事宜且收回款项的得0.2分；给医院造成损失的不得分		
		费用减免、冲减账务手续齐全，记录完整，发票使用符合规定，合格每项得0.1分		
		备用金使用符合院内相关规定，合格每项得0.1~0.2分		
		医疗收费的管理，未出现违规的得0.1分；无私收、漏收费现象得0.2分		
		出院患者及时结算，合格的相关科室得0.2分		
		医疗欠款管理，及时准确并全额收回医疗欠款的，得0.2分；按时收回部分医疗欠款的，得0.1分；未按时收回款项不得分		
		相关部门需提供的资料数据按时上交财务，合格每项得0.2分		

续表

考评项目		考评内容及评分标准	自评得分	考核得分
财务运营管理（12分）	绩效管理（2分）	每月6日8时前完成上月质量考评数据录入并提交纸质（签字）文件，上报考评结果以审批流转至财务运营部收到时间为准，符合得0.5分		
		每月6日8时前完成上月成本费用及分摊，数据录入并提交纸质（签字）文件，上报核算结果以审批流转至财务运营部收到时间为准，得0.5分		
		有科室二次分配方案，并严格执行，做到公正合理，得0.5分		
		每月在规定时间内反馈二次分配绩效结果，上报结果以审批流转运营管理收到时间为准，得0.5分		
	物价管理（4分）	科室费用输入及时，得0.5分；遵从诊疗项目要求及按医院要求，得1.5分		
		及时参加物价培训，未迟到得0.25分，未早退得0.25分		
		接待物价投诉，主动与有关部门协调、并妥善处理得0.5分		
		出院病人科室应对病人费用进行再次核对得0.3分；做到无错收、漏收、多收得0.7分		
	物资管理（4分）KPI 1个	按要求及时提供物料采购计划，未出现断货、积压或调剂不力，得1分		
		每月进行物资盘点抽查，符合规定得1分。对恶意增加或减少的发生额全额从责任部门扣除。重复发生账实不符，全额从责任部门扣除。		
		药材、设备、其他物资采购入库、出库及时、录入准确、保证账实相符，符合每次得0.5分		
		★科室按规定引进药品、卫材等，并在协议规定期限内用完，符合规定每次得0.3分		
		严格执行退换、报废制度，符合规定每次得0.2分		
		未擅自引进、购买、销售药品、材料/试剂及其他物资等，符合得1分		
医德医风（2分）	医德医风（2分）	部门、科室有医德医风管理联络员负责协调、管理与考评，符合得0.3分		
		临床科室医务人员和窗口服务人员的岗位职责中，有医德医风的要求并参加医院年度考评，公示考评结果。符合得0.3分		
		参加岗位职责与行为规范的教育培训，有记录，符合得0.2分		
		严格执行首诊负责制（主诊负责制）、危重病人抢救制度和转诊转院等核心制度，文明行医，严禁推诿、拒诊病人，符合得0.2分		

考评项目		考评内容及评分标准	自评得分	考核得分
医德医风（2分）		医务人员熟悉相关核心制度与规范要求，符合得 0.2 分		
		为医院对医务人员晋职晋级、岗位聘用、评先评优、绩效工资、定期考核提供医德考评资料。符合得 0.2 分		
		重点部门、科室的重点岗位有廉洁自律教育警示牌（警示语），符合得 0.2 分		
		有廉洁自律工作的自查和督查记录，符合得 0.2 分		
		服从主管部门、医德医风（行风）办监管，符合得 0.2 分		
投诉管理（满意率）（3分）	投诉管理（满意率）（3分）	有专人受理各种投诉的处理及反馈 满意率，符合得 0.4 分		
		在显要位置有上级部门投诉电话，符合得 0.4 分		
		有完整的投诉登记，体现投诉处理的全过程，符合得 0.3 分		
		根据投诉情况改进医疗服务质量，提高医院管理水平，符合得 0.3 分		
		有定期收集院内、院外对医院服务建议和意见的记录，符合得 0.3 分		
		部门、科室有专人负责本项工作，职责明确，符合得 0.4 分		
		积极参与满意度测评并开展社会评价活动，符合得 0.3 分		
		建立社会评价的质量控制体系并提供数据，符合得 0.3 分		
		确保社会评价方案的落实，促使社会评价结果客观、公正，符合得 0.3 分		
履约管理（2分）		按规定办理合同（协议）的基建工程（含建筑物的建、改、扩、饰、拆、修等）和设备（含医用、办公、其他等）购置及物资（含药品、卫生材料、同类大批量低值易耗品等）采购事项，符合得 0.3 分		
		按照《医院合同签定（审批）程序及管理办法》签订合同，符合得 0.3 分		
		合同内容合法，条款齐全，表述规范，权利义务和违约责任明确，符合得 0.3 分		
		按合同约定的事项和时间履约，符合得 0.3 分		
		按《医院招（议）标采购流程规定》而采购物品，符合得 0.3 分		
		项目部门对供货方（或工程承包方）进行了资格和资质审查或未提供虚假资质证明材料，符合得 0.3 分		
		利用医院资源（如房屋、设备等）对外出租按合同约定及时收取租金，符合得 0.2 分		

续表

考评项目		考评内容及评分标准	自评得分	考核得分
宣传管理（4分）	宣传配合（0.5分）	科室与宣传口径一致，+0.1分；科室动态、新技术、典型成功案例沟通及时，+0.2分；科室积极配合各类宣传活动，+0.2分		
	宣传素材（1.5分）	科室宣传素材提供及时准确，+0.5；科室内宣传画未出现差错+0.5分；院内有关各科室宣传品未出现差错，+0.5分		
	宣传维护（1分）	科室内宣传画维护良好，+0.2分；宣传画破损通知及时，+0.3分；宣传品破损自行修复，+0.5分		
	病人满意度（1分）	未出现区域网络来诊病人投诉，+0.5分；得到区域网络来诊病人口头表扬，+0.2分；得到区域网络来诊病人书面表扬，+0.3分		
物业服务管理（4分）	消防设备设施	消防设备设施完好，无丢失（0.4分）		
	供水终端	无阻塞、滴漏（0.2分）		
	水、电管理	无长明灯、长流水现象（0.4分）		
	灯具、办公用具管理	照明不亮、办公用具损坏及时报修（0.2分）		
	空调使用	室内无人时空调处停机状态（0.4分）		
	非机动车管理	室内（含走廊）无车辆停放（0.3分）		
	堆放管理	无破烂废物堆放在走廊（0.3分）		
	家用电器使用管理	无擅自使用大功率家用电器现象（含病房）（0.4分）		
	小广告管理	病区内无小广告（0.5分）		
	维修配件供应	紧急配件随时采购，一般配件8小时供应（0.5分）		
	卫生监督	1. 做好对清洁工的现场监督管理（0.1分）		
		2. 室内无蛛网、烟头、纸屑（0.1分）		
	限烟、禁烟	职工不得在病房及办公室吸烟（0.2分）		

★表示 KPI 指标

三、立交开放式质量管理模式

为适应数字化医院质量监控的实际需要，医院管理景明模式探索建立了一种"立交开放式全面质量监控模式"，实行了链式内部交互监控、抽检式专兼职重点监控、开放式社会化网上监控、全员式满意度测评监控，促进了医院社会效益和经济效益连续多年快速增长。

所谓"立交开放式全面质量监控"，就是在健全院级质量管理委员会、机关质量控制办公室和科室质量管理小组三级组织，建立一支专、兼职相结合，并以兼职为主的质量监控队伍的基础上，以工作流程为依据，在院内实行全方位、全过程的全员交互式质量监控连带奖惩机制，保证每项工作的每个环节都在过程监控范围之内；同时通过向病人全面公开个人医疗收费情况和病案等内容，让病人直接参与评价全体医务人员医疗服务综合质量，实行医院医疗服务质量开放式社会化监控。其具体形式和做法有以下几个方面。

（一）流程式内部交互监控

以工作流程为依据，要求流程中各环节工作人员必须对上一环节的相关工作质量进行监控。对查出上一环节质量缺陷并登记上报者，按查出问题的处罚额给予奖励；对有缺陷未查出但被下一环节（或专兼职抽检）查出的，前几个环节要受同样处罚。

例如，一名病人在住院处办手续时性别被录错，住院科室接收病人时查出并通知住院处修改，则在住院处受处罚的同时对该科室给予等额奖励。又如，一名 2 岁婴儿出院后，统计室在病历首页核查时发现其"婚姻状况"为"已婚"，明显错误，而住院科室、病案室均未发现，结果住院处、住院科室和病案室受到同样处罚，而对统计室正常工作范围纠错工作给予半额奖励。使用这一监控方法，专职质控人员虽没有增加，但全院所有工作人员都成了义务质量监督员，同时他们自身的所有工作也都在别人的有效监督范围之内。

在这种管理模式下，专职质控人员只需定期收集汇总全院监控登记结果和有重点地抽检督促，就能及时掌握全院日常工作中存在的大部分质量缺陷。再经过认真审核确认，严格奖惩，并有针对性地提出整改对策，就能以较小的成本投入进行比较深入的全面质量管理。251 医院开展这项工作 1 年多来，全院人员从开始时的不理解、不习惯，变成了现在的自觉行动。全院已登记各种质量缺陷 1985 条，其中经审核确认的有 1365 条；内容涉及网上基本数据信息的准确性、完整性、及时性，以及诊疗工作、经济管理、行政管理等各个方面，全部按规定进行了奖惩。

（二）抽检式专兼职重点监控在院病历

由专兼职质控人员和机关各部门对分管工作，特别是质量控制的重点和难点进行常规性和有重点的抽检复查。病案质量常规抽检。由于病案在医疗工作中的特殊地位和在网上所占的巨大信息量，我院在病案质量监控上除了采取"流程式内部交互监控"外，还进行"专兼职结合，少而深抽检"的管理办法：在院病案每天由医务值班员在网上从各个查房科室抽检 2 份（主要查表面质量），次日转给一名专职病案质量监测人员严格按标准进行以内在质量为主的复检，发现问题及时向所在科室和经治医生反馈并责令其修改，同时按实际缺陷等级处理；出院病案由病案室人员负责抽调死亡、危重及其他特殊病历分送院级病案质量监测小组专家按相同标准进行检查。我们对查出的问题不但要给予经济处罚，而且对一个季度内出现 2 份以上乙级病案的科室要追究科主任、副主任的领导责任；而对一个季度内出现 2 份以上乙级病案的医生要暂时撤销处方权。除病案质量以外的各种网上数据及医疗过程中各种规章制度落实情况等，一般只做不定期抽检。如少数科室在交互式监控中很少登记上一环节的质量缺陷，院级质控人员就对其重点抽查，一经查出问题，就进行连带处罚，以不断提高大家积极参与质量监控的积极性，克服过去那种对其他环节上存在的质量缺陷不管不问、做老好人的陋习。一经出现医患纠纷投诉，专职质控人员就要对该病人的整个医疗过程进行严格审查，对过程中存在的所有质量缺陷全部按规定进行处理。另外，在医疗纠纷防范上实行科领导集体负责制：一旦出现医疗纠纷并正式到机关投诉，所有科领导岗位奖均下降 20%～50%。

（三）交互式抽查出院病案

病案作为医疗活动信息的主要载体，不仅是医疗、教学、科研的第一手资料，也是医疗质量、技术水平综合评价的根据，而且在处理医疗纠纷、医疗事故中也将作为重要的法律依据，病案质量的好坏从一个侧面反映了医院的管理水平的高低。景明模式依托信息化管理平台，大胆改革，创立了全员参与、主动互监的出院病案监控新模式，通过监控病案，增强了重视病案质量的意识，使甲级病案率达 98.2%。基本方法如下所述。

1. **病案抽查** 每月初由病案室抽取每位医师 2～3 份上个月出院病案，重点为住院时间长、疑难危重病人或有医疗纠纷的病案。每 1 份病案由 2 名质控医师共同检查。然后将监控结果每个月中旬交病案室由专人汇总，再将所有的扣分项汇总后反馈给经治医师进行自查，自查结果于每个月下旬再交回病案室，对汇总结果无疑义者将进入计分阶段，有疑义者再请多名专家复议，以复议结果为准进行打分，最终可得出病案质量得分及监控能力得分。

2. **病案质量评分细则** 病案质量分病案表面质量及内在质量两部分。病案表面质量包括病案首页填写是否完整，各种记录是否及时，三级检诊是否落实，各种有创性操作是否签署知情同意书、术前讨论、危重病人的抢救记录、死亡病历讨论是否及时客观，各项检验、检查及操作是否有医嘱，院内感染及传染病报告是否及时等内容，每缺一项扣 2 分。

病案内在质量包括血液透析病人、血管腔内及组织器官介入性诊断治疗病人、妊娠妇女、输血病人是否进行 ALT、两对半、抗 GHCV、抗 GHIV、梅毒抗体检验及抗生素使用是否合理，对主要诊断或治疗有重要意义的检验、检查结果是否有分析，各种记录内容是否真实、客观，主要诊断及治疗是否错误等内容，每缺一项扣 5～15 分。病案质量得分=100—扣除分值。>85 分为甲级病案，<85 分>75 分为乙级病案，<75 分为丙级病案。

3. **病案监控能力评分细则** 每份病案由 2 位医师分别初检和经治医师自检 3 个环节监控。经治医师自检后有异议的病案进行专家复检第 4 个环节监控。

（1）每份病案经治医师进行自检无异议时，将根据前 2 名医生的综合监控结果对其进行监控能力评分，每漏掉一项按相应分数扣除监控者分数。

（2）经治医师对监控结果有异议的病案，以专家复检的结果为依据进行病案监控能力评分，漏掉或多扣的项目按相应分数扣除监控者分数。

（四）开放式社会化网上监控

病人对自己在医院的医疗消费情况及医疗过程情况的知情权问题已被病人及社会广泛关注，医疗信息向病人完全公开是大势所趋。医疗信息实时向病人及相关人员公开，无形中使医院医疗质量管理多了一支非常强大的监督队伍，对促进医疗质量的改进会起到巨大的推动作用。为适应这种需要，251 医院从 2001 年 2 月份起，率先在驻地实行医疗费用网上向病人全程公开制度。病人可全天候无障碍地查阅个人发生的全部医疗费用的详细情况。

同时向社会逐步公开主客观病历。景明模式力推病历公开，对提升病历质量，保护医生和患者权益都收到了良好效果。

（五）全员式满意度测评监控

全面开展工作质量综合满意度双向测评，即所有工作人员既要接受别人的评价，又有权对相关人员进行评价，包括病人对医务人员在服务质量、技术水平、医德医风等方面的满意度，临床科室对辅诊科室在工作质量、服务态度上的满意度，科室人员对医院机关领导在管理能力、服务态度上的满意度等。它是由被服务者、被管理者来对服务者、管理者进行的一种评价，改变了只有逐级向下监控的传统模式。测评结果的全面公布，能使病人更全面地了解医务人员，有利于病人选医生制度的实施。也有利于机关了解科室意见，改进工作方法。

这种测评可用手工方式进行，但其工作量大、操作烦琐，结果受人为因素影响大；在网络化管理条件下，应用编制软件在网上运行，其优点是操作简单、结果准确、客观公正、便于查询。手工式测评方法在 251 医院已运行多年，总体效果比较满意。例如，将军队病人满意率与各科收治军队病人虚收实算的补贴经费直接挂钩后（满意率每低于达标值 1%，扣补贴经费总额 5%），科室为兵服务质量有较大提高。251 医院应用网络版民意测评软件，使所有病人和工作人员都有权对相关医务人员或管理者的工作质量在网上进行评价，而且测评结果在网上全域实时公布，大家可以在触摸屏或其他终端上随时进行查看。

由上述 4 个方面构成的这一质量监控体系不但具有全方位、全过程和全员参与的全面质量管理的一般特点，而且突出了对内交互监督、对外全面开放、全员综合评价的特点。它可从根本上保证医院各项工作的各个环节都在有效的过程监控之下，从而保证医院各种数据信息的准确性和医疗过程的规范化运行，使质量控制的成本效益比最优化。

第十一章　医院运营管理模式

第一节　创新医院运营管理模式的必要性

20 世纪 90 年代后期至今，在我国社会经济发展形势的有力推动下，医疗卫生事业改革步入了快车道。医院正经历着从计划经济体制向市场经济转轨带来的深刻变化。

一、医院运营管理存在的问题

建立在高度计划经济体制上并发展而来的国有公立医院，不仅外部环境面临着合资医疗机构、民营医院及国有医院之间的竞争压力等诸多因素，而且还存在内部运行机制僵化、政事不分、运行效率低下的现象，体制性矛盾和结构性矛盾等问题日趋突出，这些问题的出现已经影响到我国医疗服务系统今后的发展，医院运行机制和管理模式改革已势在必行，刻不容缓。

（一）运营管理模式滞后

在计划经济体制下，医院管理主要侧重于医院内部的组织与安排，力求以较高的效率完成上级交给的各项医疗保健任务。进入市场经济，一方面医院在医疗质量、医疗技术、硬件条件及医院规模等方面呈现高速发展态势；另一方面也出现了外资医院及营利性医院的竞争及医疗费用不断上涨，病人对医疗服务需求日渐提高等诸多方面的问题。此外，国际医院管理的先进经验及运行模式也引入了国内医疗市场，其突出特点是机制灵活、讲究效益、以人为本、注重服务。因此，医院管理不再是原来那种自我封闭的组织与安排模式。面对不断变化的外部环境与有限的资源约束，其任务是努力实现在较高的劳动效率基础上的良好经营效益，其目标是在一定的经营环境下，如何降低成本，提高劳动效率，即医院管理从内部管理转移到外部与内部相统一的经营模式。

（二）医院经济管理地位突显

随着市场经济越来越多的介入到医疗领域，医院的经济管理地位越来越重要。医院的经济管理已不再视同于财务会计的具体工作，而是作为一种涵盖财务管理，内涵与外延极大扩展的科学管理方式。医院的经济管理已从被动、弱化、机械的具体工作，逐渐转变并强化为一种主动、有效且广泛应用的医院管理方式。医院的管理机构也必须不断适应医院发展和经济管理职能拓展的需要。医院原有的自下而上逐级由财务处（科）、院务部向院领导负责的单一管理机构已逐步变迁，随着医院经济管理地位的改变和管理职能的拓展，医院的经济管理机构还将由隶属形式多样化的管理模式向财经职能多样、部门集中统一管理的组织形式变迁，需要增设总经济师统揽医院财务管理、物资管理、科室核算和医院运营。

（三）医院经营管理职能进一步拓展

市场经济是以市场为主体配置资源，医院要想生存和发展，就必须学会利用市场规则，科学计划和合理获取资源，必须想方设法降低成本，提高效益。因此，医院管理的职能不断拓展，已使医院的财务管理从注重对上级拨款进行预算管理，逐步转变为成本核算管理。随着医院经营性质的划分与确定，医院管理职能将更加注重于市场和供求的分析及预测，注重筹资、投资的论证与决策。医院经济管理职能将主要围绕合理配置和利用资源，注重医疗服务的投入产出效益，追求社会效益和经济效益的最大化，并在内涵上不断深化、外延上不断拓展，从而向更高、更广的层次上发展。

（四）医院管理手段急需改进

随着科学技术的进步和计算机网络技术的应用，医院的管理手段已经发生了根本性的变革，普遍建立了局域管理网络。医院的经济管理技术手段不断提高，解除了会计繁重的手工劳动，提高了效率和效益，为医院经济管理创造了条件和基础。基于数字化基础的医院经济管理，更加广泛地促进医学科学与临床技术的发展，使实现经济管理信息在更大更广的范围内资源共享，使经济管理手段与医院管理更加紧密地结合更加科学有效（图 11-1）。

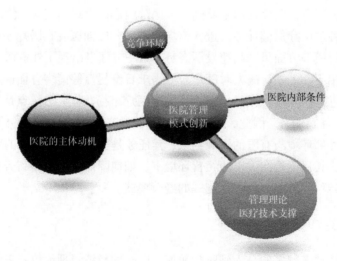

图 11-1　医院管理模式创新的多维动因分析模型

二、医院运营管理主要内容

医院运营管理主要从设备、技术、人才、环境、管理 5 个高端医疗要素进行标准化组建或重整，进行资源优化配置，实现经济效益最大化。具体讲就是形成医院经营的"五个一流"特色吸引顾客，即设备一流、技术一流、人才一流、环境一流和管理一流，这对于民营医院实现医院稳步发展更显得重要。

（一）一流的设备

医疗设备是医疗技术的载体。一个先进的医疗设备引进，设备效能和与之相关的学科人才、技术是否发挥作用，对于医院发展非常重要。这就要求我们加强医疗设备制度建设，建立、健全设备管理的实施细则，例如，设备档案制度；仪器性能、精确度鉴定制度；使用、维修、保养制度、领发、破损、报废、赔偿制度；使用安全制度及操作规程，使用人员考核制度等。同时辅以建账、建卡、建立技术档案等多种管理手段。引进先进设备可以实现技术引进，是学科跨越式发展的主要手段。设备引进必须由科室提出申请，承诺在规定时间内实现投资效益，提前进行人员培训，设备一到立即投入使用发挥效益，不能出现设备等人的现象。对于几个科室共同使用，支撑科室发展和医院评审的医疗设备，也应该积极引进，如 DSA（血管减影 X 线机）。

（二）一流的技术

顾客到医院是为了诊治疾病和健康服务，医疗服务质量是群众对卫生工作评价的主要衡量标志，群众对改革的认同主要体现在医疗服务质量和费用上。提高医疗质量、改善服务态度，提高医护人员服务意识和职业素养，减少医患矛盾，做到让人民群众满意，医院才能吸引忠诚顾客。对于诊疗技术的信赖，还需要让顾客了解操控设备设施的人员是否具有水平能力，还要让他们知晓规章制度等各方面对一流技术的保障作用。

（三）一流的人才

人才，是医疗设备和医疗技术的使用者，人才聚集程度和人才梯队反映医院技术水平和管理水平。人才是医院的无形资产和宝贵财富，应尊重人才、相信人才、理解人才，并在选人、用人、育人、留人上建立与之相适应的以"人"为本的管理制约制度，健全一套与之匹配的激励机制，激发人才的热情和敏锐性，充分调动人才的积极性、主动性和创造性，最大限度地发掘人才的价值存量，更好地服务社会。

医院在引进和留住人才时，要争取做到事业留人、感情留人、待遇留人、环境和条件留人。对人才必须采取激励措施，通过满足人才的物质、精神方面的需要等手段，对人才工作的积极性进行激发。这些激励措施包括物质激励，如工资、奖金、物质报酬等；成就激励，如工作事业上取得成功；职务激励，如晋职与职称晋升；情绪激励，如人际关系和情感等 4 个方面。

（四）一流的环境

一个优美清洁、干净舒适、温馨优雅的医疗环境，对于员工开展工作和顾客进行诊疗、休养、体检等起到很大的吸引作用。按照高起点规划、高标准建设、高效能管理，全面落实硬化、绿化、亮化、美化、净化的各项任务，制订严格的医院环境卫生管理制度，并落实到每位环卫人员身上。同时要求医护人员加强医疗卫生意识，提升医院形象，提高医院品位，努力为就医人员提供一流的诊疗休养环境。

（五）一流的管理

管理是为了更好地经营，管理必须以经营为中心，管理是为经营服务的。许多投资者可能难以对医疗和管理 2 个行业兼通，因此，必须借助专业的医疗管理人才或医疗管理机构来规划医院经营管理。对于医院管理而言，管理是基础，经营是主导；管理是手段，经营是目的；必须按现代医院制度进行医院管理，按 ISO9001、JCI 等国际质量认证手段进行医院质量建设，提高服务质量、管理水平和吸引院外顾客就诊。对于境外商业医疗保险定点单位的遴选条件，首先是通过 ISO9001、JCI 认证，这样可以保证医疗质量的持续改进和出现问题可以追溯。

医疗机构发展最主要的是内涵，医疗服务质量是内涵发展的核心。同时，提高医疗服务质量能减少纠纷和事故，树立良好的行业形象，实现这些目标，管理起到至关重要的作用。

第二节　现代医院运营管理

医院运营管理是对医院运营过程的计划、组织、实施和控制，是与医疗服务创造密切相关的各项核心资源管理工作的总称。简单地说，运营管理就是一套帮助医院实现人、财、物三项核心资源精益管理的一系列管理手段和方法集。

一、找准医院当地医疗市场经营定位

孙子说："知己知彼，百战不殆。"没有对当地医疗市场的深入调查和科学分析，妄谈医院经营方略必定是盲目的和低效的。对于市场调查分析可以从四个方面着手。

一是分析区域疾病谱的构成，重点查清常见病、多发病的病种及发病率。

二是分析区域现有医疗机构的学科情况，重点分析哪些学科已经发育成熟且地位稳固，哪些学科还很幼稚或者还是空白市场。

三是分析当地经济状况与人群构成，重点查清当地群众的支付能力，进入医保、民政、

残联、工会互助等人口的比例。

四是分析区域医疗市场总量和科室发育程度，重点开发有潜力科室。

现代化综合性医院（以大专科、小综合）、小综合医院建设应以门诊为主，病房为辅，加强技术业务的提升，提高住院率；医院以优良设备、优秀人才、优惠价格、特色科室和先进医疗设备、优雅环境、优质服务等品牌医院形象公示于众。

概括来说，在经营方向上，走专科、专病的发展道路；在经营战略上，选择差异化的战略战术，做别人没有的，做比别人更好的；在经营步骤上，先做"强"，再做"大"，做到"人无我有、人有我精，人精我特"。也可以先做大后做强，这种情况发生在房地产、煤炭企业和一些基金转型到医院建设和养老院建设投资后，动辄成千上万张床规模。房屋建筑、设备设施堪称一流，人才也舍得引进，但是医院投资效益达不到预期要求，主要医院管理和经营管理不能形成支撑和促进。

二、内部管理

内部管理包括内部规范管理、制度、人力资源、服务流程、财务管理、经营策略、低成本运营等。

（一）以人为本，规范管理制度

以人为本，规范管理制度就是把人当成最富有活力的、能动性的、创造性的要素。人员配置和梯队组合要与医院工作相协调。院长必须德才兼备，富于亲和力和开拓精神，必须具备调动院内外一切积极因素多快好省地建设品牌医院，更为重要的是能与时共进，审时度势，根据不断变化的医疗市场适时调整医院格局跟上新的形势。

1. 医生必须技能好、善于与顾客沟通，会做业绩。
2. 护士必须形象好、技术好、责任心强，善于向顾客推介经治医生。
3. 导医必须形象好、笑容好、责任心强，善于向顾客推介医院和经治医生。
4. 医技人员必须技能过关，责任心强，服务态度好，善于配合临床医生工作。
5. 收费员必须业务熟练，服务态度好，善于配合临床医生工作。
6. 行政、后勤人员必须能面向临床、积极配合临床、支持临床的工作。

（二）经营管理

医院的生存与发展，取决于其管理和经营的状况。如果管理得好，经营对路，医院将不断发展和壮大；如果管理得好，经营不对路，医院可以平稳过日子；如果管理不好，经营对路，医院也可以平稳过日子；如果管理不好，经营不对路，医院将不断下滑直至倒闭。

管理是基础是手段，经营是主导是目的；管理是为了更好地经营，管理必须以经营为中心，管理是为经营服务的，医院企业性质决定管理的形式，认识到这一点，才能真正地搞好医院的经营管理。

（三）信息化管理

在信息经济时代里，医院的决策必须建立在广泛的医疗信息情报收集和分析的基础上，不能单凭过去的经验武断，更不能想当然做决策。收集同行各类拔尖人才的情报；收集前沿医疗设备和医护新技术的情报；收集同行医疗机构员工福利待遇和医疗价格的情报；收集疑难病症特效秘方的情报；收集品牌医院的经营管理的情报，分析病人病种组成、病人身份组成、病人来源等。只有这样，才能知己知彼，立于不败之地。

（四）层级放大管理

医院实行分级管理就是院长主抓决策；职能部门主抓监督和执行管理；科主任、护士长主抓服务。员工对科领导负责；科领导对职能部门负责，分管副院长兼任职能部门领导对院长（总经理）负责；院长（总经理）对董事长负责；董事长对股东负责。无正当的特殊情况，决不可以越权管理。扁平化副院长管理层级可以扩大副院长权限，提高管理效率。只有这样，才能做到分工明确，管理有序，才能充分发挥各级领导作用，产生巨大的层级管理、共鸣管理效应。

三、营销主题

营销主题定位为现代化综合性医院技术、住院条件、价格定位。

（一）医院营销理念塑造

1. 以人才技术管理为中心　医院不但设备精良，技术精湛，而且掌握技术的人员对技术更是一丝不苟，确保诊疗无差错。

2. 以诚信经营为基石　医院提供优质高效技术服务、生活服务；提供药品耗材质高价低，不会经营假冒伪劣物资供应，确保提供的各项服务经得起市场检查和时间检验。

3. 以学习创新为动力　医院营造学习创新氛围，积极引进国内外先进的成熟医学诊疗技术，始终保持同级医院和所在区域医疗技术领先。

4. 以竞争激励为平台　医院积极开展优质服务竞赛活动、医疗安全评比标兵，客户满意率评估等活动，让客户体会到医院开展的各项竞争激励与自己息息相关，提高他们的参与意识。

5. 以优质服务为根本　医院的优质服务，最核心的是对医疗技术服务的满意程度，在确保医疗安全的基础上，减少住院时间、加强合理用药和合理检查，尽量减少病人自费就诊费用。

6. 以制度建设为保障　医院制订各种保障客户权益的规章制度，要与国家现行法规一致，要真正让客户了解，自觉应用，形成医患之间互相监督、互相促进氛围。如确保病人对医疗过程知情权，就需要向病人本人公开病历，这就需要对现有工作流程、组织架构、管理制度进行系统梳理，还要认真执行，才能让病人知情告知权利得到维护。

7. 以低耗高效为目标　医院经营只选对的不选贵的，一切从用户出发，从就诊医生、药品物资、设备检查检验等选择上，尽量用本地的、国产的，减少客户不必要的支出。

（二）最终达到理想的境界

1. 精干高效的领导　医院领导岗位职责清晰、工作范围明确，熟悉医疗流程，医院各项工作有条不紊，病人接受的医疗服务过程，如行云流水一样自然，感觉不到医院领导干预，才是医院管理最高境界。

2. 团结协作的部门　医院流程清晰、各部门协调有序，无推诿、指责情况发生，让客户体会到是一个团结协作的医院在为其提供服务，提高对医院的信任。

3. 竞争合作的员工　医院各部门分工不同，对待病人诊疗目的相同，想客户所想，急客户所急，让客户体验到各部门的竞争合作，感受到医疗安全的保障。

4. 上下齐心的医院　医院管理有序、厚德仁心的文化氛围浓厚，让客户治病有信心，休养受鼓舞。

5. 医患和谐的局面　实行客户医疗过程公开知情告知制度、知情评价医院及医务人员等，使医务人员与病人关系和谐，减少猜忌和投诉。建立爱心基金，实行对无助无主危重病人的先抢救后收费或免费制度，提高病人信任，呼唤社会爱心。

四、品牌定位

品质（牌）定位包括大众医院（贵族医院、中低端医院）、建立优秀人才队伍，健全科室。

（一）医院竞争力的核心

医院竞争力的核心是医疗质量，医疗质量的核心是学科建设，学科建设的核心是技术人才。因此，能建立一支优秀的人才队伍，从而健全相应的学科，关系到医院经营的成败。

（二）人才队伍的建设

一靠吸纳，二靠培养。吸引人才并留住人才，需要合理的待遇、事业的平台和融洽的氛围，三者有机的结合，光靠待遇留人是远远不够的。而培养人才既要有战略眼光，也还要舍得投入，从长远来看，民营医院的人才队伍建设应当主要依靠自己培养，而不是主要依靠挖别人墙脚。

民营医院当前在人才方面存在问题比较多，退休医生占相当大的比例，中年技术骨干缺少。所以核心技术人员要稳定，年轻人技术培养，成本降低，人员稳定，经营稳定。

五、服务定位

服务定位包括诚信、务实、创新、进取。

（一）医院文化先导

没有自己文化理念的医院是没有"灵魂"的医院，没有凝聚力的集体是乌合之众，是没有战斗力的。因此，要想长久地经营好一所医院，必须有意识地营造属于自己的、独特的医院文化理念。

（二）医院文化提炼

从四个方面着手，再根据主要领导的个人气质和文化背景，逐步形成不同于他人的"个性"。

一是创新，要有超前的理念、远见的谋略和成功的实践；二是进取，要有不懈地追求、不断地探索和持续地发展；三是诚信，要有对事业的忠诚、对客户的守信和对社会的奉献；四是务实，要有负责的态度、扎实的作风和完美的效果。

六、营销定位

营销定位包括精心开展营销策划，建立良好客户关系。

（一）全院及全员营销

从广义来讲，医院经营管理的各个方面都与医院营销有密切关系，但从狭义来理解，医院营销的实质就是吸引病人，扩大业务；在短期内快速扩大医院影响，迅速打开局面；长期稳定地吸引一大批忠实客户。

第一，建立全院营销机制，配专业营销策划人员，组建营销队伍，以医院特有的营销战略和营销方法进行培训，并制订有效的营销绩效考核奖励办法。

第二，制订全院营销计划，明确营销的重点、主要的途径与方式、投入的经费预算、所要达到的目的等。

第三，精心组织实施。需要高度重视病人客户关系的管理，病人到医院来了，这仅仅是营销工作的第一步，如何做到让病人再来，并把亲朋好友等带来就诊，为我们宣传，才是我们要营销的最高境界。

第四，要充分发挥和调动专科及全员人员营销的积极性，使用专业营销人员的绩效考核奖励办法奖励医院所有人员，形成全员营销氛围。为每个人制作名片、鼓励与客户建立微信群、交朋友，形成医院忠诚客户群。

（二）客户营销方略

1. 电话、网络等营销。利用网页、APP 等手段，让客户知晓和增加客户黏着度。
2. 登门拜访、电话回访、上门回访等方式，建立客户联系。
3. 用各种公益活动和专项活动，形成提升医院及科室品牌与价值。

4. 积极参加医联体、医共体建设，支持镇级（医院、门诊、诊所）业务建设，推广提升医院重点科室优势、技术、服务。

5. 医院及社区广告宣传栏，进行健康宣教，提升医院知名度等。

（三）运营阶段划分

1. **切入期** 进入社区、企业、医疗卫生单位为活动中心、领导者、提高医院知名度。

2. **成长期** 广告资料宣传让客源对医院的了解。

3. **成熟期** 开展（大 中 小）型活动等，增加医院的实力与文化、技术交流、学术交流。

4. **持续期** 与企事业单位、公司、学校持续对接，提高医院的名誉度、技术实力、品牌实力和服务优势。

5. **衰退期** 寻求新的方案、资源，服务好老的客源（患者）。

（四）实施营销方案与控制

1. **内部**

（1）建立内勤（电话营销、网络、客服）小组。

（2）建立外勤（公关）小组。

（3）制订年、月、周、日计划。

2. **外部** 医院的建设和发展单靠院内的力量还不够，还要争取院外的支持。搞好公共关系的目的是调动院外一切积极因素支持医院的建设和发展。因此，必须在卫健局、医保局、民政局、残联、120指挥中心、新闻界、同行、城管局、公安局、各级政府、街道办、居委会、工厂、学校、社会团体、公司、企业等发展和建立自己的关系网，这样才能有利于把医保、工伤保、劳工保、交通保、社康中心、工厂企业健康体检等业务建立和发展起来。

（1）友情链接、媒体和企事业单位。

（2）通过各镇医院、门诊、诊所、增加品牌与客源（患者）。

（3）外勤公关营销人员，收集客源对医院认可，反馈信息。

（4）以大、中小型活动和公共场所宣传，增强效果。

（5）向政府靠拢，以公司名义等。

（五）营销成本核算及绩效管理

1. 交通工具、交通费、话费等。

2. 业务员底薪加提成、另加超额完成提成增加。

3. 体检为阶梯式提成、点数根据实际情况决定。

4. 业务员分区、分科执行、定量执行、每月考核成绩、奖罚分明。

第三节　提高医疗保险客户服务能力

通过优化就医流程、提高专科诊疗水平、提升诊疗效率，全面提升全民健康保险客户和高端客户的服务水平。

一、为基本医疗保险客户提供基本医疗服务

（一）基本医疗保险类型

1. 城镇职工基本医疗保险　按照《国务院关于建立城镇职工基本医疗保险制度的决定》（国发 44 号）的规定，城镇所有用人单位，包括企业（国有企业、集体企业、外商投资企业、私营企业等）、机关、事业单位、社会团体、民办非企业单位及其职工，都要参加基本医疗保险。这就是说，必须参加城镇职工基本医疗保险的单位和职工，既包括机关事业单位也包括城镇各类企业，既包括国有经济也包括非国有经济单位，既包括效益好的企业也包括困难企业。这是目前我国社会保险制度中覆盖范围最广的险种之一。

但对乡镇企业及其职工、城镇个体经济组织业主及其从业人员是否参加基本医疗保险，国家明确由各省、自治区、直辖市人民政府确定。这主要是考虑到对这部分人群管理的状况和医疗保险本身的特殊性。如果硬性纳入基本医疗保险，而管理能力又跟不上，则有可能导致医疗费用支出控制不住，增加基金超支的风险。

2. 城乡居民基本医疗保险　我国现行社会养老保险体系分为：一是企业职工基本养老保险其参保对象是就业人员和自谋职业者；二是新型农村社会养老保险其参保对象为农村居民；三是城镇居民社会养老保险其参保对象是城镇非从业居民。根据《国务院关于开展城镇居民社会养老保险试点的指导意见》（国发〔2011〕18 号）第十二点规定有条件的地方，城镇居民养老保险应与新农保合并实施。全国已经完成城镇居民养老保险与新农保合并实施，就统称为城乡居民社会养老保险，统一划归医疗保障局管理。

劳动和社会保障部《关于贯彻两个条例扩大社会保障覆盖范围加强基金征缴工作的通知》（劳社部发〔1999〕10 号）规定，农民合同制职工参加单位所在地的社会保险，社会保险经办机构为职工建立基本医疗保险个人账户。农民合同制职工在终止或解除劳动合同后，社会保险经办机构可以将基本医疗保险个人账户储存额一次性发给本人。

2019 年 3 月 25 日，国务院办公厅公布《关于全面推进生育保险和职工基本医疗保险合并实施的意见》，推进两项保险合并实施，实现参保同步登记、基金合并运行、征缴管理一致、监督管理统一、经办服务一体化。2019 年底前实现两项保险合并实施。

（二）建立合理负担的共同缴费机制

基本医疗保险费由用人单位和个人共同缴纳，体现国家社会保险的强制特征和权利与

义务的统一。医疗保险费由单位和个人共同缴纳,不仅可以扩大医疗保险资金的来源,更重要的是明确了单位和职工的责任,增强个人自我保障意识。这次改革中国家规定了用人单位缴费率和个人缴费率的控制标准:用人单位缴费率控制在职工工资总额的 6%左右,具体比例由各地确定,职工缴费率一般为本人工资收入的 2%。

1. 建立统筹基金与个人账户 基本医疗保险基金由社会统筹使用的统筹基金和个人专项使用的个人账户基金组成。个人缴费全部划入个人账户,单位缴费按 30%左右划入个人账户,其余部分建立统筹基金。个人账户专项用于本人医疗费用支出,可以结转使用和继承,个人账户的本金和利息归个人所有。

2. 建立统账分开、范围明确的支付机制 统筹基金和个人账户确定各自的支付范围,统筹基金主要支付大额和住院医疗费用,个人账户主要支付小额和门诊医疗费用。统筹基金要按照"以收定支、收支平衡"的原则,根据各地的实际情况和基金的承受能力,确定起付标准和最高支付限额。

3. 建立有效制约的医疗服务管理机制 基本医疗保险支付范围仅限于规定的基本医疗保险药品目录、诊疗项目和医疗服务设施标准内的医疗费用;对提供基本医疗保险服务的医疗机构和药店实行定点管理;社会保险经办机构与基本医疗保险服务机构(定点医疗机构和定点零售药店)要按协议规定的结算办法进行费用结算。

4. 建立统一的社会化管理体制 基本医疗保险实行一定统筹层次的社会经办,原则上以地级以上行政区(包括地、市、州、盟)为统筹单位,也可以县为统筹单位,由统筹地区的社会保险经办机构负责基金的统一征缴、使用和管理,保证基金的足额征缴、合理使用和及时支付。

5. 建立完善有效的监管机制 基本医疗保险基金实行财政专户管理;社会保险经办机构要建立健全规章制度;统筹地区要设立基本医疗保险社会监督组织,加强社会监督。要进一步建立健全基金的预决算制度、财务会计制度和社会保险经办机构内部审计制度。

这些内容基本上确定了新的城镇职工基本医疗保险制度的大致框架,奠定了将来统一全国制度的基础,便于各地在制订改革方案时有所遵循,同时也给各地留下了因地制宜做出具体规定的空间。

(三)定点医疗及费用报销提供医院竞争机遇

1. 定点医疗机构选择机遇 根据劳动保障部等部门《关于印发城镇职工基本医疗保险定点医疗机构管理暂行办法的通知》(劳社部发 14 号)的规定,参保人员在获得定点资格的医疗机构范围内,提出个人就医的定点医疗机构选择意向,由所在单位汇总后,统一报送统筹地区社会保险经办机构。社会保险经办机构根据参保人的选择意向统筹确定定点医疗机构。

除获得定点资格的专科医疗机构和中医医疗机构外,参保人员一般可再选择 3~5 家不同层次的医疗机构,其中至少应包括 1~2 家基层医疗机构(包括一级医院及各类卫生院、门诊部、诊所、卫生所、医务室和社区卫生服务机构)。参保人员对选定的定点医疗机构,可在 1 年后提出更改要求,由统筹地区社会保险经办机构办理变更手续。

医院每年在客户选择定点医院时，集中宣传医院优势，争取增加客户签约数量，扩大医疗市场。

2. 提供医疗费用报销便利　根据劳动保障部等部门《关于印发城镇职工基本医疗保险定点医疗机构管理暂行办法的通知》（劳社部发 14 号）规定，参保人员应在选定的定点医疗机构就医，并可自主决定在定点医疗机构购药或持处方到定点零售药店购药。除急诊和急救外，参保人员在非选定的定点医疗机构就医发生的费用，不得由基本医疗保险基金支付。因此，职工如患急病确实来不及到选定的医院医治，自己到附近的医院诊治，持有医院急诊证明，其医药费用，可由基本医疗保险基金按规定支付。

医院应该通过医院信息系统为客户正常就诊和急诊报销提供方便，尽量做到直接报销，吸引客户，尤其是吸引急诊客户就医。

3. 提高区域协同医疗体系服务份额　国家建立区域协同医疗体系，提供人口流动性增加后，在异地选择医院、选择医生和异地实时结算权利和便利。医院应该抓住这个吸引客户的机会，提高医院医疗工作数量和质量。

二、为商业医疗保险客户提供个性化服务

商业医疗保险（insurance for medical care）是医疗保障体系的组成部分，单位和个人自愿参加。国家鼓励用人单位和个人参加商业医疗保险。是指由保险公司经营的，营利性的医疗保障。消费者依一定数额交纳保险金，遇到重大疾病时，可以从保险公司获得一定数额的医疗费用。

（一）保险种类

随着医疗体制改革，各大保险公司的商业医疗保险险种也顺应形势，逐渐多了起来。下面对医疗保险险种做了简要概括。

1. 普通医疗保险　是医疗保险中保险责任最广泛的一种，负责被保险人因疾病和意外伤害支出的门诊医疗费和住院医疗费。普通医疗保险一般采用团体方式承保，或者作为个人长期寿险的附加责任承保，一般采用补偿方式给付医疗保险金，并规定每次最高限额。

2. 意外伤害医疗保险　负责被保险人因遭受意外伤害支出的医疗费，作为意外伤害保险的附加责任。保险金额可以与基本险相同，也可以另外约定。一般采用补偿方式给付医疗保险金，不但要规定保险金额即给付限额，还要规定治疗期限。

3. 住院医疗保险　负责被保险人因疾病或意外伤害需要住院治疗时支出的医疗费，不负责被保险人的门诊医疗费，既可以采用补偿给付方式，也可以采用定额给付方式。

4. 手术医疗保险　属于单项医疗保险，只负责被保险人因施行手术而支出的医疗费，不论是门诊手术治疗还是住院手术治疗。手术医疗保险可以单独承保，也可以作为意外保险或人寿保险的附加险承保。采用补偿方式给付的手术医疗保险，只规定作为累计最高给付限额的保险金额，定额给付的手术医疗保险，保险公司只按被保险人施行手术的种类定额给付医疗保险费。

5. 特种疾病保险　以被保险人患特定疾病为保险事故。当被保险人被确诊为患某种特定疾病时，保险人按约定的金额给付保险金，以满足被保险人的经济需要。一份特种疾病保险的保单可以仅承保某一种特定疾病，也可以承保若干种特定疾病。可以单独投保，也可以作为人寿保险的附加险投保，一般采用定额给付方式，保险人按照保险金额一次性给付保险金，保险责任即终止。

（二）报销范围

商业医疗保险主要有住院津贴型和费用报销型，前者保险公司以每天固定金额，对被保险人住院治疗期间损失进行补偿，此类产品不与社保或其他类别的商业医疗保险重复，是上佳选择。

商业医疗保险只对承保对象实际产生的医疗费用提供报销，而不同的商业医疗保险其报销范围是不同的。费用报销型险种，可报销住院医疗费用，但报销范围不同产品有不同规定。部分商业医疗保险的保险合同规定，实际医疗费用须在社保报销范围内才能报销。

若已从社保或其他社会福利机构取得赔偿，保险公司仅给付剩余部分，社保不能报销的（进口药、特效药、特护病房等），此类商业医疗保险同样不能报销，其作用仅在于对社保报销后，对需按比例自负的部分进行赔偿。而部分商业医疗保险则规定，只要是实际发生的合理费用，都可按比例或在一定免赔额后，得到保险公司赔偿。

（三）商业医疗保险与基本养老保险区别

1. 两者属性不同　商业医疗保险是人寿保险公司运用经济补偿手段经营的一种险种，是社会经济活动的一个方面，是由保险人与投保人双方按照自愿原则签订合同来实现的，人寿保险公司可以从中赢利。而社会医疗保险是国家根据宪法规定，为保护和增进职工身体健康而设立的一种社会保障制度，是国家或地方通过立法强制执行的，不取决于个人意志，同时作为一种社会福利事业具有非营利性质。

2. 保险对象和作用不同　商业医疗保险以自然人为保险对象，其作用在于当投保的公民因意外伤害或疾病而支出医疗费用时，可获得一定的经济补偿以减轻损失，而不是为了保障被保险人的基本生活，也不具有维护社会公平的作用，社会医疗保险主要以劳动者为保险对象，当劳动者因患病就医而支出医疗费用时，由社会保险部门或其委托单位给予基本补偿，有利于社会安定和维护社会公平，实际上是国民收入再分配的一个方面。

3. 两者权利与义务对等关系不同　商业医疗保险的权利与义务是建立在合同关系上，任何一个有完全行为能力的公民或法人，只要与保险公司自愿签订保险合同并按合同规定缴纳了保险费，其本人或成员就能获得相应的保险金给付的请求权，保险金额的多少取决于所缴保险费数额的多少，即保险公司与投保人之间的权利与义务关系是一种等价交换的对等关系，表现为多投多保，少投少保，不投不保。而社会医疗保险的权利与义务关系建立在劳动关系上，只要劳动者履行了为社会劳动的义务，就可以享受社会医疗保险待遇，有时为了便于用经济手段进行管理，增强劳动者的费用意识，要求缴少量保险费，但他们所领取的保险给付金与所缴纳的保险费数额并不成正比例关系，即权利与义务关系并不对等。

（四）商业医疗保险的医院竞争机会

1. 商业医疗保险是医疗基本保险的重要补充　按病种和基本医疗人头保险，商业保险作为补充付费实验正在进行中。从人的全生命周期所罹患疾病，是什么疾病就有规定的治疗方法和报销费用，不应该有医院等级和区域差别；基本医疗保险数额与个人工资基数相关，所以用人头费描述，缴纳的多保付的就多。

随着生活水平的提高，人们对生命的重视和防范医疗风险意识的增强，参加商业医疗保险的人群和保险的病种、医疗项目不断增加，已经成为基本医疗保险的重要补充。

2. 向商业保险客户提供个性化服务　商业医疗保险是补充医疗保险的一部分，可以使客户发生需要医疗保险的情况时得到及时的管家式服务，尤其是在外企和来华工作的外国人，参加商业医疗保险比较普遍，医院应该积极拓展这项业务，提高医院服务品位和影响，获得高额收入。

第四节　无假日医院服务模式

医院全天候服务模式是医院管理景明模式特征之一。其设计思路就是要实现顾客在医院、在任何时间、任何病情均可以无障碍地获得及时诊疗服务和生活服务。具体内容主要为医院无假日、就诊无门槛、联合体互助、信息化共享等多维服务模式。

一、无假日医院概念

（一）无假日医疗

全院实行每周 40 小时工作制，除每周固定学术或例会活动时间外，各二级学科主任、病区主任自主安排本单位人员上班和轮休时间。全院人员实行弹性工作时间，攒出的时间用于节假日诊疗，如门诊、检查检验、住院、手术等所有正常医疗服务，不加收任务费用。

（二）医院运营管理

按照医院工作的客观规律，运用管理理论和方法，对全院人力、财力、物资、物业、信息、时间等资源进行计划、组织、协调，充分发挥资源整合运行功能，"实现人停机不停、医院无假日、员工轮流休"，获得医院发展社会效益、经济效益等。

二、无假日服务模式产生背景

（一）当前医院面临现状

从当前医院所处的环境来看，医疗市场竞争非常激烈。对医院最大的冲击莫过于外部市场与政策环境的改变，以及与之相应的宏观管理体制与微观运行机制的改革。使转型期的医院呈现出既要满足社会效益的行业目标，又要满足经济效益的企业目标。医疗行业的产业化经营已初步形成，无论是公立医院还是民营医院，都不可能将国家财政作为行业经营的资金保障。相反，在同样条件下，一些医院获得快速发展，说明医院运营管理至关重要。

假日经济最早在旅游业兴起，国家旅游局通过休长假的方式促进旅游消费，很好地促进旅游业发展。医疗市场竞争虽然激烈，但受国家干部行政序列观念和以医疗为中心管理理念等影响，认为医疗行业节假日休息天经地义。国家规定节假日加班发几倍工资补贴，但又不允许对节假日医疗卫生服务按节假日服务收费，不能形成时间、经费、运行机制保障。

（二）推行无假日医院的可行性

长期以来，全国所有公有制医院（包括军队医院），沿袭企事业实行每周双休和重大节日放长假的工作习惯，实行法定节假日放假休息制度，使正常的医疗工作，以法制形式中断。虽然，医护人员也有享受假期的权利，但医院毕竟属于大众服务行业，疾病发生时间的不确定性和医疗护理的连续性，决定了医务人员在假期都要轮流值班，休一个完整假期简直就是奢望。合理弹性安排时间，适当增加人员设置，允许节假日医疗卫生服务可以按节假日收费，或可提供物价保障。

由于疾病的发生具有不确定性，随机性、风险性和进展速度的不可控性，不会只在平时有医生上班时才"预约"患病，节假日期间罹患疾病概率和就医要求比平时更多。"病来如山倒"，人们一旦患病，就盼望能得到及时的治疗，但医院放长假，却通常难遂人愿。随着生活节奏的加快，不能在工作日抽时间来看病的人群逐渐增多，节假日期间民众的实际医疗服务需求要比平常更高，对于开设全方位无假日医疗的需求也越来越迫切。

笔者曾在周末实地考察了深圳几家医院，所见就诊人员排队很长，大部分为年轻人员，还曾以为是进行招工或征兵体检。经过了解，原来是这个年轻城市的特有现象，这些上班族平时没有时间看病，利用短暂的节假日诊疗疾病，所以排起了长队。如果生病了又离不开工作岗位，而休息日医院又"休医"，病人就得不到及时方便的就诊检查和治疗。在传统运行模式下，民众节假日就医难题始终十分突出。以病人为中心，是大力推行全方位无假日医疗运行改革的内在动力。

医院实行全方位无假日运行模式是实现资源使用效能最大化的重要途径。在全年118个法定节假日，合理安排调整医院人力、设备、时间，医院也可以像旅游局一样获得节假日经济回报。目前大多数医院只有急诊科正常运行，总体上人员、设备、床位、建筑等资源的节假日都处于极低的怠速运行状态。谁能使自己掌握的有限资源以明显高于竞争者的平均利用率运转，就掌握了竞争与发展的主动权，实行医院无假日运行，可以使医院总体效率效益显著增长。

无可置疑，医疗行业是一个服务业。医院作为具有公益性的福利卫生事业单位，救死扶伤，为病人提供医疗卫生服务需求是医院应尽的责任。医院推行全方位无假日医疗服务，是主动适应市场,病人有需求,医院有效益,这将是一个双赢的结果,同时具有很好的社会效益,可以有效缓解看病难问题。

有人会说,无假日医院很残忍,剥夺了医护人员的休息权利,通过实践,反而可以确保大多数医护人数休足假期或通过弹性上班攒时间,积累假期休长假。

三、无假日医院运行模式

(一)运行前市场调查

国家卫健委曾对 1000 位病人的问卷调查表明,60% 的人愿意选择在节假日(包括周六、周日及长假)前往医院就诊,20% 的病人则会在节假日进行中医中药的调理。医院经过几年的调查问卷分析发现,假日就诊的病人主要有以下几类:一是趁着长假陪老人前来看病的,二是假日带着孩子来看病的,三是上班一族平日没时间趁着假日来做体检的,四是一些外地病人利用假期专程来大城市看病兼旅游购物的,也有些慢性病患者选择长假来做手术。

医院向全院医务人员发出问卷调查。调查结果显示:65% 的人支持实行全方位无假日医疗;25% 的人认为继续按过去的办法,只在周六与周日上午在少数科室开设门诊;10% 的人反对在假日开设门诊,认为医院也应与其他行业一样,实行 5 天工作制,除急诊室外,医生也应同样享有法定假日的权利。

(二)做好筹划

医院要坚持"以患者为中心"的价值理念,引进先进的激活节日经济的经营管理技术和方法,打破原有传统固有运行模式,积极研究探讨以适应人们基本医疗服务需求的全方位无假日医院运行服务管理模式,制订新的门(急)诊管理规定、手术管理规定、节假日核算与分配管理规定等配套文件,确立具体实施方案,召开动员大会,广泛宣传,要求医疗质量管理和专业治疗技术水平比平时不能降低,坚持合理检查、合理用药、合理收费,提供更加方便、快捷的优质服务。

(三)具体操作方法

使全年所有科室每日向社会提供正常的医疗服务,夜间急诊室为载体,以急救中心为基地,以二级科为医疗派出单位,提供高水准的急救及常规医疗服务。

全院实行每周 40 小时工作制,除每周固定学术活动时间外,各独立运行科室领导自主安排本单位人员轮休"节假日"。法定节假日(星期六、星期日,清明、五一、中秋、国庆、元旦、春节)期间,所有一线科室,包括门诊、急诊、临床、手术及所有辅助检诊科室都必须正常运行,在病人流量明显偏少时,可适当减少在岗人数,但不准减少所开展的诊疗项目;机关、职能科室、物业服务单位必须提供满足全院医疗工作各种需要的管理、保障服务。达到最大限度地满足病人就医，激活假日经济，充分挖掘床位资源利用潜力，全面提升医院运行效率和服务质量。

医院推行无假日医院的同时，通过授权主任、护士长安排班次的权利，合理排班、调休，确保员工休假权利。要做到以月为单位，以每周 40 小时为周期进行排班，允许调班、攒假，让员工有机会享受长假。

四、无假日医院成效

推行无假日医院，有效地解决病人节假日看病难问题。251 医院、西安长安医院、承德市双滦区人民医院这一做法在当地媒体争相跟踪报道。病人积极向媒体介绍节假日到医院看病的种种好处：不会和上班时间冲突，可以从从容容；因为与平时相比，病人较少，可以大大节省看病时间，有宽松的就医环境；以前因为担心后期医疗跟不上，许多病人都不愿意在放假前和周五做手术，如果医院实行全方位医疗服务，病人自然会减少很多顾虑。全年有 1/3 的时间是节假日，推行"全方位无假日医疗"不仅对病人有利，还使卫生医疗资源得到最大限度的利用，实现医患双赢。

（一）社会效益明显提高

251 医院节假日期间门诊量同比增长了 105.7%，收容量增长了 41.5%，手术量增长了 15.7%，地方医疗收入增长了 72%，极大方便了驻地群众和官兵节假日就医。

（二）资源潜能被充分激活

251 医院实行全方位无假日医疗管理模式后，节假日期间每编制床位的医疗收入同比增长了 101%，每万元医疗设备地方医疗收入增长了 62%，在职医务人员的工作效率提高了 20% 以上。医院在房屋、设备、床位、人员基本上没有增加的条件下，1 年中门诊量增加了 42%，出院量增加了 39.4%，手术量增加了 26.3%，医疗收入增加了 50.1%。

五、无假日医院面临的问题

医院通过媒体采访和运行中了解到，部分病人对医院全面推行无假日医疗存在种种疑惑担忧，认为假日看病不方便是市民假日不到医院的"病根"，不到万不得已他们不愿意选择节假日看病，愿意在工作日到医院看病，虽然请假十分不便，但因为平日医院各科室技术力量较全，看起病来放心，所以不得不这样；有的认为，医院只有先重视"无假日医疗"，把节假日的医疗服务安排得和平日一样，病人才会打消原先节假日看病的种种顾虑；也有的认为，假日就医不放心，一方面担心医院派些资历浅的医生来充数。同时，一些特殊检查项目医院在节假日期间并不开放；许多热心病人提出了一些减少医院负担、提高医务人员积极性的途径，如轮休、提高节假日挂号费、节假日加班多发工资等。也有少数医院员工反映，长期实行无假日期间的门诊量还是偏低，医院无论是人员安排上还是设备耗损上，都有些难以承受。"无假日"在给病人带来方便的同时，也使得部分医院正面临着勉强维持的尴尬。

针对以上问题，作为一个医疗服务性行业，提供方便、快捷的卫生服务需求是医院应尽的责任，并不是单纯追求经济效益。医院推行实行全方位无假日医疗，也是有效缓解群众看病难问题的重要举措。

医院对员工进行正确的价值观导向教育，从医院是服务行业、具备企业性质，医院发展资金只能靠医疗市场竞争获得，要自觉克服无假日医院运行与家庭成员休假不同步困难；同时建立健全绩效激励机制，合理配置资源，提供全方位运行机制保障。

医院无假日运行，需要医院、医务人员的支持，需要员工家属的理解，需要顾客的了解和配合，尤其是在没有节假日收费保障的情况下，医院践行节假日"所有诊室全部开放、所有检查经营项目全部开展、所有费用不另加收"承诺，需要就医观念、服务理念转变，需要运行机制的保障。

第五节　"无门槛"急诊医疗服务

一、"无门槛"急诊医疗服务基本概念

传统"以医疗为中心"的急诊管理模式，对病人设置了病情程度、就诊时间、增加收费等门槛限制，未达到门槛要求医院不给予接诊，"无门槛"急诊是针对传统急诊模式而言，带有强调意味。"无门槛"急诊是以病人为中心的急诊管理模式，病人根据病情和自身就医需要，随时都可到急诊科就诊，无病情程度门槛、无急诊时间门槛、无急诊增加费用门槛。

（一）急诊标准"无门槛"

病人到急诊科看病时，病种病情的准入标准不设限，即不管病情轻重缓急均可随时到急诊科就诊。

（二）急诊时间"无门槛"

急诊接诊、出诊、检查检验、输液、购药和咨询服务的时间无限制，提供全天候服务。

（三）急诊费用"无门槛"

急诊挂号费和各种诊疗、检验检查的急诊不增加收费，与平时收费一样。

二、"无门槛"急诊医疗服务研究背景

(一) 传统急诊诊治服务

传统急诊科对急诊诊治范围具有特定的要求。现行急诊范围标准：①急性损伤，尤其是复合损伤、骨折和关节脱臼等；②急腹症；③高热；④大出血（包括消化道出血、大咯血等）；⑤严重心律失常、心绞痛、心肌梗死、心力衰竭等；⑥各类休克；⑦急性中毒（包括食物中毒、药物中毒、气体中毒和蛇咬伤等）；⑧急性呼吸道阻塞，气管异物；⑨昏迷、抽搐者；⑩脑血管意外；⑪烧伤、电击伤、溺水、自杀（包括有严重自杀倾向时）、中暑等；⑫阴道大出血、临产、流产；⑬急性尿潴留；⑭急性视力阻碍、眼外伤、眼内异物；⑮严重急性皮炎；⑯严重急性口腔炎症、拔牙后出血、下颌关节脱臼等；⑰疑诊急性烈性传染病；⑱医师认为其他符合急诊抢救条件者。

以上对急诊范围标准设定，实际是人为设定的急诊门槛，但人体是一个有机整体，个人对疾患耐受程度存在很大差异，不能达到急诊范围的疾病，不能博得医务人员的同情、不能"享受"急诊待遇。随着医学模式的改变，病人对医疗需求增加，对健康既有生理也有心理要求，只要病人认为是"急诊"的，我们就应该按急诊接待，不但提供 8 小时以外服务，还要提供 24 小时急诊医疗服务。

(二) 实行"无门槛"急诊医疗服务可行性

近年来，随着城市人口的迅速膨胀，城市化的快速发展，人们对急诊医疗需求持续增加，对急诊科急性疾病的诊治水平期望也越来越高。虽然国内医院急诊医疗体系和服务质量得到明显改善，院前急救人员已经具备基础生命支持等基本技能，几项重要指标（如医院内分诊、加强心脏生命支持、创伤处理等）也有明显提高，大多数急诊科有成熟的急诊管理体系。但传统急诊就医模式，对病人疾病的标准、程度、时间都有限制，一般的医疗服务不在急诊范畴，病情达不到标准不能挂急诊，正科时间不能挂急诊。如一外科诊室病人，正科时间行手指皮肤切割伤清创缝合手术，在晚上洗漱时不慎被水浸湿伤口，需要换药和重新包扎，但却遭到传统模式下的急诊科拒医，导致病人投诉。传统模式的急诊，在时效上难以保证。严重背离了医院"救死扶伤和人道主义"的根本宗旨，是与以病人为中心的现代服务理念相矛盾的。创建全天候"无门槛"急诊医疗服务，正是想人们之所想、急人们之所急的人性化服务理念。

三、"无门槛"急诊医疗服务运行方法

(一) 做好员工思想动员

大部分医院相继推行了全成本核算绩效管理办法，实行全天候"无门槛"医疗，务必

会影响到少数科室短期的经济利益，也会影响到员工工作的积极性，因此要对全院人员进行思想动员，用共同的价值观导向引导他们，确立为病人服务是医院建设发展的根本方向，为民服务是医院应尽之责。

（二）医院现行急诊服务模式

我国目前各医院急诊科运行模式大致可分为通道型、半自主型（以内科为主）和自主型（内、外科共同发展）3 种模式。

第一种模式为通道型，其主要功能是对急诊病人做一般急救处理后，迅速转送到各专科病房，急诊科医护人员缺少对危重病人诊治全过程观察和实践场所，限制了急诊医护人员技术水平的进一步提高。

第二种模式为半自主型，以内科为主，为急诊内科创造了较好的条件，有利于内科危重病的及时抢救和急诊内科医疗水平的提高，但是由于不能在急诊科开展确定性手术治疗，急诊外科的发展受限，同时也局限了急诊内科的发展。

第三种模式为内、外科共同发展的自主型模式，急诊科有明显的整体优势，为急危重症病人建立了坚强的急救生命链，提高了对危重病人的抢救成功率，有利于急诊医学人才培养和急救水平的提高。

（三）建立健全相关制度

在"无门槛"急诊医疗实行之前，建立健全合理的配套制度，是新方案得以运行的关键，急诊工作 24 小时连续应诊是急诊科的重要特点，因此要特别强调严格岗位责任制，包括急诊工作制度、首诊负责制度、交接班制度、抢救制度、护理制度、病例书写制度、值班制度、消毒隔离制度、留观室查房制度、出诊抢救制度、监护室工作制度、死亡病例讨论报告制度、救护车使用制度等。特别是强调坚持值班制度，不得擅离职守，实行上班签到，离开急诊室要说明去向（挂牌示意）。首诊负责制又是重要的急诊制度，首诊包括首诊医院、首诊科室、首诊医师。凡涉及他科病人应在先做紧急处理的前提下，邀请他科会诊或转科，对病情危重需转科、转院的病人要预先进行联系落实，写好转科转院病历，必要时应有医护人员护送以免途中发生意外，总之必须做到掌握转科转院指征，保证安全，事先取得联系落实者方可转诊。急诊制度的有效执行，为全面推行"无门槛急诊"运行机制创新提供制度保证。

（四）无门槛服务模式具体操作方法

全天候"无门槛急诊"的运营模式是对医院现行急救工作、服务流程再造和管理模式的改革，通过急诊"三无"管理，充分体现了以人为本的人性化服务理念。急诊标准无门槛：一切以病人为中心，不分病情轻重缓急，只要到急诊科就诊，即按"急诊"对待。急诊时间无门槛：提供全年365天急诊、接诊和出诊服务，随时满足病人需求。急诊费用无门槛：检查检验及各种诊疗都不加收急诊费。急诊过程人性化："只有与时间赛跑，才能拯救患者。"无门槛急诊要求接到急救电话后，医务人员和救护车在 3 分钟内出发，返回时提前通知急救中心值班员完成病人的挂号、检查检验申请、手术前准备等工作。对脑出血、脑梗死、心肌梗死等病人，会同专科医生及相关科室提供 6 小时内超早期专科急救服务；对普通急诊病人实行分诊、挂号、收费等一站式服务；遇有各专科疑难病症，10 分钟内各专科值班医生到现场会诊。

四、"无门槛"急诊医疗服务成效

实行无门槛急诊服务运行的 251 医院和西安长安医院，急诊出车次数，急诊接诊，急诊抢救、收住急诊病房、收住其他专科病房例次明显增加，成功率大幅提高，急诊病房住院病人手术例次、危重病人手术成功例数增加明显。距医院 5 千米以内的出诊，10 分钟以内可到达现场。经现场急救后，转运途中死亡率降低，急诊抢救成功率为 92%。

五、"无门槛"急诊医疗服务发展趋势

在少数发达国家，卫生保健经费多用于公共卫生和预防医学。发展预防医学对急救医学的意义是减少急诊就诊病人的数量。从理想的角度出发，急诊科最好作为一个安全网络功能单位，也就是说，急诊科就诊病人数量直接反映人们的健康状况，急诊病人的数量越少，反映人们的健康状况越好。在医院工作中，急诊科接治的多是突发性的急、危、重病人，若不能及时采取有效的急救措施，就有可能导致一些可以挽救的生命丧失救治机会。为适应急救医学发展和社会的需要，全面推行"无门槛"急诊医疗，须建立完善全程急救医疗服务模式。

（一）完善绿色通道、提高抢救效率

急诊科的一切医疗护理过程均以"急"为中心，护理人员工作任务重、压力大、人数相对不足，常超负荷工作，在不增加人员的情况下，发挥护理人员的潜力，改变传统的护理模式，将护理工作变被动为主动，使病人得到全方位的护理服务。

1. 强调时间就是生命的医护理念　所有抢救工作均要有严格的时间概念，如医护人员接诊时间、抢救开始时间、进行治疗处理时间、留诊后确诊时间、转入院时间及病人死亡时间等；时间长短是评价工作效率、医护质量和管理水平的重要标志之一。

2. 合理调整布局、优化急诊流程　急诊科的布局要从应急出发，标志必须醒目、突出，便于病人及其家属寻找，要求空间开阔，便于抢救工作。急诊科护理人员相对固定，并根据不同层次、资历、经验、处理问题的能力，结合老、中、青合理搭配，护理人员合理分工，一旦抢救，按流程站位，分别及时给予心脏复苏术、气管插管、心电监护、吸氧、输液等抢救措施，使急救工作准确、及时、有序。急诊分诊由一名经验丰富的护士担任，通过简单的询问、评估以 5 大生命体征作为基础分诊标准。依据解剖、生理、病因、病情作为综合分诊标准。

（二）注重业务素质培养、提高整体护理水平

1. 学习国内外先进技术　通过参观学习、举办培训班、学历教育等形式加强业务学习。

2. 参加各种急救学术会议　并注重发展专科护士，加强应急能力、配合能力的培养。训练急救硬功，加强业务培训。

（三）开展全程优质服务活动、提高整体服务水平

护理人员在工作中应做到热情、礼貌、主动、周到，有良好的医德和献身精神。急诊科配备护理员，负责接送急救病人，陪送病人做相关的检查和急诊室车辆的管理，并给予危重病人及需要特殊帮助的病人相关的生活护理及特殊服务，由此可为医院带来很好的社会效益。

（四）加强管理、消除隐患

在医院管理中，我们要求急诊不仅要看经济效益，更重要的是看其社会效益，如抢救成功率、急症诊断准确率、监护室留观病人的确诊率、心肌梗死病人的急救死亡率、病人投诉率等。

一是抓管理。管理人员加强对每班的工作情况、重大抢救、危重病人护理的管理，做好抢救药品、仪器设备的管理，做到每班检查、登记，设专人管理，保持仪器设备性能良好，药品齐全，并定期进行检查、抽查，使护理质量得到全面控制。

二是抓隐患。加强护理人员的素质培养，提高业务水平，提供专业化的队伍和优质高效的护理服务。

三是建立良好的运行机制。管理人员要起表率作用，以身作则，关心体贴护士，倾听意见和建议，建立目标管理责任制，激发护理人员的责任感、紧迫感。

四是及时处理问题、隐患，避免差错事故发生。对就诊病人进行及时正确分类，对确实不属于急诊的一般病人，予以及时处理；属于疑难病人，积极联系相关专业，进行诊疗，不能贻误病情，对疑难重症病人，边抢救、边联系会诊；对批量抢救，及时启动批量病人抢救预案，及时救治。

综上所述，通过提高急诊科人员素质，调整结构，完善管理等一系列措施，使全天候无门槛医疗服务得以有效运行。

第十二章　现代医院全成本核算管理模式

第一节　成本核算是现代医院建设迫切需要

一、医院成本核算存在的问题

（一）成本核算与财务管理组织重复设置

按照相关的规定，医院的财务管理部门应该设立单独的成本核算部门，但是因为医院体制和制度的限制，现阶段各医院的成本核算部门，没有在财务部门统一领导下工作，而是分设炉灶，划归不同的部门或分管院长领导，有的医院成本核算部门归医务部管辖，而有的医院归后勤部管辖。这种医院的组织机构重复设置或分别设置，承担了成本核算有关的全部财务工作，而在此过程中财务部门却没有发挥其真正的主体作用，反而在医院的财务管理过程中扮演辅助的角色。事实上，财务和成本核算这两个部门是不可以独立存在的，就如同车间成本核算必然在企业财务部门领导下工作一样，否则就不能使医院的财务资源进行共享，而且还容易使部门间互相推卸责任，无法正常有效的进行工作，造成了工作人员的浪费、信息共享的壁垒。

（二）成本核算制度、内容不够健全

现行的《医院会计制度》只是对医院成本核算做了一个指导性的概述，缺乏具体的医院成本核算方案、缺乏实施细则，没有明确的操作步骤、实施方法，对实践缺乏指导意义。对医院成本核算并没有具体和明确的规定，各个医院由于核算方法的不同可能造成成本核算的结果口径有所差异，造成相互之间可比性较差。

很多公立医院的成本核算，仅是简单的对财务会计数据进行归集，成本核算流于形式，无法成为激励员工的手段，没有起到控制成本、优化投入产出比、合理配置资源、提升核心竞争力的目的。无法为有关部门制订医疗政策提供支持。造成这种问题的原因是成本核算的内容不够健全和完善。

（三）成本核算的方法比较单一

医院在进行成本核算的过程中，大部分都是为了分配绩效，测量和计算各科室的工作

量和收支情况，并没有全面细致真实的根据实际情况对项目成本、诊断成本、病种成本及目标成本等方面进行管理和核算，没有相应的规范化的、完善的成本核算方法，也没有档案资料方面的跟踪记录。医院成本核算的工作仅仅是对相关会计报表中的数据进行初步的核算，根据绩效分配制度进行再核算和再分配，这一过程忽略了诸如对医院品牌形象和知名度等隐形成本的核算，进而忽略了无形资产为医院创造的社会效益和经济效益。

（四）成本核算单元不明确

确定成本核算单元是医院开展成本核算的首要任务。《医院财务制度》将科室分为四类，分别为临床服务类、医疗技术类、医疗辅助类和行政后勤类，但在成本核算时存在以下问题。

首先，科室及编码设置不统一。医院科室比较多，相关部门科室及核算单元设置时缺乏沟通，导致科室名称在各个系统（如 HIS、财务、人事等）中不统一。医院信息系统中的科室及核算单元设置比较混乱。

其次是科室、病区合用问题。医院这类情况比较普遍，即一些科室合用一个门诊房间或一个病区，如一些专家门诊、大科病区等。在成本核算时必须将合用科室划分为若干单元。在收入划分明确的前提下，最重要的是划分成本信息，主要包括应该明确划分各科的医护人员数、病床数、材料领用、设备消耗等，对于一些实在无法明确划分的成本费用，只能按照人员数量等指标进行配比分摊。

（五）成本没有进行精确分割，造成分配大锅饭

医院是一个整体，在医院发展过程中就如同在一个相声描述五官的作用一样，机关各部、行政后勤、人事政工、医技药护、供应室、手术室、食堂等工作，离开谁，医院工作都会受影响。医院成本核算工作没有对这些部门和工作进行分门别类管理，只是简单地以普遍记工分方式，实现各类人员的成本和利益，如同"萝卜白菜一起煮"一样。要做到分类管理，把信息科、供应室、质量控制等职能工作从机关工作中分离出来，让他们通过提供随行就市服务实现自身价值；机关设置要精简，美国医院管理费用占医疗费用 7%，我国达到 20%以上，当然统计的内容口径对统计结果影响很大，但被人忽视的是，我们把不容易划分的内容和部门都去吃平均奖，包括平衡计分的考评方式，没有形成成本核算的分门别类管理和医院整个经营闭环管理，只要得到了等值计分就可以得到相应报酬，临床科室做一个阑尾炎手术的收入，直接参加的临床科室医生、手术室护士、麻醉科医生可以按比例直接分配。大多数医院是采取重复计算收入的方式，之后再用分值平衡，这会造成数据不准确，如阑尾炎手术费 300 元，会在临床科、手术室、麻醉科各计 300 元，合计就是900 元；精确分割的做法为参与各方必须在 300 元内按比例分割，如临床科室医生 45%，手术室护士 55%，手术室分配部分包含手术器械供应消毒费用，体现了供应消毒室的价值，麻醉师价值在于麻醉费的收取，不参与手术费分成。分割只能在100%内完成，医院管理费只适用于机关管理，职能部门、后勤服务都可以卖服务的方式实现自身价值。按计分方式分配成本效益是偷懒的做法，似乎轰轰烈烈，但没有触及成本效益的精细分割。

临床医生和护理病区混合核算，致使医疗与护理、临床科与医技科室工作的成本不能分割、效益也不能精确分割和计算。实现精细化管理，必须要有组织保障、HIS 支持，还要经过精细化核算倒推等大量工作。

二、成本核算景明模式探索

（一）币值考评促进医院粗放型发展

从计划经济向市场经济转型时期的医院管理，属于粗放型管理、医疗服务费用由城市公费医疗，即由病人所在单位承担。医院引入的经营管理就是奖金管理，奖励内容主要是考勤、工作态度，满意率等，达到要求的直接发放奖金，没有什么成本核算意识。粗放管理过程出现医院把高压锅、饮水杯当作药品销售的无序情况，当时医院只要有规模就会有发展，几乎没有成本核算意识和核算办法。

（二）千分制考评对成本核算重视不够

从计划经济向市场经济转型过程，公立医院发展逐渐从吃皇粮向医疗市场转化，医务人员也从单纯按单位编制、人员档案发放工资，逐渐向差额拨款，自收自支发放工资转化。从公费医疗，也即由用人单位支付医疗费向社会医疗保险支付转变，这些变化促进了医疗市场培育与发展。改革之初，企事业医院和军队医院医疗资源配置优良和仅对内部人员开放造成的资源过剩，政府医院资源配置落后、人员收入较低，医疗资源相对不足；这一时期社会医疗保险制度建设刚刚起步。

这一时期医院考评方法逐渐向百分制考评、千分制考评转变。但是考评内容主要包括纪律、学习、规范化建设、精神文明、安全、领导评议等内容，缺少成本核算内容。这一时期医院发展差异性非常明显，有的医院得到千分制考评高分，但是医院发展并没有得到促进，另外，一部分医院自觉进行成本核算管理，不但促进医院发展，员工收入也有明显增加。

这一时期部分医院开始有成本核算意识，怎么样去操作实行，医疗卫生行业还没有成功的典型经验可以借鉴。

（三）成本倒推促进医院成本核算

从单位负责报销的公费医疗逐渐向社会医疗保险付费的方式转变，包括医院员工也要求参加社会医疗保险，这对医院经营管理冲击非常大。病人过去在本行业体系内就诊，现在增加了多家医院可供选择；员工工资由国家或单位全额拨付，也逐渐变为差额拨付或自收自支。医院如果不进行成本核算，其所提供的医疗服务就没有竞争力，没有客户医院就不会有医疗收入，医疗技术就不会提高、员工收入也不会增加，医院也不可能得到发展。

带着这些思考，我们参观了多家医院和企业，中国人民解放军东部战区总医院（原南京军区总医院）、华中科技大学同济医学院附属同济医院是较早进行次全成本核算并获得成功的医院。1998 年我们参观邯郸钢铁公司，该公司参观者络绎不绝，但还没有接待过医院，也没有接待过军队人员学习企业成本核算经验，说明当时整个医疗卫生行业还没有重视成本核算。

邯郸钢铁公司模拟市场成本否决经验，对医院进行全成本核算启发最大。邯郸钢铁公司发现市场销售的钢材价格没有竞争优势，市场上销售 1 吨钢的价格约 3000 元，但该公司生产成本达到 4500 元。不进行全成本核算，生产越多越赔钱，不用说国际市场竞争，即便在国内生存堪忧。邯郸钢铁公司对整个生产流程、人员设备、原材料价格、生产时间的峰值用电费用等情况，进行深入细致调查分析，果断对公司组织进行重构、生产流程进行优化，精简与生产无关的部门与人员等。实现工厂生产钢材的价格降低，提高了市场销售价格优势，公司一跃进入国际先进企业行列。

医院所面临的情况与钢铁公司很相似。医疗服务价格由物价局定价，医院提供项目服务时，参与服务的人员、设备、物资材料等包括在内，实际就是打包价，不会因为是主任医师主刀手术而提高手术收费价格，即使是在卫生行政部门要求建立的层流手术室内进行手术，医疗服务价格也没有增长一分钱。多年来，卫生行业部门要求医院配置与市场经济条件下的欧美国家一样的行业标准，但在国内执行时又是按计划经济条件制定的价格，竟然可以做到十几年都不变化？这无疑是在不断挤压医院运营利润空间，同样的医疗服务，同样的质量标准，同样的价格，要想获得市场竞争能力，医院就必须按医疗服务项目进行成本倒推、对各利益攸关方成本效益同比分摊，提高全员成本核算意识；从医院层级自觉减少非生产部门和非生产人员，对物业、后勤人员进行分类管理等办法，降低医院运行成本、提高诊疗效率，实现人均效率效益提升，提高医疗服务市场竞争能力。

（四）医院管理景明模式源于邯钢成本倒推经验

邯郸钢铁公司"模拟市场，成本倒推"的经验对景明模式的形成起到了至关重要的启蒙和引路作用。在 20 世纪 90 年代，251 医院学习邯钢经验，自觉进行军队医院企业化运营管理探索，使之后来推行的一系列改革都在企业运营体系框架内，通过全成本核算等运营手段，激活医院组织、优化流程、调动每一位医务人员的积极性，每一个核算单位的生产积极性，提高医院竞争能力，促进了 251 医院的快速可持续发展，运行机制改革的经验在军队、地方多家医院得到推广，国家卫健委高度认可 251 医院经验做法，授予该院"国家医院运行机制研究基地"称号。

三、现代医院成本核算

（一）医院成本核算

1. 医院成本　是指医院在预防、医疗、康复等医疗服务过程中所消耗的物质资料价值和必要劳动价值的货币表现。

2. 医院成本核算　是依据医院管理和决策的需要，对医疗服务过程中的各项耗费进行分类、记录、归集、分配和分析报告，提供相关成本信息的一项经济管理活动。

3. 医院成本核算管理　　对医院而言，就是为保证高质量高标准地完成诊疗护理工作，实现经济目标预定的经济效益而确定的成本核算过程。具体地说，是根据医院总的规划和发展目标，对医院经营成本进行预测、计划、分解、控制、核算、分析和考核，以达到用最小的成本开支来获得最佳效益的一整套科学的成本管理体系和方法。因此，它是医院管理的重要内容。

以往的科室成本核算大多以奖金分配为目的，因此成本核算的作用，具有很大的局限性。医院全成本核算作为一项医院内部的经济管理活动，不同于以往医院自行开展的科室成本核算，其成本概念具有更丰富的内涵，它能准确反映成本状况，为医院的价值补偿，医疗付费标准的制订及医院经营决策提供重要依据，同时也可以满足政府部门宏观管理的需要，有助于逐步形成社会标准，更好地指导行业管理。全成本核算过程对各级各类科室成本都要核算和反映，但它不是终点，要归集分配到门诊和临床各相关科室，全成本应体现各类科室成本、项目成本和病种成本的全成本。

（二）医院成本核算意义

把成本核算管理运用到医院管理中，不但可有利于降低医院成本，而且对于提高医院经济效益具有重要意义，它主要反映在以下几个方面。

1. 有利于将技术经济责任制落实到各科室　　因为在成本核算管理过程中，从经济目标的制订、分解，到经济目标的组织实施、考核，都与落实技术经济责任制的责、权、利密切相关，从定目标、定责任、定权利这一角度来说也是相吻合的。

2. 有利于加强医院的计划管理　　为了使医院面向市场、适应市场，加强计划管理是十分重要的，围绕实现医院总目标，把成本核算管理落实到科室和个人，把医院的全面计划管理落实到实处，成本目标管理是其重要内容和措施。

3. 有利于发挥广大职工的积极性、创造性　　通过成本目标管理可将过去领导要求职工"做什么"和"怎么做"的被动方式，改变为把任务、目标、权限下放到各科室，并与科室利益挂钩的方式，这种鼓励科室加强自我管理的办法可激励每位职工的主人翁精神。

4. 有利于提高经济效益　　医院管理以病人为中心、质量为核心、效益为根本，如果只有提高效益的要求和愿望，而缺乏实施措施，那都将是一句空话，因此医院管理要树立目标效益观念，成本核算管理是提高医院经济效益的重要保证。

（三）医院成本核算特点

医院进行成本核算管理时必须注意充分体现以下特点。

1. 全过程性　　医疗护理工作数量的多少，质量的好坏，工作效率和仪器设备利用率的高低，医用材料使用消耗的节约或浪费，最终都可直接或间接地从医院成本中反映出来，所以要从诊疗护理工作的全过程，从物资材料计划、采购、储存、保管、使用的全部环节，从临床、医技、行政工勤等各个部门入手，重视节约费用、降低成本。

2. 全员性　　把成本核算的观念深入民心，依靠全院每一位干部职工的关心、参与和管理，各司其职，各负其责，各自控制自己应控制的费用，这样医院的成本管理工作才会持久、有效。

3. 技术经济性　医院成本核算管理绝不是单纯的经济活动，而是技术和经济相结合，将经济寓于技术活动之中，重视技术经济效益分析，这样才能获得降低成本的最佳方案。

（四）医院成本核算原则

医院实行成本目标管理必须遵循以下基本原则。

1. 成本最低化原则　成本最低化又称成本极小化、最低成本点。所谓成本最低化，就是根据成本核算管理的任务，通过分析降低成本的各种因素，制订可能实现的最低成本目标，并以此为依据进行有效的控制和管理，使实际管理结果达到最低成本目标。

对医院管理来说，追求医院成本最低化必须注意以下内容。

（1）要以保证诊疗护理质量为前提。

（2）要以社会效益和技术效益为前提，经济效益要首先考虑社会效益。

（3）要从实际出发，注意成本最低化的相对性，各医院之间、各科室部门之间的实际条件不一样，就不能简单要求统一，不能一味追求指标。

（4）要立足于探索降低成本的途径和潜力。

（5）要注意发动群众，把握全部影响实现成本最低化的环节，研究和寻求管理方法，包括最佳的操作规程和方法，最佳的医疗协作配合，最佳诊疗护理过程安排，最佳的医用材料采用，最佳的器械设备物资的管理维修，最少的管理费用开支，最少地发生医疗差错、事故、纠纷等。

2. 全面成本管理原则　要达到成本最低化的目的，必须实行全面成本管理，即全院、全员、全过程的管理，改变仅重视实际成本和诊疗成本的片面性，而要从医院、科室、班组各个层次，诊疗、技术、经营、后勤服务等各个环节都实现成本管理，通过计划、决策、控制、核算、分析、考核等方法，计算每个环节的物化劳动和活劳动消耗，做到人人参与，做到医院诊疗护理工作和经营活动全过程都进行成本目标管理。

3. 成本责任制原则　医院要全面实现成本核算管理，必须以分级、分工、分人的成本责任制为基本保证，尤其要明确划清责任的界限范围。

（1）院长要对全院成本管理不善，出现严重浪费现象，甚至不应有的经济效益明显下降负责，要对全院计划不周，各环节衔接不佳，影响成本指标的完成负责，要对因发生严重违背财经纪律而造成成本超支负责。

（2）诊疗护理管理部门（医教科和护理部）要对由于安排调度不当而造成的严重影响诊疗护理的工作负责，要对由于医疗护理质量下降招致纠纷明显的增加负责，要对在落实技术经济责任制过程中发现严重浪费医院资源资金的后果负责。

（3）物资供应部门要对医用物资供应不及时、物资质量把握不严格而造成影响诊疗护理工作正常进行造成的经济损失负责，要对不按计划采购造成库存积压，或库存保管不善造成变质、损坏、过期失效等各种损失负责。

（4）财务部门要对医院资金管理不善，或造成大量物资积压，或造成业务费用开支控制不严而严重超支，或由于违纪违法造成资金被骗或长期拖欠影响医院正常资金流动和效益的情况负责。

（5）业务科室要对盲目提出器械物资采购而造成积压或效益不佳，或因违反规章制度和操作规程造成事故使医院经济蒙受损失，或超定额消耗物资材料和资金造成医疗成本超支的情况负责。

总之要明确责任，各负其责，对造成严重后果者要按章处理。

4. 成本核算有效化原则　要以最小的投入获取最大产出，要以最少的人力、最省的财力物力来实现全面成本核算的目标任务，因此，医院成本核算管理的原则不仅仅是追求形式，不是谋求时髦，而应立足于取得效益和效果，使花费的成本都能转化为病人取得的对疾病诊治的成效和质量。

5. 成本管理科学化原则　是指要运用现代管理科学理论和方法进行成本核算管理，尤其是运用系统分析理论，针对成本管理的特点，进行目的性分析、相关性分析、整体性分析、集合性分析和环境适应性分析，进行定性、定量分析、决策分析和价值工程等管理，通过成本目标管理，使医院诊疗护理工作做到技术适宜、经济合适、成本最小、效益最高。

（五）医院成本核算基础

1. 建立医院成本核算机构，配备并培训相应合格的高素质成本核算人员。
2. 建立健全医院成本核算及相关的内控制度。
3. 确定医院成本核算的对象、内容、责任制度、原则、成本归集流程、成本分摊方法，制订相关的成本核算流程图和各种成本核算用表单。
4. 制订医院相关消耗定额及内部服务（成本转移）价格，具体讲是按照物价局医疗服务项目定价，按参与人员进行参与方精确分割。
5. 建立健全医院成本费用开支标准和控制办法。
6. 编制并报批医院成本计划，安排组织成本计划实施。
7. 记录、计量、收集成本核算基础信息。
8. 确定各项成本费用的分配、分摊标准和流程。
9. 按成本核算对象归集成本费用。
10. 按相关规范、制度计算医院各项成本，整理成本核算资料，形成成本核算报告。
11. 开展成本分析、成本考核、成本预测和成本决策。

（六）成本管理原则

1. 以病人为中心　围绕医疗服务流程，落实医疗服务价格，采取医保局备案加公示；对于营利性医院按照客户需求，采取医疗服务和生活服务价格公示制。
2. 全面降低成本　物价局医疗服务项目收费以外的工作展开，要严格按预算落实。医疗、教学、科研、后勤、行政等要进行分门别类管理，使用好专项经费、要按企业化成本核算管理，如所谓后勤，基本上属于现代企业管理的物业服务，就应该按向科室或医院提供物业服务，实现自身价值的行业管理做法，既可以实现减少科室的虚增收入、实现后勤物业服务价值，使其成为成本核算中心和利润贡献中心。

3. 全员参与　目前，物价局制定的医疗服务项目定价，与市场价值严重背离，对于医院只能在这个不合理的框架内进行分解，这就需要我们按医疗服务项目，按医学流程、按参加医疗服务利益攸关方，进行分析、讨论、辩论，在理解沟通的基础上实现合作。

4. 划分最小的核算单元　健康服务生产部门，也即医疗服务直接实现部门要按三级科、诊疗组、护理病区进行成本核算和利润计算；非健康服务直接生产或实现部门，要按行政单位进行成本控制，对于管理效益尽可能地与分管工作挂钩管理，促进分类管理，不能简单地以医院为单元采取简单的计分方式平衡各部门利益。生产、管理、服务等不同部门工作内容不同，相关行业考评方式各异，不能简单地采取平衡计分方式分配不同类别部门的成本与利益。

5. 内部挖潜降低成本　把职能部门尽可能地从机关划分出来，如对信息科、图书馆、病案室、质量控制、物业、市场拓展等工作进行分门别类管理，实现谁受益谁买单。所谓职能科室就是指有部分业务指导职能的科室，把他们从机关编制内划出，通过行使准机关职能工作实现自身价值，如 251 医院质量控制工作。

251 医院创建的链式质量控制办法，成效显著，并在多家医院推广。以病案质量控制为例，医院设置病案质量控制专家组的 6 人、护理病案质量控制 2 人、感染科 3 人、病案室 3 人，这几个部门人员轮流交叉作业，反复查看一份病历，各自均是"铁路警察各管一段"，尤其是重点监控病历，尽管大家抢着看，但是作为一份具体病历没有一个具体的责任人或部门。针对怕检查病历得罪人，不愿承担质量控制任务的情况，我们制定了医院质量链式控制办法。把医院所有质量按流程链进行控制，每个参与各项工作的人员，不管是在流程的哪一个节点，质量必须达到规定要求，对于此工作节点前流程出现的问题，必须进行纠正并及时上报，按解决问题例数予以科室奖励；对流经自己参与的工作节点，没有发现问题，被下一流程纠正并被上报的情况予以等额处罚。医院对医院质量进行全流程控制，以一份病历有一个责任人的方式进行检查，根据纠正和没有纠正问题的例数予以奖惩，此办法提高了病历质量、减少了病历检查的重复劳动、提高了工作效率、提高了病历具体人员责任意识，同时也量化了质量控制工作，减少了质量控制费用支出。

6. 持续降低成本　通过优化流程、减少业务层次、减少重复劳动；通过信息化手段及 O2O（线上线下）等工作模式、提高 3 日确诊率、减少无效住院日等方法，持续降低医院成本，提高医疗卫生服务行业竞争能力。

第二节　成本核算管理景明模式

一、统一财务运营管理组织

（一）增强全成本核算意识

将成本核算上升到医院经营管理的战略高度。降低科室各项支出成本是提高医院效益的重要途径之一，全成本核算是医院进行现代化管理的基础。要广泛做好宣传工作，建立健全各项规章制度，形成"自上而下"自主进行成本管理与控制的完整体系，逐步完善成本核算办法。

医院的成本核算工作是提高医院整体管理水平的关键部分，进行成本核算的目的是降低服务成本，减轻病人的医疗负担，建立优质高效的运行机制，最大限度地使医院成本的消耗降低，从而在实现医院经济效益和社会效益利润最大化的同时使医院的综合竞争力得以提高。

（二）建立健全医院成本核算体系

传统医院财务管理和科级核算两部分内容分属两个不同部门进行管理，因关注对象、统计口径、统计节点不同，造成财务数据失准，难以直接用于管理和绩效分配。医院经济管理景明模式实行大财务管理，把院级财务管理和科级核算合并为一个财务运营部，由医院总经济师或财务总监领导，依托数字化医院平台，从组织建设、流程优化、财务人员角色定位等方面进行全方位改革，使服务寓于管理、管理服务于运营，促进医院全面、协调、可持续发展。

医院的成本核算应该采取院长负责的体制，建立以院长或总经济师或财务总监为中心领导的财务管理部门，具体的工作由成本会计人员负责，其他部门采取分工合作，共同进行医院成本核算的工作。财务部门是医院成本核算的实施机构，它负责对各科室成本核算的工作进行统一的管理和组织，主要包括各项成本核算的工作，而且还需要制订相关的制度、消耗定额和成本分摊的方式、根据需求编制报表、成本核算体系的完善工作，准确地对成本进行分析和预测，根据财务管理进行成本核算工作。

1. **医院经济管理组织体系** 按照医院管理决策层、机关管理职能层、基层科室执行层的多层次管理，形成全院的经济组织管理网络体系。

为更好地运行新的医院经济管理模式，在建立健全按行政组织体制编设的组织管理体系基础上，还应建立决策咨询的组织体系即医院经济管理委员会。同时设立相对独立于财经的审计部门。

医院的业务活动始终处于夜以继日的持续运行中，医院的每一名工作人员，无论是医务人员、机关管理人员，还是从事后勤保障等各类工作岗位的职工，实际上都掌握着经济资源的使用权。他们每时每刻所从事的每一项实际操作，或是每一项具体工作，都可以产生节约资源，或是浪费资源的后果。从这一角度出发，医院各个工作岗位的每一名工作人员才是真正的"经济管理人员"。因此，要使医院整体的经营目标和任务变为全院各部门、科室和全体工作人员的统一行动，建立人人参与、民主决策的经济管理组织体系。

2. **财务运营部组织结构** 医院结合自身人力资源情况，按照财经集中管理要求，依托信息平台建立职能分工明确的扁平化财务运营管理组织结构。

（1）财务管理办公室：分为计划和结算两大职能。计划职能包括预算管理、总账档案、账务分析，负责执行会计制度；定期编制预、决算报表，分析报告财务收支活动和经费结存情况；按预算进度拨款，保证资金供应；负责财务总分类账和各种资料、档案的保管等。结算职能包括收费管理、工资报销、银行往来，负责门诊、住院医疗及其他收费，并负责医疗收费的账务管理；各项经费的支出，编制记账凭证，内部人员的收、付、报、领，工资、津贴、补助等的计算分发等。负责监督落实院科两级核算一致性审核评估。

（2）物资管理办公室：负责全院物资资产的全生命周期管理；组织实物资产的内部定价；实物采购的计划、审核、报销，控制采购成本；完成采购流程中的商务标组织管理；设置实物资产明细分类账，实物资产的账务处理等；定期编制各类资产会计核算报表（折旧、修购、坏账准备）等。负责对医院物力资源使用情况进行信息收集、核算、分析和绩效考核等。

（3）运营管理办公室：负责医院绩效管理方案的制订及组织实施的总体协调管理工作；收集整理各项成本数据，参与投资项目分析论证；定期编制各级各类成本核算报表，及时分析、预测、反馈成本核算结果；奖金核算，负责执行国家物价政策，申报及调整医疗服务价格。

3. 财务运营部运行模式

（1）权力集中与职能分散相结合

1）权力集中：是指医院在经济运行中的重大问题决策权要高度集中于医院最高决策层；医院日常经费开支实行"一支笔审批"制度。如全年的预算、决算，大型仪器设备引进、基建维修安排等涉及资金较多或较敏感的经济问题，应经专业委员会等最高决策层讨论和院长签署同意方可实施。经济管理的权力集中有利于医院经济的决策统一，步调一致和统筹安排。

2）职能分散：是指医院经济运行中的具体计划、组织实施和检查监督等工作，应授权分散在不同的职能部门、实物管理部门或成本耗用部门。医院的专业财经管理人员、掌管专项经费使用的机关干部、实物管理部门或科室的兼职核算员等，应共同承担并负责医院具体的经济管理工作，如经费分配、采购计划、成本控制、统计报表和信息反馈等。经济管理的职能分散有助于经济管理工作的分工落实，互相监督和科学高效。

（2）预算计划和核算控制相结合：医院的年度经费预算应当是基于充分调研、数据分析和科学预测的基础上而做出，而不应是根据上年的分配惯例或是使用单位的申请，否则易形成虚报计划，预算过紧或过松，以及年终突击花钱等现象。

医院成本核算的重点是减少浪费和降低成本，只有在全院各部门都实行了成本核算，减员增效，才能最大限度地降低成本，提高工作效率和控制浪费。医院的经济运行应当根据预算来控制支出，依据成本来计划预算，这样的成本核算管理才能科学、经济、高效。

（3）制度规范与科学技术相结合：医院的经济运行需要有合理的流程、完善的制度、规范的操作和适用的标准。制度和规范是监督和约束医院经济运行的基础，只有遵守国家、地方政府和行业管理的各项法规制度，才能保证医院的经济运行合理合法，惯性运转。各种工作程序、操作流程，各种原始凭证、明细记录等，必须科学严谨、合理有效。只有合理的流程、规范的操作，才能使医院的经济运行减少误差，低耗高效。

（三）加强财务人员的管理

一方面，医院应该积极引进综合能力比较强的财务人员，繁杂的成本核算工作需要具有较高技术能力的财务人员，在医院激烈的竞争过程中，具有高素质的财务人员占有重要的位置，能够更出色地完成成本核算的工作，这对提高医院的整体成本管理水平起到积极的作用。另外一方面，还需要对财务相关的工作人员进行定期的培训，加强相互的沟通和交流，从而对其业务能力和综合素养的提高有所帮助，为相关的财务工作人员提供了解先进的会计信息的机会，从而为后续的成本核算工作积累经验。

（四）统一成本核算信息化软件

各医院应该积极地开发与其相适应的成本核算软件，有效地把成本核算的系统和医院财务管理软件连接起来，医院可以根据实际的情况设置相应的程序，根据本院需求通过成本核算的系统进行成本核算的工作，从而获取相应的成本信息，实现院级财务管理和科级核算一致。医院还可以把成本核算系统与奖惩制度结合起来，医院通过系统里各科室工作完成的情况对员工的奖金进行核算，从而形成一整套的管理流程，对医院的成本核算工作进行有效的保障。

二、统一财务运营管理办法

（一）建立健全医院成本核算体系

《医院会计制度》对医院的成本核算提出了要求和规范，医院应根据国家统一的成本核算规定及自身的特点实施这项工作。在科室编码的设置上，应将科室编码设置为同一级，并在不同类别的科室之下按实际情况确定细分核算单元。临床服务类的科室应将门诊、病区、临床检查科室作为核算单元分别核算；医技科室以科室为单元进行核算，有下属部门的，以下属部门为核算对象单元，否则以科室进行核算；医疗辅助类、行政后勤类科室，以部门作为核算单元进行核算，按照核算单元的分类，核算单元的确定应该以能单独计量所有收入、归集各项费用，利于内部考核的原则来确定。按照重要性、统一性、稳定性的基本原则，对成本核算单元进行具体划分，利用核算单元统计收入和成本，根据医院的实际情况逐级设置科学的核算单元及核算编码，为数据正确导入成本核算系统打好基础。

（二）加快信息化平台的建设，加强全成本核算培训工作

信息化网络平台的搭建是进行医院成本核算的基础，加快医院信息系统的建设与完善，整合各种系统数据的信息资源，将把收费系统、HIS 系统、物资管理系统、财务系统等有机结合在一起，实现数据及时传输、汇总、分析、共享，最大化提高数据利用效率和准确性，达到业务数据、财务数据口径的一致，从而保证成本数据的可靠性、完整性、真实性，最终实现高层次、精细的全成本核算。

加强全成本核算培训工作，医院成本核算是一项复杂而系统的工程，涉及医院的临床、医技、后勤、行政等相关部门，同时也是医院在经营管理领域的创新与拓展，因此，相关人员的专业和操作培训尤为重要，制订系统的人员培训计划，掌握并不断更新成本管理理念，将成本核算工作作为一项全院的长期性工作，充分发挥医院财务部门的监管作用、提高财务部门的业务水平，发挥财务人员在医院经济管理中的重要作用。

总之，成本核算是一个持续优化、不断提高的过程，做好成本核算，建立一套相对完善的成本管理系统，有利于医院更好地利用全成本核算的成果，规范业务流程，降低成本、提高收益，实现医院的经营管理目标，通过医院全成本核算及时动态的经营分析，能为医院领导提供辅助决策的科学依据，优化医院资源配置，提高医院综合竞争力。

（三）抓好财务运营模式落实

财务管理是医院管理的核心，因为它最能体现现代医院管理精准、实效的要求，医院运作过程中所有环节的人财物变化都可以通过财务绩效体现出来。将信息技术与先进的管理思想有机融合，构架 IT 环境下财务一体化管理模式，这是实施医院管理信息化的重要环节，也是提升医院管理水平的利器。

1. **实现财务管理一体化**　财务管理一体化模式是指将信息技术与先进的管理思想、管理方法有机融合，提高医院经济和业务的综合管理水平，对医院的整体资源进行有效的配置、管理、控制和优化，从而实现医院价值最大化，实现"一个机构管理经济、一个账户结算资金、一套账簿反映成果、一个平台支持运行"的4个一财务管理新模式。财务管理一体化模式的主要内容包括以下四个方面。

（1）财务集中核算与控制：可以追溯任一部门、任何人和任一业务，有规则地进行财务与成本核算业务归集，构建财务业务一体化的核算平台。

（2）全面预算管理：强化预算，建立全面预算管理和控制体系，所有部门、所有医院活动，包括下乡支农、学习进修、文化宣传等活动，必须全部纳入全面预算管理。

（3）资金动态管理：掌控资金，实现对资金的动态管理与控制。

（4）决策支持与评价：评价医院绩效，支持医院决策。

2. **实现财务业务共享化**　财务业务一体化是指在 IT 环境下，将财务会计流程与医疗业务流程有机地融合在一起；当一项业务（事件）发生时，相关部门的员工可以共享业务信息；同时利用相关信息对经济业务的正确性、有效性和合理性进行实时控制；当经济业务被确认后，立即存储在指定的数据库；同时，该事件通过动态会计平台，生成实时凭证，自动或经财务人员确认后显示在所有相关的账簿和报表上，不再需要第二个部门或任何其他员工再录入一遍。这样，信息为所有"授权"的人员共同享用。每个业务与财会人员每天必须打开某个信息屏幕，管理和控制相关的经济业务，做到实时、迅速响应环境变化，争取主动；所有管理人员都按照同一、实时的信息来源做出决策，避免了不同的决策单位或个人由于信息来源的不同而做出相互矛盾的决定，造成管理决策的混乱。

（1）通过全成本核算系统的建设实现四化：数据标准化、流程规范化、分析自动化、决策智能化。

（2）通过信息系统的整合搭建 5 个平台：院级会计核算平台、科级成本控制平台、医院人力资源平台、资金网络监控平台、医院物资采供平台，实现相关信息互通共享，提高工作效率。

（四）实现全成本核算五全要求

实施基于数字化平台，以全成本核算为基础的绩效管理模式，实现全员额、全部门、全流程、全要素、全成本五全管理，实现成本核算到班组，考核到个人，质量考评到二级科，实现绩效考评、数字说话。解决医院规模增大了，可持续发展能力没有增强、奖金总额发多了，员工积极性没有调动起来的问题。

1. 全员额 指根据各类人员职责制订相应考核标准，规范绩效考核；医院所有人员都在成本核算范围之内，都在管理组织之中。医院是一个包含医疗、护理、医技、管理、物业、市场拓展等多项服务的综合体。对这些部门和人员要按照随行就市原则，进行分门别类管理，按服务流程进行闭环管理。每个服务都是一个具体的行业，各有各的服务定价和核算办法，有了这种思路，对于医院 360 行就可以分类管理，不再从核算方式上设计平均奖这个"唐僧肉"，而且也让其他部门和人员在工作上有主人翁感觉，多了一份尊严。在医院管理上，不应该有吃平均奖人员存在，包括机关管理人员，也应该有成本核算、绩效管理参数要求，这样才能实现全员额考评。如果倒推出来的是人员工作分值，类比医疗行业的价值，这样既不科学，对医疗工作也不公平，医疗工作创造的价值是可以测量的，分配时可能被其他类别人员以平衡计分的分值形式分走了这是另一种形式的"大锅饭"分配方法。

2. 全部门 医院各机构必须围绕医院发展开展工作，一切活动都要进行成本控制，包括后勤服务部门，否则会出现占用正常上班时间排练节目、搞娱乐活动的情况，奖牌、第一名拿了一大堆，医院发展没有得到促进，员工待遇也没有提高。按现代医院预算管理，医院所有活动经费必须纳入医院和科室预算，实现医院和科室两级核算一致，任何部门和个人在开展非预算具体业务活动时，始终要有预算概念，如引进专家就应该由受益科室买单。

（1）生产部门：指临床一线直接提供医疗护理、诊疗、康复、手术等服务部门，可以按照物价局医疗服务定价进行收费，体现劳动价值。对于选择服务和高端服务可以采取物价局报备，服务场所公示，或直接在服务场所公示的办法收取服务费用。各相关部门按提供服务贡献程度，按百分比例直接提取服务费用。

（2）管理部门：包括医疗护理部、人事行政部、财务运营部，三个部门总费用应该控制在医疗收费 6%～10%。包括人员工资绩效、办公费用、房屋设备设施使用等都列入成本控制之内，有利于控制管理部门人员规模。每个部门功能任务都与医院组织建设、学科建设、岗位职责、工作标准、工作流程、工作效率、执行力、绩效考核落实率和管理对象满意率等密切挂钩，尽量减少没有直接收益的医院工作开展。推动科室建设、推动医院发展是各部门考评个性化评价指标，推动工作的形式与内容要高度统一，否则就会成为花架子，影响医院形象、影响竞争能力。

（3）职能服务部门：内部服务保障类科室按模拟市场运营原则运行，实行全成本核算绩效管理，包括信息科、供应室、病案室、住院处等，通过提供随行就市的行业服务和职能化管理实现自身价值。

外部服务保障类项目按社会化随行就市原则进行履约管理，医院按合同对外支付的费用全部列入科室成本核算范围。

（4）健康服务和物业服务公司：健康服务市场拓展和物业维护维修服务价格按市场化规则定价，具有随行就市竞争优势，经院内相关科室价格论证后由医院确认执行。健康服务公司、物业服务公司等保障类科室应提供主动服务，经买服务科室确认后获得相应报酬。社会化服务单位（如保洁、保安）提供的履约服务，由受益科室确认购买，医院财务部门进行核实并发放。

鼓励竞争提升服务质量。公司化科室提供的服务不具备竞争优势时，科室可以向社会化公司购买同质服务，需经院领导批准后实施，购买服务的费用计入院内服务公司成本，目的在于促进院内公司化科室改进服务，降低价格。

3. 全流程　任何活动都要按 PDCA 循环进行，成本核算贯穿始终，如外科病人手术费用，参与人员应该按百分比例分配，这里要考虑消毒供应室的贡献。确定这些分配比例时，一定要把利益攸关方集合在一起按医疗流程，逐项进行深刻讨论、辩论，如此才能找到利益平衡点，否则就不会心服口服。涉及几方分割的诊疗费用都需要按全流程进行讨论，如检查检验费用的医技、医疗、护理分割比例；物业服务定价、提供服务、监督落实、付费、改进等流程成本核算。

成本核算一般以科室、诊次和床日为核算对象，有条件的医院还应以医疗服务项目、病种等为核算对象进行成本核算。根据国家财政部财会[2010]27 文件新医院会计制度的规定，医院的成本核算采用四类三级分摊方法对医院成本进行分摊。按照分类分级的方法依次对医院行政后勤类科室成本、医疗辅助类科室成本、医疗技术类科室成本进行分摊，最终将医院所有成本全部归集到临床科室。从而更宏观的反映医院的经营成果。这里需要强调的是分摊不是对各部门重复记账，分摊后的数据，加回来还应该是 100%。通过成本分割、提成比确定医、药、技、护、机关、勤杂人员利益分配系数，体现人员在医疗服务工作中的重要程度、风险系数、工作数质量等。

4. 全要素　指医院经营过程中涉及的全部成本要素的核算（人力成本、材料成本、培训成本、管理成本等）；医保付费的项目包含在核算范围，其他医保不报销的项目活动，也要按谁受益谁买单原则落实，如市场拓展费用，顾客到门诊、病区，核算就到门诊、病区。

资产全流程封闭管控，指对药品、卫生耗材、通用物资和固定资产四大类资产的全方位管控，在核算流程中，成本数据源头采集、传输实行计算机网络权限管理，确保数据的客观公正，对医院的经营状况分析科学，为管理提供决策依据，达到了核算内容、核算对象、核算方法、核算手段的有机统一，确保核算全面准确有效。

5. 全成本　包括工资、绩效、五险一金、津补贴、各种专项奖。很多医院对人员分别由人力资源部、医务护理部、财务运营部的多头管理，致使档案工资、绩效奖励、五险一金缴纳数目，员工不清楚，领导也不明白。举例员工 1 万元工资，五险一金还需要单位缴纳 44.1%，约 4410 元到员工五险一金账户；个人还需向个人账户缴纳 22.2%，约 2220 元到个人账户。也就是说这个员工医院人力成本实际是 14 410 元，个人工资不是 7780 元，而是 10 000 元。

三、务求财务运营管理实效

（一）实现医院经济管理一元化领导

设立财务总监或总经济师，在院长一元化领导下，全面负责全院经济管理工作。成立由财务管理办（科）、物资管理办（科）、绩效管理办（科）组成的以任务为中心的紧密型财务运营部管理组织结构，实行扁平化管理模式，从根本上解决过去多头管理、资金分散、底数不清、存有漏洞的问题，对增强医院经济宏观调控能力，控制经费收支，加强经济管理，提高经济效益，起到了重要作用。

（二）充分发挥信息系统的基础和手段作用

1. 物流、资金流、信息流同步生成　将经济与医疗活动结合起来形成一个整体，将医疗、供应、耗费、财务等各子系统进行有效集成，由医疗活动、物资供应和消耗活动直接产生数据，把实物形态的物流，直接转化为价值形态的资金流动。保证了医疗活动的收支和财务数据的准确性，实现了物流、资金流、信息流的有效集成和统一管理，实现经济管理信息系统"一元化"、实现了会计收费账簿管理、价表管理、分类记账及转记账、凭证生成等自动化处理，形成了较为优化的医院经济管理流程。原来由财会人员编制的主管业务，采购、销售、仓储等凭证都由计算机自动生成，这样可以大大减少财务部门的重复劳动，在提高工作效率的同时也减少了差错，做到"数源多门、逐级生成、一个出口，信息共享"。

2. 信息共享提升经济管理效率　医院信息系统是提供经济数据的主要来源，通过各子系统和工作站之间的录入操作，HIS 系统不停地采集、整理、加工来自各方面的信息，使我们能够通过网络及时获取即时发生的各类经济信息，对医疗经费的收支情况了解准确，及时掌握动态情况，改变了手工统计、汇总信息的滞后现象。如门诊收费、住院收费、人均费用、病种费用、药品去向等通过应用模块能够实时进行查询、核算。院领导、机关职能部门和相关科室通过网络，浏览信息掌握数据，避免了以往信息传递过程中的丢失和失真现象，促进了领导与机关、机关与科室、科室与科室之间信息的互动性，提高了经济信息的透明度，加大了对信息质量的监控力度，提高了经济信息的利用水平。

3. 有利于落实医院全面预算管理　全面预算管理是医院未来经营发展的蓝图，是协同部门之间工作的有力工具。在信息化条件下，医院数据一抓就准、一点即得，对于全面落实预算管理帮助很大，从全面预算体系的制定，编制预算，预算执行与控制，到预算分析与考评都可以借助计算机系统完成。

（三）经济管理标准规范

经济管理标准规范主要包括信息数据标准化和业务流程标准化，涉及从信息编码的标准化，到报表、单据的标准化，从文档资料的标准化到各种名词术语的标准化等。数字化建设把工作站建在数据采集的最原始点，使得经济信息从数据采集的原始点得到控制，从自然信息到费用信息和人员物资信息，从费用产生的源头（收费处、医生工作站等）到成本产生的发源地（药库、药房、物资库、供应室等），从统计到核算全过程实现了计算机管理，减少了人为因素对信息组成的影响，保证了整个医疗工作的连续性和信息组成的完整性。

（四）人员素质得到提高

医院经济管理人员不仅要精通本职业务，而且，还要掌握计算机系统的基本知识、应用技术和操作技能，掌握医院管理知识、基础医学、统计学、运筹学等知识，熟悉基本的医院经济业务管理软件的使用与维护，掌握网络环境下医院经济管理工作新的规律和方法。财会人员可以利用实时信息控制经济业务，从核算职能向控制职能转变。

四、西安长安医院全成本核算做法

（一）长安医院全成本核算基本情况

全成本核算工作是以经济管理、制度创新和精打细算为中心，带动医院全面建设的发展，它不仅是一个经济效益问题，更重要的是通过此举，充分挖掘自身潜力，转变医院经济增长方式，强化内涵发展，提高保障效益。

在全成本核算管理中体会到"管结果不如管源头""控制比核算更重要"。在全成本核算的内部管理上，提出以科室可控成本为目标的管理模式，建立了各类合理成本的标准，细化了成本责任，将成本控制的责任落实到科、组、人。促使各科室收支责任划分及明确归属，为临床科室提供实际经营状况的决策参考，同时了解医院经营状况与彻底实施成本控制等方向。

1. 将医院内部单位分为成本中心与利润中心两大类

（1）成本中心：泛指以对医院内部单位提供管理服务为主要功能，无任何收入来源的部门。此类部门的管理以控制成本费用为手段，如对机关以最小核算单位实施成本控制。

（2）利润中心：是对医院内、外部单位或人员提供服务，可由顾客支付或内部服务项目分割获得科室各项服务收费。即以三级科、护理病区及独立核算室为成本核算基本单位，此类部门的管理以增加收入与控制成本双管齐下为主。

2. 实行医护技独立核算 在成本核算管理层面实行了医护技独立核算的精细化管理和激励机制。全面分析医、护、技的每个行为，实施医、护、技独立核算，根据行为的工作强度，风险性和投入成本（科室可控成本），变简单的收减支为更加合理细化的全面绩效考核。对医药护技行政保障人员的工作做确认和区分，从而明确界定其绩效奖励的设立标准，避免奖金只体现设备与仪器价值，不能客观反映人员劳务贡献，并依托信息化实现了医护技成本核算的数字化管理。

3. 按医学流程控制成本　在病人服务层面，以循证医学为依据，按临床路径、ISO9000 质量管理体系为病人实施合理医疗服务，从临床诊疗的源头上进行了全成本核算管理，从战略层面上控制了成本，解决了病人在保证质量条件下的合理医疗和看病贵的问题。

4. 实施药品、材料、维修、人工成本等重点管控　依托信息化采取以全面预算为基础的全成本管控方式，建立了一套从标准计划、执行发生、评估反馈、改善提高的循环管理机制。

在工作中，实施重点成本管理，以点带面开展工作。一般来讲，医院成本管理范畴包括药品成本、工资与奖金、购置费、材料费、检验检查成本和手术成本，以及房屋、水、电、汽等行政保障维持性经费，前 4 项成本之和一般达到医院总成本的 80% 以上。而其中药品成本、材料成本、员工奖金、维修费用是医院变动成本的主要构成部分；至于工资和购置费是医院固定成本的主要构成部分。因此对于医院而言，只要针对科室的药品、材料、维修等的成本进行有效控制，加强行政消耗性间接成本的管理，整个医院的成本就自然会获得满意的效果。

（二）长安医院具体做法

1. 成本核算以三级科室、护理病区作为成本核算中心　运用一定的方法，进行归集、汇总、分摊、核算相关医疗服务总成本和单位成本的管理活动。

2. 核算对象　分为科室成本核算、医疗服务项目成本核算、病种成本核算、床日和诊次成本核算。

（1）科室成本核算：指将医院业务活动中所发生的各种耗费，按照科室分类，以医院最末级科室作为成本核算单元进行归集和分配，计算出科室成本的过程。

（2）医疗服务项目成本核算：指以临床、医疗技术类及医疗辅助类科室开展的医疗服务项目为对象，归集和分配各项支出，计算各项目单位成本的过程。

（3）病种成本核算：以病种为核算对象，按一定流程和方法归集相关费用，计算病种成本的过程。

单病种限价管理是指与病人约定对某一病种的打包收费价格，超支由医院支付，结余返还给病人。这种方法对医院不够公平，推广应用较少。

单病种包干费用管理是指与病人约定某一病种打包收费价格，超支由医院支付，结余也归医院。这种方法对医院既有限制，也有激励，得到医院欢迎，但病人有担心医院惜用，影响诊疗。

3. 医院全成本核算科室分类　根据全成本核算要求和医院科室设置、业务特征将医院科室分以下四类。

（1）直接医疗类科室：指直接为病人提供医疗服务，并能体现最终医疗结果、完整反映医疗成本的科室，包括门诊、急诊、病区。

（2）医疗技术类科室：指为直接医疗科室及病人提供医疗技术服务的科室，如检验科、放射科、药剂科、手术室等。

（3）医院服务类科室：指服务于直接医疗科室和医技科室，为其提供动力、生产、加工及辅助服务业务的科室，如设备科、总务科、供应室等。

（4）管理类科室：管理和组织医院业务开展的行政管理科室和后勤管理属性的科室。

4. 医院全成本核算的内容

（1）人员经费（含工资、绩效、社会保险费用、公积金、夜班及加班费用等）。

（2）药品、卫生材料费、氧气费。

（3）水、电、气、暖气费。

（4）办公费（电话、复印、网络等费用）。

（5）保洁费、绿化费。

（6）垃圾费、消毒费、洗涤费。

（7）库房领用其他普通材料。

（8）固定资产折旧（房屋、设备）。

（9）维修费。

（10）其他费用。

（三）长安医院全成本核算流程及方法

1. 直接成本核算　是指科室为开展医疗服务等活动而发生的能够直接计入或采用一定方法计算后直接计入各个科室的各种支出。

（1）人员经费：按各科室每月发生的工资、绩效、社会保险、夜班及加班费及其他人员经费归集，直接计入科室成本。

（2）药品及卫生材料：按科室实际领用的相关药品、卫生材料等计算归集，直接计入科室成本。

（3）水电气暖费：将医院每月实际发生水、电、气、暖气费用，按照一定的分配参数，分配到各直接使用科室。如果科室安装有水、电、气、暖气分表，而以计量表为依据，计算相关费用直接计入科室成本。

（4）办公费：按实际每月发生电话费、复印费、车费等归集，直接计入科室成本。

（5）保洁费：按物业公司实际收取的保洁费用，结合各科室实际使用的保洁工人人数分摊，计算直接计入科室的成本。

（6）垃圾费：按每月科室实际产生的医疗垃圾及生活垃圾费用归集成本，直接计入科室成本。

（7）消毒、洗涤费：按科室每月实际发生的消毒及洗涤费归集，直接计入科室成本。

（8）氧气费：按照总务科提供的各科室氧气使用量及内部核定的氧气计价标准，计算各科室的氧气使用费，直接计入科室的成本。

（9）库房领用耗材：按科室实际领用的行政库房物资归集成本，直接计入科室成本。

（10）维修费：按科室每月产生的实际维修费用归集，直接计入科室成本。

（11）固定资产折旧：按照科室使用的固定资产，按照相应国家法律法规规定折旧方法，每月计提相关固定资产折旧费用归集，直接计入相关科室的成本。

（12）其他相关的成本：按照科室实际发生的成本费用归集到相关科室，直接计入科室成本。

（13）公共成本分摊：公共成本（费用）是指在成本的归集过程中，无法直接归集计入某个科室或部门的相关成本费用。

公共成本分摊的原则为"谁受益、谁承担"。分摊标准为人员比例、房屋面积或仪器设备占用等。分摊依据如人员比例、面积比例、资产比例等。

2. 间接成本　各类科室成本应本着相关性、成本效益关系及重要性等原则，按照分项逐级分步结转的方法进行分摊，最终将所有成本转移到临床服务类及门诊科室。

（1）行政机关提供的是对全员性的管理型服务，所以成本按照各科室人员数量进行分摊，分摊参数还可在人员比例的基础上，结合内部服务量、工作量等，使分配更加合理。

$$各科室分摊相关科目成本 = \frac{科室在职人员数量 \times 全院管理科室相关项目}{医辅、医技、临床在职人员数量成本}$$

（2）将物业后勤类科室的管理费用向临床服务类、医疗技术类和医疗辅助类科室，本着谁受益谁买单原则分摊，如门诊大厅、院区公路、路灯、绿化等。

（3）对保洁、保安、健康服务市场拓展等费用，谁受益谁买单，直接实现成本利润分割。

3. 医疗服务项目成本核算　医疗服务项目成本是以各科室开展的医疗服务项目为对象，归集和分配各项支出，计算出各项目单位成本的过程。核算办法是将临床服务类、医疗技术类和物业后勤服务类科室的医疗成本向其提供的医疗服务项目进行归集和分摊，分摊参数可采用各项目收入比、工作量等。

4. 病种成本核算　病种成本核算是以病种为核算对象，按一定流程和方法归集相关费用计算病种成本的过程，是将为治疗某一病种所耗费的医疗项目成本、药品成本及单独收费材料成本进行汇总。

$$单病种的成本 = \sum（医疗服务项目成本 \times 工作量）$$

5. 其他成本　在进行医院成本核算时，下列业务所发生的支出，也应计入成本范围。

（1）为购置和建造固定资产、购入无形资产和其他资产的资本性支出。

（2）对外投资的支出。

（3）被没收的财物。

（4）各种罚款、赞助和捐赠支出。

（5）没有经费来源的科研教学等项目开支。

（6）在各类基金、贷款中列支的费用。

（7）医院支付离退休人员的各项经费。

（四）成本分析及控制

1. 成本核算组定期分析每月、季度、年的成本核算情况　本核算组根据成本核算结果，对照目标成本或标准成本，采取趋势分析、结构分析、量本利分析等方法及时分析实际成本变动情况、分析原因，掌握成本变动的规律，提高成本管理水平。

2. 建立健全成本管理制度、费用审核制度等相关制度　采取有效的措施纠正、限制不必要的成本费用支出差异，控制成本费用支出。

3. 药品成本具体管控办法

（1）实行虚拟一级库，医院二级库药品存量整体不超过 35 天，逢长假月份可延长至40 天，有效降低药品材料积压、提高物资药品使用效率。

（2）药材费不参与奖励核算，超标部分按比例从奖金中扣除，并进行质量扣分。

（3）实施源头手段管控，有效降低药品滥用。如减少开药天数、门诊医生工作站医嘱预设开药天数等。

4. 设备及维修费具体管控办法　预算管控法，通过设备年限、使用率等作为科室的重要考核指标，提高设备资源使用，减少沉没成本。

5. 材料费具体管控办法

（1）针对器械、卫材（低值），后勤物资分系统（低值、高值）、分类（收费、不收费）、分项（可计量、不可计量）进行管制。

（2）计价计量：材料可计数，且可向病人收费。此类需采用材料计价数量和收入与科室领用数量和金额对比审核管控。具体将材料管控从经验式预测管理（科室领用计划）走向数字化实务管理（科室耗时拨补）。避免材料漏费或向病人超收费用。

（3）计价不计量：材料可向病人收费，但每次使用的精确数量不易统计，如手术线、缝合线、尼龙线等。此类需采用标准用量管制。建立常见或主要治疗（手术）项目，材料标准用量（可改变型号规格，不可变动数量）。以包盘或数量管制，将材料转以同计价计量管控手段。

（4）不计价计量：材料不向病人收费（通常包含在其他收费项目中），但材料每次可以精确计数。如 X 线球管、CT 球管、检验试剂等。此类一般采用设定使用标准次数管控。

（5）不计价不计量：材料不向病人收费，且材料每次使用的精确数不易统计。如棉花等低值易耗材料、办公耗材，采用支出预算比例管控。

第十三章 数字化医院绩效管理模式

现代医院绩效管理就是基于数字化平台以全成本核算为基础的绩效管理模式，主要包括医院质量、效率效益和学科建设等考核内容的医院科学绩效管理模式。数字化医院的绩效管理能使医院管理者和员工之间取得共赢，实现医院的共同愿景。要达到这个目标，医院管理者必须拥有现代绩效管理理念。

第一节 医院进行绩效管理的迫切性

在医院管理中，人们对医院绩效的重视、对绩效考核的探索与实践及对绩效管理的认识与理解是逐步发展和变化的，表现为从注重绩效到传统的绩效考核，再到现代绩效管理的发展过程。

一、医院发展需要绩效管理

（一）与国际接轨迎接挑战迫切需要

我国加入 WTO 后，医疗市场正逐步向国际开放，巨大的市场潜力吸引着"洋医院"不断抢滩中国，正在对国内医院形成日益强大的竞争压力。当初美国和欧洲的医疗机构在实行营利性和非营利性划分后，营利性医院率先引进了绩效管理，成绩卓著，为其赢得国内市场和进军国际市场奠定的坚实基础，成为国际上医院管理先进模式的倡导者。我们要想在这场竞争中有所成就，引入绩效管理机制势在必行。

（二）与企业化管理接轨的迫切需要

我国的医院已不再是一个单纯型福利性单位，而是实行一定福利政策的公益性事业单位，要想在市场中保生存求发展，不管是否愿意，医院向企业化管理的转变已是不争的事实。而绩效管理已成为世界成功企业的一大法宝。"企业=产品+服务，企业管理=人力资源管理，人力资源管理=绩效管理"等理念，将绩效管理上升到了战略管理的层面，唯有如此才能在健康服务市场具有竞争能力。

（三）与现代人力资管理接轨的迫切需要

医院是一个知识密集型组织，人力资源是医院发展的第一资源。优秀的医务人员正成为各医院争夺的焦点。多点执医的合法化，民营医院对医学人才的吸引，已经使人才竞争白热化，而且会愈演愈烈。我国医院的人力资源管理水平已明显跟不上医院快速发展的步伐，更难适应医院医疗市场人才竞争的要求。国内医院绩效管理才刚刚起步，谁率先全面实施绩效管理，谁就抓住了快速提高医院人力资源管理水平的难得机遇，就能在国内外医疗市场的竞争中取得领先优势。

（四）改变医院绩效管理落后现状的需要

不少医院管理只涉及绩效管理的一个部分，没有形成一个完整的绩效管理模型。所涉及的绩效管理只是初级的，不是系统的、有意识的绩效管理。分析目前国内医院管理状况，与完整概念的绩效管理相比，国内在绩效管理方面还存在以下不足。

1. 绩效管理方案制定闭门造车　目前，我国大多数公立医院的绩效管理基本上是处在探索期。医院主要是靠政府制定的管理法规、行业标准和部门规章运行。没有自己明确的绩效管理目标、科学的绩效管理体系。医院有些考核办法也是比较零散的、不系统的甚至是不科学的。

绩效管理应该由管理者与员工一起来完成，而目前医院管理目标与计划的制订很少与直接操作的医务人员共同制订。

2. 绩效管理执行沟通不足　目前医院管理忽视了绩效管理当中最重要的环节沟通。医院管理者只是将目标、计划及各种制度以成文的形式下达到各科室，并未与各级医务人员进行有效的沟通。绩效管理要求定期举行提高工作质量的座谈会，能使医务人员得到他们工作业绩情况和工作现状的反馈，而在这一点上很多医院没有做到。

3. 绩效评价结果应用单一　多数公立医院体制不畅机制不活，存在着人浮于事和效率低下的问题；职工工资没有按照岗位的风险程度、贡献大小进行报酬分配，存在着严重的大锅饭问题；多数医院绩效管理的结果多用于绩效的分配、处罚或晋升、职称参考，没有帮助医务人员在提高技能的同时找到提高绩效的瓶颈。

4. 绩效评价指标制定偏颇　医院的跑冒滴漏、损失浪费现象比较严重；医院的医疗质量与服务质量改善缓慢，病人投诉率较高。这些都将严重阻碍医院的发展进程，削弱医院的核心竞争力，不利于医院长远发展战略目标的顺利实现。医院科室及个人的绩效评价没有针对医院总体战略和人员不同的岗位使用不同的指标，指标的缺如、大而全和重点不突出并存。

5. 绩效管理目标不一致　目前多数医院绩效计划及评价多数是由管理者来单方制定和实施的。在做绩效计划时管理者未与员工共同研究以确定医院及员工下一年应该完成什么工作，定义绩效评估方法、分析并计划克服工作障碍，并就工作一致达成共识。多数医院在制订计划与目标的过程中通常与医院总体目标脱节，或不明白医院的发展战略，不知道个人职责同总目标之间的联系。

6. 绩效方案与工作脱节　不少医院出台了绩效管理方案，多是强调结果处理，没有真正理解绩效管理的实质内涵，缺乏医疗过程的控制，对实际医疗服务过程质量的控制缺乏可操作的管理和评价方法。

7. 绩效管理评价手段落后 一直以来，绩效管理及考核评价的科学、规范、透明、公正，是困扰每位管理者的难题。比如传统的医院统计指标考核办法落后，而医院的工作流程和数据量非常巨大，难以进行精确、简便的测算和考核。近几年，信息化、数字化进程的加快，许多医院在数据采集和统计分析能力上有了较大提高，但目前还没有形成一个科学规范的绩效管理软件系统，这是现有条件下可以做到但还没有完成的一项重大工程。

二、医院绩效管理基本内容

绩效管理是一个完整的系统，它是由绩效计划、绩效沟通、绩效评价、绩效反馈和绩效评价结果的应用等几部分组成。它的核心思想在于不断提升组织和员工绩效，它将医院的使命、战略、目标与全院每个人员的成长与发展融为一体，使医院战略目标成为全院每个人员的共同愿景，并能最大限度地发挥以人力资源为核心的组织内部各种资源的潜力，从而使医院在一个全新的平台上获得超强的竞争优势和长足发展。

（一）绩效

1. 绩效的含义 广义的绩效包括了医院组织绩效、团队绩效（科室和部门）和个人绩效 3 个层次。从管理实践的历程来看，人们对于绩效的认识是不断发展的：从单纯地强调数量到强调质量再到强调满足病人的需要；从强调"即期绩效"发展到强调"未来绩效"。这说明不论是对组织、团队还是对个人来说，都应该以系统和发展的眼光来认识、理解绩效的概念。

绩效的含义是非常广泛的，不同的时期、不同的发展阶段、不同的对象，绩效有它不同的含义。绩效实际上反映的是组织、团队和人员在一定时间内以某种方式实现某种结果的过程。

由于医院是一个具有层级结构的组织，医院管理控制系统中的绩效管理系统也必然具有明显的层次结构。不论这种层次有多少，都必然达到 2 个最基本的层次：一是医院上级主管部门对医院及其高层管理者的绩效管理；二是医院内部管理者对下属机构和下属人员的绩效管理。

在这里，我们将医院内部的绩效管理分为组织（院级）、群体（部门或科室）、个人 3 个层次上的绩效管理，其中，个人在工作中的绩效表现是医院实现其发展目标的最小要素，也是医院成功最为关键的因素。

2. 绩效的性质 绩效的性质主要有三性，即多因性、多维性和动态性。

（1）多因性：是指绩效的优劣并不取决于单一因素，而是受制于主、客观的多种因素。在不同的情景下，各类因素对绩效的影响作用各不相同。在研究绩效问题时，应该抓住目前影响绩效的众多因素中的关键因素，这样才能更有效地对绩效进行管理。这就是绩效的多因性及其对管理的启示。

（2）多维性：指的是需要从多个维度或方面分析与评价绩效。例如，在考查一名一线医务人员的绩效时，我们不仅要看收容指标完成情况，还应该综合考虑诊治质量、成本效益、出勤情况、团队意识、病人满意度等，通过综合评价各种硬、软指标得出最终评价结论。通常，我们在进行个人绩效考评时应综合考虑工作能力、态度、业绩等方面的具体的评价指标。例如，对于工作业绩，我们一般会通过考查工作的质量、数量、效率及成本费用等评价指标来做出评价。但是，并不是所有的情况下都需要全面考虑所有可能的评价维度。根据不同的评价目的，我们可能选择不同的维度和不同的评价指标，而各个维度的权重也可能不同。因此，我们在设计绩效考评体系时常要根据医院战略、文化及岗位特征等方面的情况设计出一个由多重评价指标组成的评价指标体系。

（3）动态性：绩效会随着时间的推移而发生变化。原来较差的绩效有可能好转，而原来较好的绩效也可能变差。这就要求我们在评价绩效表现时充分注意绩效的动态性，而不能用一成不变的思维来对待有关绩效的问题。这实际上向我们解释了为什么绩效考评和绩效管理中存在一个周期的问题。在确定绩效考评和绩效管理的周期时，应该考虑到绩效的动态性特征，具体情况具体分析，从而确定恰当的绩效周期。

3. **影响绩效的主要因素**

（1）技能：指的是各类人员工作技巧与能力水平。一般来说，影响技能的因素有天赋、智力、经历、教育、培训等。

（2）激励：作为影响医院各类人员工作绩效的因素，是通过改变各类人员的工作积极性来发挥作用的。为了使激励手段能够真正发挥作用，医院应根据医、药、护、技不同人员的需要结构、个性等因素，选择适当的激励手段和方式。

（3）环境：影响工作绩效的环境因素可以分为医院内部的环境因素和医院外部的环境因素两类。

1）医院内部的客观环境因素：一般包括工作场所的布局与物理条件；工作设计的质量及工作任务的性质；工具、设备、后勤供应；上级的领导作风与监督方式；医院的组织结构与政策；工资福利水平；培训机会；医院文化和组织氛围等。

2）医院外部的客观环境因素：包括社会政治、经济状况；市场的竞争强度等。

不论是医院的内部环境还是外部环境，都会通过影响医院所有人员的工作能力（技能）和工作态度（工作积极性等）而影响人员的工作绩效。

（4）机会：指的是一种偶然性，俗称"运气"。在特定的情况下，各类人员如果能够得到机会去完成特定的工作任务，则可能达到在原有岗位上无法实现的工作绩效。

（二）绩效管理的含义

1. **绩效管理**　是一个完整的系统，它包括绩效计划、持续的绩效沟通、绩效评价指标体系的建立与考评、绩效诊断与辅导、员工激励等。它是就绩效问题所进行的双向沟通的一个管理全过程，目的是为了帮助团队和员工提高绩效能力，使团队和员工的努力与医院的远景规划和目标任务一致，使员工、科室和医院实现同步发展。

具体来讲，绩效管理是指组织（医院）、群体（机关行政部门、临床科室、辅助科室、职能科室）、员工（一线员工如医药护技工勤人员等，中层骨干和高层领导）全部参与到绩效管理这个系统中来，各级领导者及员工通过持续沟通的方式，将医院的战略、职责、管理的方式和手段，以及各层级部门和员工的绩效目标等管理的基本内容确定下来，并进行严格绩效考评，在这个持续不断的绩效管理沟通过程中，领导为科室和员工提供必要的支持、指导和帮助，共同扫除工作中的障碍，并通过奖惩等一些激励手段，使医院、科室及员工共同学习成长，从而实现医院的远景规划和战略目标。

2. 绩效管理三种观点　在绩效管理思想发展的过程中，人们对绩效管理的认识也存在分歧，主要表现以下三种观点。

（1）绩效管理是管理组织绩效的系统。将绩效理解为组织绩效，强调通过对组织结构和业务流程等方面的调整实施组织的战略目标，在这里员工不是重要的考虑对象。组织是指为了达到特定的共同目标，经由各部门分工合作和建立不同层次的权力与责任制度，而合理地协调一个或多个群体的活动集团，对医院来讲，组织是指由各个部门和科室组成的医院整体。

（2）绩效管理是管理员工绩效的系统。将绩效理解为单纯的员工绩效，强调以员工为核心的绩效管理概念。群体是指建立在工作关系和社会心理双重基础上的人群的集合体。群体是由若干个个体所组成的，而组织又是由群体所组成的。医院中的各个科室、部门是组成医院的各个群体。

（3）绩效管理是综合管理组织和员工绩效的系统。弥补了前两种观点的不足，指出绩效管理的中心目标是挖掘员工的潜力，提高他们的绩效，并通过将员工的个人目标与组织战略结合在一起来提高组织的绩效。

简单地讲，绩效管理就是对组织、群体和员工绩效实现过程各要素的管理，是基于组织战略基础上的一种管理过程。

3. 绩效管理的三个目的

（1）战略目的：医院绩效管理系统是将每个人、每个科室的工作活动与医院组织的战略目标联系在一起。在绩效管理系统的作用下，医院通过提高个人绩效提高医院的整体绩效，从而实现医院的战略目标。医院战略目标的实现离不开医院绩效管理系统发挥出应有的作用；而医院绩效管理系统也必须与医院的战略目标密切联系才具有实际意义。

（2）管理目的：医院在多项管理决策中都要使用绩效管理信息，尤其是绩效考评的信息。绩效管理的目的在于对医院组织、科室和部门、每个医务人员的绩效表现给予评价，并给予相应的奖惩以激励医院、科室和个人。绩效管理中绩效考评的结果是医院进行管理决策时的重要依据。

（3）发展目的：从比较理想的角度来说，绩效管理系统并不仅仅是要指出各层级绩效不佳的方面，同时还要找出导致这种绩效不佳的原因所在，通过学习和改进，提高医院绩效，促进医院发展。

为了实现医院的战略目标，整合医院的资源，形成一套连贯的、在全医院范围内普遍使用的与医院战略密切相关的绩效管理系统，是绩效管理的发展趋势。

4. 绩效管理的四个特征

（1）目标性：绩效管理也强调目标管理，目标管理的一个最大的好处就是员工明白自己努力的方向，领导层明确如何更好地通过员工的目标对员工进行有效管理，提供支持帮助。只有绩效管理的目标明确了，大家的努力才会有方向，才会更加团结一致，共同致力于绩效目标的实现，共同提高绩效能力，更好地服务于医院的战略规划和远景目标。目标+沟通的绩效管理模式被广泛提倡和使用见图 13-1。

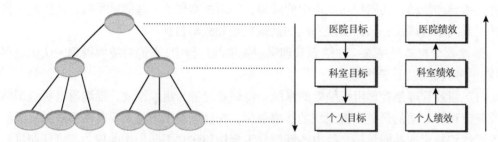

图 13-1　自上而下的目标分解和自下而上的绩效保证体系图

（2）强调沟通：绩效管理特别强调沟通、辅导及员工能力的提高。绩效管理不是迫使科室和个人工作的棍棒，不是权利的炫耀。绩效沟通在绩效管理中起着决定性的作用，它贯穿于整个绩效管理的各个环节中。制定绩效要沟通，帮助科室和员工实现目标要沟通，绩效考评要沟通，分析原因寻求进步要沟通，总之，绩效管理的过程就是各级持续不断沟通的过程。离开了沟通，医院的绩效管理将流于形式。许多管理活动失败的原因都是因为沟通出现了问题，绩效管理就是致力于管理沟通的改善，全面提高管理者的沟通意识，提高管理的沟通技巧，进而改善医院的管理水平和管理者的管理素质。

（3）绩效工具：绩效管理是提高工作绩效的有力工具，这是绩效管理最核心的目的。绩效管理的各个环节都是围绕这个目的来进行的。因此，绩效管理不仅要发现问题，更重要的是解决问题，着眼于提高现有的绩效水平，从而使个人、科室、医院的目标得以顺利实现。

（4）系统性：绩效管理是一个过程，不是一个简单的步骤，是一个包括若干环节的完整的系统。我们通过这个系统在一定周期中的运行实现绩效管理系统的各个目的。绩效管理强调的不是结果，而是注重达成绩效目标的过程。它不仅仅是最后的评价，而且是强调通过控制整个绩效周期中的员工的绩效情况来达到绩效管理的目的。

值得注意的是，绩效管理不是简单的任务管理。任务管理的目的只是围绕着实现当期的某个任务目标，而绩效管理则是根据整个医院的战略目标，为了实现一系列中长期的组织目标而进行的各层级管理，绩效管理具有重要的战略意义。

5. 绩效管理必须具备的五个基本要素

（1）明确一致且令人鼓舞的战略。

（2）进取性强而可衡量的目标。

（3）与目标相适应的高效组织结构。

（4）透明而有效的绩效沟通、绩效评价与反馈。

（5）迅速而广泛的绩效成绩应用。

（三）绩效管理与绩效考评的联系与区别

1. 绩效管理　是一种提高组织、员工的绩效和开发团队、个体的潜能，使组织不断的获得成功的管理思想和具有战略意义的、整合的管理方法。通过绩效管理，可以帮助医院实现其绩效的持续发展，通过不断的沟通与交流，发展员工与管理者之间建设性的、开放性的关系，激励员工，使他们工作更投入，促使员工开发自身的潜能，增强团队凝聚力，改善团队绩效，形成组织目标所预期的利益和产出。

2. 绩效考评 是以实现组织目标为目的的绩效管理过程的一个重要环节，绩效考评的成功与否不仅取决于考评本身，而且很大程度上取决于与考评相关联的整个绩效管理过程。有效的绩效考评有赖于整个绩效管理活动的开展，而成功的绩效管理也需要有效的绩效考评来支撑。

3. 绩效管理中存在的认识误区

（1）将绩效考评等同于绩效管理：比起绩效管理，更多的人可能更熟悉绩效考评的概念。纵观绩效管理的理论与实践，一些管理者没有真正理解绩效管理系统的真实含义，没有将其视为系统，而是简单地认为做了绩效考评就是绩效管理，这是比较普遍的一种误解。在大部分员工的眼里，绩效管理是没有概念的，有概念的也大都认为绩效管理只是领导为了约束他们而采取的措施。

（2）过于追求完美：追求完美是我们许多管理者的一个共同特点，凡事总是想找到一个完美的解决方案，希望它能够解决一切问题。所以管理者在绩效管理的形式上表现出了极大的关注，绩效管理方案改了又改，绩效表格设计了一个又一个，却总是找不着感觉，总是没有满意的。其实，做好了绩效计划和持续的沟通，其他的形式的东西都是次要的，绩效管理绝对不是简单解决考核一个问题，更多地转变管理者的管理方式和员工的工作方式，提醒大家关注绩效，各层级的领导和员工共同就绩效进行努力并取得成果，这就够了，只要注意了这一点，其他的任何形式都不是问题。

（3）未获取对绩效管理系统的支持：普遍的一个认识是绩效管理是相关管理部门的事情。没有跳出以前绩效考评的误区，没有认识到绩效管理是全员参与不断改进的过程。

因此，在正式实施绩效管理之前，必须就绩效管理的目的、意义、作用和方法等问题对全员人员进行认真培训。要让科室领导明白绩效管理对自己的好处，他们才愿意接受、参与和推动。让员工明白绩效管理对他们的好处他们才乐意接受，才会配合领导做好绩效工作，做好绩效计划和绩效沟通。

（4）绩效考评代替不了绩效管理：在医院绩效管理的实践中，许多的管理者只是认识到了绩效考评的作用，认为通过绩效考评可以将不同科室和员工的绩效水平区分开，可以依据绩效考评结果进行职务变动的决策，可以决定奖金分配，可以决定培训的实施等，认为做到这些就是做好绩效管理。所以，在医院具体操作绩效管理时，断章取义地将绩效考评定义成绩效管理，一门心思地设计绩效考评表格，设计考评指标，研究指标量化的可能性，让数字说话。但是做来做去，却总也逃不出考评的陷阱，总也发现不了十全十美的考评方法，指标的量化总是不能尽如人意，该存在的问题依然存在，该解决的问题依然没有解决。

不要让绩效考评绊住管理者的脚，首先解决绩效观念的问题，树立管理出绩效，而非考评出绩效的观念。绩效一定是管理出来，而非考评出来的。通过完善的绩效管理体系的操作，能很大的程度上消除管理者与员工之间的对立，营造一个共同创造绩效的良性循环的管理环境。谈绩效一定要从管理的角度出发,系统地看待它,千万别让考评绊住了脚。

绩效管理与绩效考评的主要区别见表 13-1。

表 13-1　绩效管理与绩效考评的主要区别表

绩效管理	绩效考评
一个管理的面	一个管理的点
一个完整的管理过程	管理过程中的局部环节和手段
侧重于信息沟通与绩效提高	侧重于判断和评估
伴随管理活动的全过程	只出现在特定的时期
事先的沟通与承诺,有效规划医院和员工的未来发展	事后的评估,是回顾过去的一个阶段性成果,不具有前瞻性
注重能力的培养	注重成绩的大小
绩效管理能建立上级领导与员工之间的绩效合作伙伴的关系	而绩效考评不当则可能使领导与员工站到了对立的两面

(四)绩效管理的基本流程及系统评价

1. 绩效管理的基本流程　主要包括绩效计划的制订、持续的绩效沟通、绩效考评指标体系的设计及考评的实施、绩效考评结果的应用。

绩效管理循环过程见图 13-2。

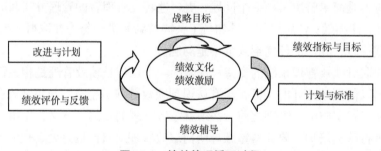

图 13-2　绩效管理循环过程

2. 绩效管理的几个阶段　绩效计划是绩效管理的重点,计划必须从医院的战略出发,以提升医院核心能力为目的,在充分沟通的基础上确定绩效目标;持续的绩效沟通是绩效管理体系的灵魂与核心,通过沟通消除障碍,确保目标的实现;绩效考评指标体系的建立是绩效管理的基础,绩效考评及绩效改进必须建立在真实可靠的绩效考评指标体系基础之上;绩效考评是对一段时间里绩效目标完成情况的评估,是员工激励和绩效改进的依据;在绩效结果的应用中,通过绩效诊断可以识别引起个人、部门甚至整个组织绩效问题的真实原因。而辅导则是帮助科室和个人开发自身知识和技能以提高绩效的过程。绩效诊断与辅导是一个持续的过程,必须渗透到绩效管理的各个环节中去;员工激励的目的在于发挥个体的潜能,它包含有激发动机、鼓励行为、形成动力 3 种意义。上述几个部分是一个系统的整体,绩效管理是一个持续的过程,应该循序渐进。

(1)持续绩效沟通:绩效管理是一个持续沟通的过程。在计划阶段,管理者经过与科室和员工沟通就目标和计划达成一致，并确定绩效评价的标准，在执行阶段（辅导阶段），科室或员工就完成绩效目标过程中遇到的问题和障碍向管理者求助，管理者和主管部门对科室和员工遇到的问题提供指导并协助解决问题。在绩效考评阶段，管理者就评价结果与科室和员工进行沟通，提出存在问题，根据实际情况，确定改进方法明确下一阶段的努力方向。

（2）绩效计划阶段：明确绩效考评目标，上级主管与科室领导、员工在总结上期绩效的前提下，结合当期工作重点，根据医院战略目标，经过充分沟通，共同确定本年或本季度的工作计划与目标。制订绩效计划要坚持 SMART 原则（即目标必须具体的，可以衡量的和其他目标具有相关性，具有明确的起止期限无论定制团队们工作目标不是员工绩效目标，都需保持上述原则，五个原则缺一不可）。

（3）绩效辅导阶段：设立信息收集、绩效监控点及反馈渠道。绩效计划实施过程是管理者与员工共同实现目标的过程，上级主管有责任辅导与帮助下属改进工作方法，提高工作技能，下属有责任向上一级汇报工作进展情况，就工作问题求助于上一级领导。

（4）绩效考评阶段：进行考评、确定改进目标。管理者与被考核科室或员工就考核结果与考核目标进行对照，找出差距，明确下阶段绩效目标和改进目标。

（5）考评结果应用：绩效评价的结果成为绩效改进的根据和衡量改进效果的依据。考核结果用于分配和激励。

3. **绩效管理系统的评价标准** 在评价绩效管理系统时应注意以下五个方面的评价标准。

（1）战略一致性：指绩效管理系统与医院发展战略、医院目标和医院文化的一致性程度。绩效管理的战略目标就是通过提高员工的个人绩效提高组织的整体绩效，从而实现组织的战略目标。绩效管理系统应能够根据医院的战略目标的变化进行相应的调整，具有一定的灵活性。绩效考评系统在遵循战略一致性时也应根据战略的调整情况随之进行调整，以适应新的医院战略。

目前降低医疗成本、提高医疗服务质量已经成为社会普遍关注的问题。"少花钱""看好病"是医院在竞争日益激烈的医疗市场中，求得生存和发展的立足点。医院要在激烈的市场竞争力谋求自身的生存和发展，就必须在质量管理方面寻找较先进的绩效管理方法或模式。

---

251 医院主动实施单病种付费案例

251 医院开展的以临床路径为基础的单病种管理是对医院服务流程的整合和再造，以其对环节质量的关注和控制，对诊疗全程的标准进行了完善，行为进行了规范，为医院标准化管理注入了新的内容和形式。

251 医院针对"看病难""看病贵"等问题，为确保让更多的群众看得上病，看得起病，以循证医学的临床路径为原则，并积极借鉴国内外先进做法，根据医院自身及周边地区的实际情况，主动探索并研究制定了具有医院特色的真正让利于民的管理模式，即既要保证医疗质量，又要限制过度医疗消费，还要让病人有自行选择医疗服务的权利和空间，同时可操作性强的"单病种基础医疗限价管理"服务方案。

为保证实施效果，在绩效管理中明确规定了每个科室开展单病种的数质量指标和奖罚细则。并确定了执行原则。

1. 以病人为中心原则 病人作为医院的顾客，是医院生存的根本，路径的制订应紧紧围绕满足病人的一切必要而合理的需求这一目标。衡量路径是否成功的标准也应以病人是否满意作为最终标准。

2. 学科参与原则 路径所制订的医疗或操作过程中涉及的任何专业都应参与，以确保路径的全面性、可行性。医疗队伍中所有成员的交流与合作是临床路径成功的关键。

3. 确保安全原则 要根据合理的住院时间制订医疗流程，即可以控制医疗时间，减少偏差的发生，又达到治疗效果，防止复发率和重复住院率升高。

4. 持续改进原则 要定期根据当前的技术发展情况，通过对变异数据信息的收集和分析，对已有路径进行改进，确保路径的先进性，对于提高医疗质量十分重要。

5. 基于事实原则 路径的使用要根据本医疗机构的实际，对已有的经验和成果不能照搬，只能借鉴。路径的开发和修改要建立在数据和信息的收集与分析的基础上。

6. 成本效益原则 在确保医疗过程的安全有效的前提下，注意成本效益，使病人花尽量少的钱，得到最佳的服务，达到最好的治疗效果。

该管理模式通过"三个体系"相互指导与制约，实现了规范的单病种最高限价服务。"三个体系"即 ISO9001 质量认证的严格规范管理体系；以循证医学成熟临床路径为学科的专业体系；以确保基本医疗思想制定的价格体系。对缩短平均住院日、限制医疗费用的增长、降低病人住院费用、规范诊疗护理手段、加强医护交流合作，促进医院整体质量改进，以及提高医院社会和经济"两个效益"、增强市场竞争力有重要意义。这不仅符合病人的根本利益，也是医院吸引病人就医的重要手段。目前该院基于以上原则共推出了 100 多个病种，涵盖了医院各个临床学科。

（2）明确性：是指绩效管理系统在多大程度上能为科室和员工提供一种明确的指导，告诉他们医院对他们的期望是什么，并使他们了解如何才能实现这些期望和要求。绩效管理即管理绩效的系统最终的作用对象是绩效的产生主体——人，为了实现绩效管理的战略目的和开发目的，我们应该让员工能够正确领会绩效管理系统所要表达的信息，告诉员工如何才能通过正确的工作行为实现医院战略目标；此外，在绩效考评和反馈中，如果员工不能够确切地了解自己的绩效表现有什么问题，那么他也就无法进行绩效改善。

（3）可接受性：是运用绩效管理系统的人接受该系统的程度。在大多数情况下，人们不接受一种绩效考评方法是因为他们认为该方法不公平。能够被人们所感知的公平有以下3种类型。

1）程序公平：在确定绩效考评标准的时候，考虑对不同的员工进行评价时，是否采取一致的标准。

2）人际公平：管理者可以通过以下做法提高绩效管理系统的人际公平程度。①通过使用明确的评价指标，使评价误差减少到最低程度；②及时全面提供评价结果反馈；③允许科室及员工对绩效考评结果提出质疑。

3）结果公平：体现在绩效考评的结果和各类运用绩效考评结果的情况中。如就绩效考评目标及标准及报酬、晋升等问题与科室及员工交换意见，并告诉他们医院对他们的期望。

（4）效度：就是与测量目的有关的变异（效度=有效变异/实测值变异）。效度是指测量的正确性，即一个测量能测出要测的东西的程度。在衡量绩效考评系统的效度时，最常见的效度指标是内容效度。具有较高效度的绩效考评系统对真实绩效的衡量程度较高，或者可以说它在更大的程度上测到了该测的东西。

一个绩效考评系统效度较低可能有两种情况：一种被称为有缺失；另一种被称为被污染。如果一种绩效考评系统不能衡量工作绩效的所有方面，那么这种系统就是有欠缺的。例如，只考虑医生收容病人的数量而忽略病人病情轻重（病种病例分型），或只考虑医生收治病人总费用而忽略成本费用，这些评价方式都忽略了医生工作业绩中的另一个重要方面。所谓被污染的绩效衡量系统则会对与工作绩效无关的方面进行评价。绩效衡量系统应当尽力使得污染降至最低限度。一个例子就是医院仅用医疗收入来衡量不同科室的工作业绩，如儿科和神经外科比，儿科在工作非常努力的情况下也很难达到神经外科的业务收入。因此，如果仅仅运用这一个指标来衡量绩效，实际上是使用一个在很大程度上无法被控制的因素来衡量他们的业绩。这又是另一种形式的"污染"。

（5）信度：与效度的概念相对应，所谓信度指的是一组测量分数的真实变异数与实测变异数的比例（信度=真实变异/实测值变异）。信度是指测量结果的一致性程度，绩效管理系统的信度就是绩效考评系统的一致性程度。它可以回答绩效管理系统是否可靠，是否可信赖，标准化程度如何，是否有预定的步骤等问题。

（五）绩效管理的必要性与重要作用

1. 绩效管理的必要性

（1）绩效考评的不足和绩效管理的有效性。绩效考评是考评事后考核工作的结果，而绩效管理是事前计划、事中管理和事后考核所形成的三位一体的系统，实施绩效管理的唯一目的是帮助员工个人、科室及医院提高绩效，它是管理者与员工之间的真诚合作，是为了解决问题，而不是为了批评和指责，绩效管理虽然关注绩效低下问题，却旨在成功与进步，它促进了组织绩效的持续发展。

（2）绩效管理可以促进医院全面质量管理。绩效管理过程可以加强全面质量管理（TQM），可以给管理者提供"管理"TQM 的技能和工具。因为，一个设计科学的绩效管理过程本身就是一个追求"质量"的过程。

（3）绩效管理能够有效地避免冲突。当科室和员工认识到绩效管理是一种帮助而不是责备的过程时，他们会更加积极合作和坦诚相处。绩效管理不是讨论科室或员工绩效低下的问题，而是通过有关绩效的讨论，发现问题，改进工作，以达到共同成功和进步的目的。

（4）绩效管理可以节约管理者的时间成本。绩效管理可以使各层级管理者和员工明确自己的工作任务和目标，领导不必介入到所有正在从事的各种事务中进行过细管理，从而节省时间去做自己该做的事。

（5）绩效管理可以促进员工的发展。通过绩效管理，员工对自己的工作目标确定了效价，也了解自己取得了一定的绩效后会得到什么样的奖酬，他就会努力提高自己的期望值，如学习新知识、新技能，以提高自己胜任工作的能力，取得理想的绩效，个人得到了进步。从这一点我们可以认为，绩效管理是一种为促进员工发展而进行的人力资本投资。

2. 有效的绩效管理应起到六个方面的作用

（1）将员工的工作目标同医院的战略目标联系在一起。

（2）促使管理者对员工进行指导、培养和激励，以提高员工的工作能力和专业水平。

（3）发现员工之间的差距，找出员工工作中存在的问题，从而帮助员工改进与成长。

（4）持续改进组织、团队和员工的全面绩效。

（5）促使各级管理者之间、管理者和员工之间进行沟通，增强企业的凝聚力，树立强烈的团队意识。

（6）可以使各级管理者合理分配部门工作任务，确保每个人在清晰的目标指导下工作。

3. 有效的绩效管理带来的优势

（1）提升医院的核心竞争力。通过绩效计划分析医院过去成功的核心能力因素是什么？审视未来成功因素时，明确我们还缺什么？如何培育这些成功因素；发现医院、科室和员工工作中存在的问题，减免不良行为，不断改进学习。帮助整个医院、科室、个人提高工作绩效。能够帮助医院降低员工的流失率，能改善领导和员工间的沟通，能够帮助医院做好人力资源规划，如升职、解雇、降级、调动、培训等正确的决策等，做好人才梯队计划，使正确的人做正确的工作。

（2）给个人带来的利益。为个人带来认同感，有价值感；对其技能及行为给予反馈；有激励性；有导向性；参与目标设定的机会；有员工发表观点及抱怨的机会；有员工发展及职业生涯的机会；理解员工工作的重要性，理解其表现怎样被衡量。

（3）对各级管理者的利益：包括对管理方式的反馈；改进团队表现；对团队计划及目标的投入；对团队成员更好的理解；更好地利用培训时间和预算；确定如何利用其团队成员的优势。

（六）影响绩效管理实施的问题

1. 观念问题

（1）曲解绩效管理的理念。目前，在我国的医院中，管理的观念还比较落后，现有的管理基础无法支撑绩效管理的顺利实施，而且在许多管理者头脑中，绩效还只是一个概念，绩效管理的意识还仅停留在绩效考核的阶段，不能系统地理解绩效管理的过程，认为绩效管理即是绩效考核，只要达到考核的目的就可以了。

（2）没有将绩效管理与其他业务管理协同发挥作用。绩效管理必须基于对员工的工作绩效及适应岗位要求的能力进行综合评价，这种评价结果将应用于价值分配，以及后续培训、岗位晋升等方面。只有整个系统的有机协同才能对员工起到正向或负向的激励作用。

（3）绩效管理被认为是机关部门的工作。科室管理者没有在绩效管理中承担相应的责任。科室领导必须通过绩效管理这一有效的管理工具，引导科室内员工努力实现绩效目标，并为这一目标的实现提供支持和指导，要意识到保证下属成功是管理者的责任。

（4）绩效管理中忽视了员工的参与。使得绩效管理单纯成为绩效考核，阻碍了绩效管理提升员工绩效和能力作用的发挥。绩效管理的关键作用就是员工的绩效的不断提升和技能的不断提高。作为绩效管理的主体之一，我们强调员工在绩效计划、绩效沟通及绩效评价和反馈的全程参与。管理者必须对员工的发展和提高真正承担起责任，积极引导员工参与到绩效管理活动中。

2. 态度问题

（1）高层领导支持乏力。在绩效管理这个问题上，高层领导不能只是做指示、听汇报，而是应当作为一件重要的事情来抓。绩效管理应是医院管理改革的大事，医院高层领导应该积极站到前台，积极参与其中，让各级管理者及员工都能看到这种关心和支持，都能跟着行动起来，共同去做好这件改革大事，直至成功。

（2）各级管理者、员工对绩效管理有抵触情绪。由于许多医院不能系统地看待绩效管理，不能将绩效融入管理的过程中，只是用一些指标去考核和评价科室和员工，缺乏过程的沟通和辅导，造成整个绩效体系的单一性和缺乏吸引力。由于考核的主要目的是决定分配的而不是强调改善的，可能成为利益冲突的焦点，且科室和员工在这一行动中常是被动的被评估者，那么在具体的操作中就会表现为主管人员将设定好的绩效标准强加给科室和员工，科室领导和员工就很容易产生抵触情绪。

3. 管理问题

（1）医院绩效管理与医院战略实施相脱节。战略目标没有被层层分解到所有员工。各部门、各职位的绩效目标不是从医院的战略逐层分解得到的，而是根据各自的工作内容提出的，不能够引导科室和所有员工趋向组织的目标。

（2）绩效管理核心不明确。通常是医院制订了一些考核指标，到一定周期评价一下就算结束了，至于说考核结果如何应用，科室和员工绩效不佳的原因是什么，怎样帮助科室和员工提高绩效则涉及的不是太深，更不用说通过考评实现对员工能力成长的导引了。事实上，不同的目的决定了不同的绩效管理形式，绩效管理的核心目的只有两个，即通过绩效评价为价值分配提供依据，以及作为管理的工具寻找医院经营中存在的问题并不断改进。我们只有对绩效管理的目的进行明确的定位，才能有的放矢地设计相应的评价办法和制度，才能真正理解绩效管理各个环节的重要性，而不是将考核环节误认为是绩效管理，或者是给绩效管理赋予其他不应有的含义。

（3）无法实现医院整体绩效与科室绩效和个人绩效的联动。这种现象主要是两个原因造成的：一是由于院级、科级、个人的绩效目标出现脱节造成的；二是由于院级、科级、个人绩效三者不同的性质决定的。三者的目标都应当是源于战略的，三者之间应当是层层分解和细化的关系。医院文化和共同的愿景应将三者的绩效有机契合，最终实现医院的战略目标。

（4）绩效管理成为奖金分配的手段。在很多医院存在着绩效评价的结果就是用于发奖金。而医院的经营过程主要分为价值创造、价值评价和价值分配3个阶段，绩效管理的主要目的是引导员工提升绩效水平，增加创造的价值。同时通过绩效考核对于员工的贡献进行评价和区分，并进行价值的分配，而这种分配则包括了物质激励、培训、晋升等。绩效评价结果应用于物质激励，仅是绩效评价结果应用的一个方面，并不是绩效管理的手段和全部。

4. 方法问题

（1）绩效管理指标设定太多，没有重点。体现不出医院对重点工作、关键业绩的关注和对科室努力方向及员工行为的引导。在实践中，很多医院都在追求指标体系的全面和完整，绩效考评指标包括工作数量指标、质量指标、态度指标等，不同的专业、不同的部门各自又独立管理着一套指标，指标可谓做到了面面俱到。员工几乎没有人能够把所有的考核指标和标准弄清楚。员工对这种制度非常反感，员工每天想的不是如何把工作做得更好，如何提高本人的工作绩效和工作技能，而是在考虑如何不犯规，有些部门甚至出现了在工作允许的情况下能少干一点就少干一点的现象，问其原因，回答是干得越多出错的可能性就越大，被扣罚的可能性也就越大。与其这样，还不如少干一点，最起码可以保证不被扣罚。所以，作为绩效管理，应该抓住关键业绩指标进行管理，太多和太复杂的指标只能是增加管理的难度和降低员工的满意度，对员工的行为是无法起到引导作用的。

（2）一套考评指标无法体现对所有部门及员工的牵引。医院是个多层级多部门多职种的复杂系统，每个岗位、每个职种的工作性质都不同，各有特色。现在医院中随着知识含量的增加，工作的个性化越来越明显，不同的劳动特点，绩效结果的表达方式也必然不同。我们在设计考核制度和考核指标的时候不能按固有的思路，期望探索出一种能够适应医院所有工作岗位的评价办法和指标体系。必须能够为医院内不同工作性质的部门和员工提供不同的考评方法，包括考核指标。只有这样，才能真正适应医院内所有部门、员工的要求，才能真正满足医院人力资本增值的要求。

（3）不能很好地协调短期绩效和长期绩效之间的关系。有时突出某个阶段和某方面的工作，也会制订短期绩效予以引导和激励，但一定要与长期绩效相契合；如有冲突，一定要规定的时间内及时撤销短期绩效考评办法，确保长期绩效严格执行。

第二节　数字化医院绩效管理景明模式

一、绩效管理景明模式特点

（一）推行"大质量管理"

把医院思想政治建设、医疗技术服务、行政管理、院务保障、学科建设等方方面面纳入统一的质量效益体系，形成质量、成本、效益、学科建设四者相互制约、相互促进的新型管理模式，初步形成逐级监控与横向监控相协调，自上而下与自下而上监控相制约，院内监控与院外监控相配合，工作监控与统计监控相结合的服务质量和医疗质量管理网络系统，提高了医疗服务质量和效率。还进行了ISO9000国际质量体系认证工作，按照国际质量认证的有关要求和法则，对医疗行为和诊疗过程的每一个环节进行标准化、规范化、制度化，真正把质量意识、效率意识、效益意识融入日常医疗工作之中，有效地提高了医院的创收能力和医疗质量，同时也最大限度地保证医疗质量，从源头减少医疗纠纷。

（二）实施全成本核算

借鉴邯钢和同济医科大学同济医院的全成本核算经验，将工资、医疗、人力、药品、能源、设备、房屋、行政管理等全部纳入成本管理。

（三）进行数字化考核

应用"医护技成本核算""数字化绩效管理"等软件，开启院内院外网站、触摸屏端病人满意度评估系统、在院内 OA 系统中开设了工作人员评价系统等，利用数字化手段，采用数理统计分析和既定的程序与指标，对一定时期内医院、科室和个人的运营质量、效率及效益等进行全方位地分析评价、沟通反馈，通过数字化绩效管理软件，实现运营绩效评估数据网络化采集，考评结果透明化管理，奖金分配数据自动化生成，使医院重大决策更具科学性、管理评价更具公正性、结果分析更具激励性，使科学合理、公平公正的管理理念得到充分体现，切实促进医院的全面建设和可持续发展。

（四）坚持按绩效奖励

本着多劳多得、优劳优得、不劳不得的分配方式，建立以质量、效率、业绩为核心的综合考评机制，通过"数字化绩效管理"系统，使考评数据自动采集、网上公布，实现了靠数据说话，以绩效奖励。成本费用增长控制在合理范围内，人均创收和医疗纯收益率逐年上升，出院者平均住院日优于全国"百佳医院"水平。

（五）实行双向选择竞争上岗

通过绩效考核和用人机制创新，推行三级学科体系重建改革，三级学科主任实行竞争上岗，主任与医生之间双向选择，评聘分开，二级学科主任从三级学科主任中间产生。护士长竞争上岗，护士长与护士之间双向选择。真正在院内形成了"有贡献的人有回报，有创新的人有发展，有作为的人有位置"的人才建设新模式。

（六）促进医院可持续快速发展

新的绩效管理体系是以成本核算为基础、质量管理为根本、效率优先、指标简化、突出重点为基本构架。强化了员工以病人为中心的服务理念，提高了医务人员的质量意识，摒弃了"大锅饭"心理，调动了全员节约成本、多创效益的积极性。促进了强势学科的发展，实现了全院物力资源共享、社会效益、经济效益齐头并进。

二、医院绩效管理景明模式

（一）指导思想

在国家现代医院建设政策的指导下，以等级综合医院评审标准实施细则为依据，以企业化、智慧化、规范化为核心管理手段，实施基于数字化平台，以全成本核算为基础的绩效管理模式，运用学科建设、岗位工作质量、运行效率达标奖励管理办法，激发全体员工的积极性和创造性，实现社会及经济效益同步增长、员工和医院共同成长，实现医院全面、协调、可持续发展，实现创建区域一流、省内领先、国内知名等级智慧医院战略目标。

（二）考评原则

1. 坚持医院现代建设原则　机关、科室设置合理、岗位职责清晰、工作流程简洁高效，医院章程制定科学合理，符合现代医院运营管理需要，充分发挥医务护理部、人事行政部、财务运营部、健康服务公司及物业服务公司，在医院健康产品生产、健康市场拓展、物业服务等方面的管理加服务作用。

2. 坚持学科中心建设原则　以提高医疗技术水平、规范诊疗行为、突出以病人为中心的服务质量导向，充分发挥三级学科、二级学科、学科中心的学科建设作用，坚持学科动态管理，遵循按劳分配、效率效益优先、兼顾公平的分配原则，依据工作质量、工作业绩、岗位性质、技术含量、风险程度等因素，确定医、技、药、护、机关、勤杂人员绩效分配顺序和比例关系，并与其目标任务、管理职能和服务质量等挂钩。

3. 坚持"三个一致"原则　一切支出以医院预算为依据，量入为出，切实做到 3 个"一致"，即医院预算与科室分配一致、业务完成与经济核算单位一致和岗位工资与岗位工作数质量一致和及时调整学科发展方向、合理调配人员，科学实施现代财务管理，切实做到医院"全员额、全部门、全过程、全要素和全成本"五全核算，实现减员增效、增员增效目标导向，提高运行效率，获得效益。

4. 坚持医院可持续发展原则　绩效分配充分考虑科室及医院可持续发展能力和百元成本率影响，对医疗纠纷赔付、医保经费拒付、医疗欠费、单项奖等情况，按收付实现制原则预缴预扣，对编制内外人员要统筹考虑，出现不盈利时没有绩效奖金，杜绝寅吃卯粮情况发生。

5. 坚持公开公平公正原则　医院每月对收入、支出和财务异动等情况进行分析，及时形成能够促进医院可持续发展的绩效分配结果，按核算单位进行公开，科室无异议后发放；各科室（包括机关）依据本管理办法制订绩效分配方案，经科室讨论，报院长办公会批准后由财务运营部备案并监督执行。科室二次分配要经科委会讨论、公示后落实。

6. 坚持公开竞聘上岗原则　领导选聘公平公正，科室领导岗位空缺必须公开竞聘或述职上岗，营造"赛马不相马、人人是人才"的公平竞争环境，让有思路的人有出路，让有作为的人有位置，让有创新的人有发展，让干事业的人有舞台。

（三）考评方法

1. 岗位工作质量考评

（1）以等级医院评审标准为基本依据，以三级学科、二级学科、病区、机关、其他独立核算科室为岗位工作质量和行政管理考核单位，由机关各部门按职能管辖范围实施对二级学科、三级学科全面质量管理考评。机关岗位质量考评由院长负责。

（2）采取三级学科自查、二级学科检查、机关审核、院长确认方式进行岗位工作质量考核。

（3）以月度为周期进行岗位工作质量考评，部分内容与季度、年度考评相结合。

2. 效率效益考评

（1）以三级学科、临床护理病区及其他独立核算科室为成本核算单位，进行全成本核算管理；机关及职能科室按最小核算单位实施成本控制。

（2）医院所有人员及部门必须对应核算与考核单位，明确成本核算及绩效考核指标，包括年薪人员、特聘专家、科研训练、进修、支边扶贫等，实现哪个科室受益，哪个科室买单，杜绝出现医院买单的情况，杜绝没有盈利发放绩效奖金、未经考核发放平均奖的情况。

（3）对工作效率或发展速度达到科系平均值的不盈利科室，可以发给岗位工资及补贴工资奖励。

3. 学科动态管理

（1）学科设置：三级学科是最小核算单位和业务独立完成单位；二级学科是行政管理单位，由相关专业2个以上三级学科组成，是考核数据归集单位；一级学科指的是学术中心，由相关专业2个以上二级学科组成。

（2）学科分工：三级学科在业务精细化分工的基础上实行业务独立完成、经济单独核算，在行政管理、质量控制、人才建设、学科发展等方面接受二级学科领导和管理；一级学科是学术管理单位，由相关专业发展至一定规模后成立，一级学科主任可以担任专家副院长，不参与医院行政事务管理。

（3）学科管理：医务护理部、行政人事部、财务运营部每月对全院二、三级学科发展情况进行综合讲评，并以此为依据进行绩效考评和学科动态管理。

4. 医院机关考评

（1）医院机关设置合理、岗位职责明确、工作流程合理、工作效率高效，工作效果满足医院发展规划和战略战役目标要求。

（2）达到等级医院管理评审的主要指标和相应文件标准。

（3）机关各部对医院及科室能够实施企业化、智慧化、规范化运营管理指导和服务，考评细则重点突出、条理清晰、可操作性强。

（4）科室对机关管理及服务满意率＞90%。

5. 公司化科室考评

（1）内部服务保障类科室按模拟市场运营原则运行，实行全成本核算绩效管理，包括供应室、病案室、住院处等。

（2）外部服务保障类项目按社会化随行就市原则进行履约管理，医院按合同对外支付的费用全部列入科室成本核算范围。

（3）健康服务市场拓展和物业维护维修服务价格按市场化规则定价，具有随行就市竞争优势，经院内相关科室价格论证后由医院确认执行。

（4）健康服务公司、物业服务公司等保障类科室应提供主动服务，经买服务科室确认后获得相应报酬。社会化服务单位（如保洁、保安）提供的履约服务，由受益科室确认购买，医院财务部门进行核实并发放。

（5）鼓励竞争提升服务质量。公司化科室提供的服务不具备竞争优势时，科室可以向社会化公司购买同质服务，需经院领导批准后实施，购买服务的费用计入院内服务公司成本，目的在于促进院内公司化科室改进服务，降低价格。

（四）核算细则

1. 薪酬计算　薪酬总额=岗位工资+全成本核算奖+无假日医院诊疗补贴。

（1）岗位工资：包含基本工资、补贴工资（社会保险、津补贴、职业年金）等，是学历、职称、级别、技术含量、风险系数等的具体反映，是核算单位内部不同类别人员岗位工资的集合。

（2）岗位工资由×%基本工资和×%补贴工资组成。

学科建设考核分数在 90 分及以上可以全额获得 100%基本工资；每降低 1%，基本工资降低 1%。

科室收入减去支出为 0 可以全额获得补贴工资，以科室保本点为 100%基准，每降低 1%，补贴工资降低 1%。

（3）对年薪制人员采取按月发放×%年薪，半年或 1 年达到协议要求后发放另外×%年薪。

（4）不盈利或新组建科室在工作效率或发展速度，其中 1 项达到科系平均值时，可按协议发放基本工资和补贴工资奖励。

1）临床三级科：医均占床日、医均门诊量达到科（内、外、精神科）系平均值，予以奖励。

2）护理病区：护均占床日达到科系平均值、收治院外多点病人执业医生予以奖励。

3）医技科系：包括麻醉科、ICU、手术室、体检科、司法鉴定室、药剂科、检验科、放射科、超声科、电生理科等，科室工作效率达到全院平均增长值，予以奖励。

2. 全成本核算奖　全成本核算奖=（科室核算总收入−科室核算总成本）×科室提成比。

（1）科室核算总收入：医疗收入、其他收入。

（2）科室核算总成本：人力（工资、五险一金、津补贴、值班费、职业年金、节假日补贴、非预算奖励）、药品费、耗材费、教学、科研、设备使用、水电气暖、办公成本、物业服务、车辆使用、医保滞付拒付额、医疗保险、医疗纠纷赔偿费、医疗欠费、贷款利息、其他费用等。

（3）科室提成比：科室在参与医疗服务活动中，根据担负工作的角色重要程度获得的相关诊疗项目收入分割比例；医院根据参与医疗工作的重要程度，按医疗、技类、药学、护士、机关、后勤顺序计算科室分割后收入的提成比例。

3. 无假日医院诊疗补贴　积极推行无假日医院制度，对周六下午、周日及国家法定节假日诊疗按核算收入的一定比例给予补贴：门诊医生为×%、临床科室为×%，医辅类科室、急诊护理×%，药材科×%，一站式服务科为×%。

（五）科室绩效分配

1. 科室绩效方案制订　按照多劳多得、优劳优酬、岗位工资对应基本工作量、工作业绩对应工作能力、职务、职称、岗位风险程度等原则，科学合理、公平公正地制订科室绩效管理方案，并经科室全体人员讨论通过、报医院财务运营部备案后方可执行。

2. 科室绩效分配权限　二级学科内按三级学科领导直接分配×%、二级学科领导调节分配×%（包括对三级学科领导的绩效奖考核调节）的原则进行绩效分配；护理病区、其他独立核算科室、机关各部 100%由本科室领导自行组织绩效分配。科室绩效奖须按月发放，不准截留。如科室（含机关）出现平均分配现象，扣科室领导奖金额×%。

3. 科室领导绩效奖原则

（1）计算公式：科室领导绩效奖＝科室人均奖×管理系数。

　　　　科室人均奖＝科室奖金总额/（不含领导科室人数+领导管理系数）。

（2）管理系数：管理系数＝1+科室人数×人均管理系数。

人均管理系数范围：病区护士长为 0.05～0.08；临床三级学科主任为 0.1～0.3；其他独立核算科领导为 0.05～0.2。

二级学科主任兼三级学科主任时，其绩效奖总额＝三级学科领导全额绩效奖+二级学科人均奖的 50%。

（3）以调动全员积极性为原则。管理系数确定要与科室领导实际管理能力和科室经营效果相一致；原则上，临床科室领导管理系数最高不超过 2.0，护理病区不超过 1.5，其他科系最高不超过 1.8，不准出现领导管理系数偏高，影响年轻医务人员利益分配和人才引进情况。

科室领导管理系数由院长审核确认。

4. 绩效分配管理流程　各信息录入点必须在每月末（节假日顺延）完成当月数据录入、提交、公示，各科室在每月 3 日前对相关数据进行核对、确认，每月 5 日前财务运营部按医院规定核算出各科室绩效奖并提交院长办公会讨论，经院长批准后执行。

绩效奖批准下发后，以三级学科、机关（部）为单位将科室分配结果报财务运营部，审核后发放到员工个人。

（六）服务性科室

医院职能型科室是指可以为科室提供业务技术含量较高的服务，又兼具准机关指导、检查功能任务的部门，如门诊部、急诊科、手术室、消毒供应室、质量控制科等。本段仅把信息科、消毒供应室举例说明。

1. 信息科　薪酬总额=岗位工资+全成本核算奖+无假日医院诊疗补贴。

（1）岗位工作：达到医院评审要求为合格，可以获得基本工资；科室收支平衡可以获得补贴工资。医院评审，发现 1 处不合格扣 1～5 分。

医院信息组织健全、应急预案制定科学合理，防火墙及杀毒软件能够保障信息系统全天候无障碍工作；在用软件及时升级，系统 BUG 及时解决。出现医院信息系统宕机、感染病毒，1 例次扣 1～10 分；2 小时内不能恢复医院业务运营扣全科当月全部绩效；软件不及时更新 1 例次扣 5～10 分。

各项工作文档记录准确、完整、及时，能够为管理提供服务；发现 1 例次不合格扣 1～3 分。

全院信息系统通畅，各部门能够实现信息互通、共享。发现 1 个软件信息孤岛、一个部门信息孤岛各扣 5 分，系统数据不一致，发现 1 例次扣 5 分。

医院信息系统做到无漏、无疆、无时限服务，满足医联体/医共体建设需要。医院员工及医共体成员可以在任何地点、任何时间通过互联网进行诊疗、家庭医生签约活动。不能进行网上诊疗、家庭医生签约，发现 1 例次不合格各扣 1～10 分。

医院网页及时更新，反映医院发展情况；触摸屏全天候进行查询、挂号、收费工作；网页超过 1 周无更新、触摸屏不能正常工作，发现 1 例次扣 1～5 分。

信息服务积极主动，具有随行就市价格优势，发现不及时维护维修 1 例次扣 1～3 分；对价格偏高的电子器件服务，经领导批准科室向社会化公司购买的服务准予报销并计入信息科成本。

病案编目、查阅、质量检查符合医院评审要求，病历打印、查询服务及时，收费合理。发现病历 1 处不合格扣 1～5 分。

科室、病人满意率达到 90%；每降低 1%，扣 1 分；出现缺陷性投诉，1 例次扣 5～10 分。

（2）全成本核算奖=（科室核算总收入—科室核算总成本）×科室提成比。

科室核算收入：信息设备及软件使用维护费×%；为各科室提供的有价服务；其他收入。

科室核算成本：人力、信息设备及软件购置、设备使用、物业、办公成本、纠纷赔付等、节假日补贴。

科室提成比为×%，根据信息工作创造的价值，确定科室提成比值。

（3）无假日医院诊疗补贴，无假日医院诊疗收入×信息科的补贴系数×%。

2. 消毒供应（洗涤）室为例　薪酬总额=岗位工资+全成本核算奖+无假日医院诊疗补贴。

（1）岗位工作：达到医院评审要求为合格，可以获得基本工资；科室收支平衡可以获得补贴工资。医院评审，发现 1 处不合格扣 1～5 分。

消毒供应满足医疗活动正常进行，提供服务具有随行就市价格竞争优势。出现 1 例次影响正常工作进行情况，扣 1～5 分；出现质次价高服务情况，经批准科室可以向社会化公司购买服务，成本计入消毒供应室。

各项工作文档记录准确、完整、及时；文档记录不准确、不完整、不及时，发现 1 例次各扣 1～5 分。

科室、病人满意率达到 90%；每降低 1%，扣 1 分；出现缺陷性投诉，1 例次扣 5～10 分。

（2）全成本核算奖=（科室核算总收入—科室核算总成本）×科室提成比。

科室核算收入：消毒供应洗涤（包括院外服务）、耗材发放、其他收入。

科室核算成本：人力、洗涤剂、设备使用、物业、办公、耗材购入、节假日补贴、其他支出等。

科室提成比。

（3）无假日医院诊疗补贴。

（七）医院机关

医院机关是指行使管理职能的医务护理部、人事行政部、财务运营部。按 30%机关自身管理和 70% 对下指导两部分，对机关工作进行绩效考评；以当月全院独立核算科室人均绩效的 70% 作为系数 1，机关人员系数依次为科员为 1.0、主管为 1.3、部长为 1.6。

1. 机关自身管理

（1）机关按部门进行成本核算与质量控制，办公费用合理，无物业、水、电、气、暖气等浪费现象。出现长明灯、长流水等现象，1 次扣 1～5 分；机关自身质量每月按组考核，有落实记录，发现 1 例次未落实扣 1～5 分。

（2）及时传达贯彻党和国家及行业文件要求，落实结果符合上级要求并有记录。出现遗漏、延迟传达或落实未达到效果，出现 1 次扣主管机关 1～5 分。

（3）机关绩效分配无"大锅饭"现象。机关各部门分工明确、职责清晰，绩效分配指导原则制定公平合理。出现按个人绩效系数直接发放绩效奖现象，扣 3～5 分。

（4）机关及职能科室在接受上级检查时有明显缺陷或考核结果不达标，按首问负责制原则逐级问责，视情况扣罚 1～10 分。上级主管理部门来院检查出现责任性缺陷，扣主管机关 5～10 分；全部合格并得到正式表扬，奖励 1～3 分。

（5）机关各部门要严格对照考评内容，对科室及社会化保障单位进行质量监管和考评，做到关键绩效指标每月考核、一般指标每季或年度考核，不准出现遗漏或未考核的指标及科室；出现未经考核自动获得质量管理满分科室时，按 1 个二级学科（室）1 分、1 个三级学科（室）0.5 分的标准扣主管机关的质量管理分。

（6）科室对机关满意率 90 分为达标。从管理能力、办事效率、服务态度等维度进行测评，每降低 1 个百分点，扣 1 分；出现缺陷性投诉，1 例次扣 5～10 分。

2. 医务护理部

（1）医疗质量管理体系完善，组织健全，各专业咨询委员会按规定开展工作，工作记录翔实，成效显著。发现 1 个委员会未成立、工作未按规定完成、记录不符合要求、落实效果欠佳等，扣 1～5 分。

（2）医技药护岗位职责明确、医疗流程合理、医院核心制度落实。每月抽查人员岗位职责、医疗过程记录，发现合理医疗、合理用药、单病种管理等，发现 1 例次不合格视情况扣 1～5 分。

（3）学科建设满足医院发展需要，动态调整科室设置，实现学科发展与核算单位一致；科室人员配置合理，保证正常开展工作；出现配置冗余或偏少超过 1 个月，发现 1 例次扣 1～5 分。

（4）医疗安全管理组织和规章制度齐全完善，依法依规进行医疗纠纷处理，合理保护医患双方合法权益。对医疗纠纷病人，经治医生、科室、医院要及时进行诊疗分析和责任认定，回答病人质疑。在医调委或法院解决医疗纠纷时，没有形成纠纷病人诊疗分析和责任认定者，发现例 1 次，扣除 30 分，扣除相关科室与机关领导 1 个季度绩效，情节严重者领导应该引咎辞职。

（5）医院感染工作符合医院评审要求，消灭感染隐患，感控记录及时准确完整。发现记录不合格、医院感染隐患 1 例次各扣 1 分。

（6）积极承担教学工作，教学工作纳入绩效管理内容。教学工作无计划、无落实，发现 1 例次扣 1 分。

（7）积极进行科研创新组织领导工作，确保新技术新业务开展符合等级医院要求，发表论文与医院等级、员工数量、职级相称。发现新技术新业务开展和论文数量达不到要求，1 例次扣 1～5 分。

（8）充分发挥医院信息对管理的基础与工具作用，及时组织信息培训、要求不同类别人员持证上岗；及时引进更新软件，消灭软件或部门信息孤岛。无信息化培训计划、培训记录、考核记录、有软件孤岛、部门孤岛，发现 1 例次扣 1～5 分。

（9）积极推行护理机场式服务模式，及时进行病区护理专业培训、颁发专科或病种护理准入资格证；明确病区护士长全面管理责任，合理安排护理值班、积极协调跨病区收治病人的医生值班，确保病人诊疗连续性和安全性。发现病种护理不合格、值班安排不合理扣 1～3 分，出现漏诊病人或影响连续治疗，发现 1 例次各扣 3 分。

（10）医务护理部每月组织 1 次医院绩效考评汇总会，对各部门制定的考评内容的质量管理监控情况进行汇总、分析、通报。未按规定落实 1 例次扣 1～3 分。

3. 人事行政部

（1）建立健全现代医院管理和运营组织架构，明确生产、销售和行政管理不同业务的层级闭环管理，及时调配科室人员，满足科室运营发展。科室调整、人员调配不及时影响正常工作，发现 1 例次扣 1～3 分。

（2）医院人员薪酬体系设置合理，形成与医院等级相适应的人才梯度。没有统一的薪酬体系、职称评定、级别晋升没有依据，发现 1 例次扣 1 分。

（3）医院人员招聘、试用、使用、晋升、淘汰规章制度健全，人员管理符合国家有关规定，人员档案完整，各种合同签订及时合理。出现招聘人员不能满足科室发展需要，1 例次扣 1 分。

（4）按规定建立健全各种档案，及时签订合同，档案不完整、合同签订不及时，发现 1 例次扣 1～5 分。影响严重者，调低人事行政部领导岗位系数，严重者引咎辞职。

（5）证章管理符合要求。证章使用申请、登记管理不规范，发现 1 例次扣 1～5 分。

（6）医院行政管理有力，规章制度完善。出现考评结果不准确、送人情情况，1 例次扣 1 分。

（7）加强科室党支部对医院经营管理的核心领导作用，支部会议有议题、有记录、有结果。发现支部会议无记录、结果不达标，1 例次扣 1 分。

（8）积极开展工会、青年团、妇联、各民主党派和无党派工作，围绕医院发展中心开展活动，各组织满意率达到 90%。满意率每降低 1 分，质量扣 1 分。

（9）严格劳动纪律。请假、缺勤、旷工等，按医院人力资源规定执行。试用期及未取得独立上岗资质人员，按医院人力资源规定执行。发现违规 1 例次扣 1 分。

（10）人事行政部每月对科室考评内容的质量管理监控情况进行汇总、分析、通报。未按规定落实 1 例次扣 1～3 分。

4. 财务运营部

（1）财务制度健全，符合国家有关规定和上市公司要求，执行有力，无违反财经纪律情况发生。出现 1 例次扣 1～10 分，情节严重者降低领导岗位系数。

（2）按全员额、全部门、全流程、全要素、全成本进行核算，各核算单位成本、效益分割合理，绩效考评结果公开公平公正。发现 1 例次不合格扣 1~3 分。

（3）精确测算三级学科、二级学科、医院成本核算保本点并进行公示，能够对核算单位进行经营指导。遗漏 1 个核算单位保本点测算扣 1 分，1 个核算单位测算不准确扣 0.5 分。

（4）按岗位风险系数、技术含量落实医疗、技类、药学、护理、机关、勤务薪酬体系，合理确定和调整科系提成比和岗位系数，体现公平公开公正和对科室发展的促进作用。发现分配不科学、不公平、不及时，1 例次各扣 1 分。

（5）组织市场化和社会化公司服务价格论证会，使提供的服务具有随行就市优势，在医院进行公示，经院长办公会批准后执行。发现程序不合法、价格及服务不具备行业竞争性，1 例次扣 1~5 分。

（6）药品、物资、设备招标采购符合政府规定、物资供应满足临床需要。发现招投标违规，药品、物资积压或断供，设备购入不能及时投入使用、不能产生效益等情况，发现 1 例次扣 1~10 分，情节严重者调低岗位系数。

（7）物力管理账目清晰，购入、使用、淘汰报废符合有关规定。定时对医院物力资源进行清查，按月清点药品、耗材及其他物资，提高物资使用率，减少浪费。发现 1 例次不合格扣 1~5 分。

（8）对模拟市场运行的院内公司、服务科室和社会化公司进行财务监管，确保科室购买服务达到招标要求。出现 1 例次不合格、未经科室签字支付服务费情况，扣 1~5 分。

（9）指导科室进行财务管理、成本核算和绩效考评，促进科室运营管理。科室财务管理不达标、绩效分配大锅饭，发现一个核算单位扣 1~3 分。

（10）财务运营部每月对医院收入、支出、利润、非预算开支等情况，各核算单位经营情况进行通报，讲评。1 例次不合格扣 1~3 分。

（八）健康服务公司

薪酬总额=岗位工资+全成本核算奖+无假日医院诊疗补贴。

1. 岗位工资　岗位工作达到医院评审要求为合格，可以获得基本工资、科室收支平衡可以获得补贴工资。医院评审，发现 1 处不合格扣 1~5 分。

（1）市场拓展服务满足医院资源得到合理应用，医院学科发展得到极大促进，拓展服务具有随行就市价格竞争优势。按市所辖县区、乡镇、社区总量计划拓展健康产业业务，满足医院发展需要。无业务拓展计划、不能满足医院发展需要、拓展价格不具竞争性，发现 1 例次扣 1~5 分。

（2）健康教育、精神疾病宣教普及到各县区、镇（村）；家庭医生/私人医生签约率达到区域卫生行政机关要求，其他县区均有签约且不断增长；50%以上乡镇有病人来院就诊并可以及时进行医保核算。县区域精神卫生教育、诊疗普及可及，每月出现 1 个县域就诊病人缺如扣 1~3 分。

（3）合同单位转诊病人须提前预约，完成基本信息登记，并由就诊科室医生签字确认，提取收入按病人费用分割比例分别计入就诊科室成本和健康服务公司收入。市场拓展无增长扣 1 分；不按规定登记，发现 1 例次扣 1 分。

（4）各项工作文档记录准确、完整、及时；发现 1 例次不合格各扣 1～3 分，发现弄虚作假 1 例次扣 5 分，没收非法所得，并处以 5 倍罚款。

（5）科室、病人、合同单位满意率达到 90%；每降低 1%，扣 1 分；出现缺陷性投诉，1 例次扣 5～10 分。

2. 全成本核算奖　全成本核算奖=（科室核算总收入－科室核算总成本）×科室提成比。

（1）核算收入：按县域签约、机构拓展、个人定点医院或家庭医生签约计算拓展医疗市场，门诊病人就诊流水×%；住院病人就诊流水×%、政府专项补贴、各种保险签约及履约收入等。

（2）核算成本：人力、广告、车辆、物业、办公成本、设备使用费、医保拒付滞付款等、节假日补贴。

（3）科室提成比。

3. 无假日医院诊疗补贴　根据全天候医院安排，对参与节假日医疗活动者给予补贴。

（九）物业服务公司

薪酬总额=岗位工资+全成本核算奖

1. 岗位工资　岗位工作达到行业标准要求为合格，可以获得基本工资；科室收支平衡可以获得补贴工资。医院评审，发现 1 处不合格扣 1～5 分。

（1）物业服务满足医疗活动正常进行，提供服务具有随行就市价格竞争优势。出现 1 例次影响正常工作进行情况，扣 1～5 分；出现质次价高服务情况，经批准科室可以向社会化公司购买服务，成本计入综合服务公司。

（2）各项工作文档记录准确、完整、及时，满足行业检查规范要求，发现 1 例次不合格各扣 1～3 分；出现行业检查罚款情况，依据罚款数额和责任程度，给予等额或按责任比例进行扣款。

（3）物业综合服务费用在医院各部门使用过程中分摊合理、准确、及时，向社会化公司缴费金额与科室分摊金额一致，包括公共部分的分摊。出现 1 例次差错扣 1～5 分，出现科室投诉，没有及时纠正的，发现 1 例次扣 3～5 分；出现医院长明灯、长流水和无人使用房屋空调空转情况，1 例次扣 1～5 分。

（4）对社会化服务公司（如食堂、保洁、保安等）监督履约，要求满意度达到合同约定水平，对不能达标的公司有限期整改措施和记录，每月在周会公布监督结果。对综合物业服务满意度低于 80% 要限期整改。社会化服务公司履约监督不到位，发现 1 例次扣 1～5 分；不按时公布履约检查结果，1 例次扣 5 分。

（5）科室、病人满意率达到 90%；每降低 1%，扣 1 分；出现缺陷性投诉，1 例次扣 5～10 分。

2. 全成本核算奖　全成本核算奖=（科室核算总收入－科室核算总成本）×科室提成比。

（1）核算收入：科室使用的水费、电费、燃气费、中央空调费、电梯维保费、医疗垃圾处置费、保洁费、保安费、食堂、小卖部、太平间等租赁费，房屋设备设施维修维护费、房屋使用费等。

（2）核算成本：人力、物业、节假日补贴、办公成本、医院购买的水费、电费、燃气费、中央空调费、电梯维保费、医疗垃圾处置费、保洁费、保安费、食堂、小卖部、太平间等租赁费、房屋使用费、房屋设备设施维修维护材料等。

根据无假日医院安排，对节假日参与医疗活动者给予补贴。

三、绩效考评的组织与实施

绩效考评作为绩效管理的重要手段，能否发挥出预期的作用，不仅取决于考核方案的科学性、健全性，还取决于评估前后的精心组织和评估中的认真实施。

医院的高层领导不仅是绩效考评的参与者，更应该是决策者、管理者。医院高层领导应该从更高层次上关注绩效考评的内容和考评方案的设计，并给予指导，使绩效考评与医院战略、医院文化所倡导的目标相一致。同时，医院高层领导在制定相关政策时加强与绩效考评结果的关联性，就更能保证绩效考评发挥出应有的控制、激励功能。

（一）绩效考评的组织

绩效考评的组织一般由医院绩效管理委员会、机关职能部门、科室、个人四级构成。以 251 医院为例，结合本单位实际，建立了四级绩效管理组织。

1. 一级组织　是由院长牵头，数名专家、科主任、机关相关部门人员组成的医院绩效管理委员会，某主要任务是根据医院的战略目标制定绩效评价方案、相应工作制度、职责、根据方针、政策制定经济评价指标及医院内部分配管理方案。定期听取内部分配方案的落实情况并提出指导性意见。加强业务部门的工作协调，指导中层管理者寻找好的工作思路和方法。

2. 二级组织　主要由质量管理科和经济管理科两个职能部门和三处一部机关组成。对高层管理者的理念、制定的制度、职责、工作目标等进行组织实施、协调、实现、帮助解决在绩效评估实施中的困难并及时将实施中出现的问题进行反馈。

（1）质量管理科：设计、试用、改进和完善绩效考评方案；以网络化管理为依托，建立科学的质量评价系统。组织宣传考评方案的内容、目的和要求，并对考核者进行培训；制订质量管控计划和目标，并严格组织实施；督促、检查、协助各部门按计划实施绩效考评。及时收集考评实施中的各类信息并进行分析、整理，以利于今后改进；根据考评结果，向决策部门提供决策依据，并有责任提出决策建议；负责所有考评档案的管理。

（2）经济管理科：根据核算方案完成科室的效益核算，进行绩效工资的发放。分析核算情况，加强信息反馈，使分配工作公开化。

3. 三级组织　是由二级学科（室）主任、护士长、科内质控组长等成员建立的科内质控小组，主要职责是：①负责组织实施在本科室进行的考评工作；②审核本科室及员工的考评结果，并为最终考评结果负责；③协调、解决本科室员工在考核中出现的各类问题；④有责任向上级考评部门反馈本科室及员工对考评结果及内容的看法和意见；⑤根据考评结果和现有绩效管理政策，与上级主管部门一起做出人事决策。

4. 四级组织　是全体员工，绩效考评与医院中的每一个人都有关，每个人既是考评者又是被考评者。

（二）绩效考评的实施

1. 确定考评目标　绩效考评作为绩效管理系统中的关键子系统，其最核心的目标就是通过考评目标的选择、预测和导向作用实现组织的战略目标。不论是院级绩效考评、部门或科室绩效考评还是员工绩效考评，都是基于这个共同的目标。

2. 确定考评指标　绩效考评系统关心的是考评对象对医院战略目标有明显相关的行为因素，即所谓的"关键成功要素"。这些关键成功要素则更进一步地体现在绩效考评指标上。其成功的关键要素是设计组织绩效考评体系的关键依据。实际上，对于院级绩效、科室或部门绩效乃至员工绩效的考评指标都是通过对于医院就关键成功要素的层层分解而产生的。

3. 确定考评标准　绩效考评标准是用于判断考评对象绩效优劣的标准。选择什么样的标准常取决于考评的目的。考评标准可以被分为绝对考评标准和相对考评标准两类。

4. 确定考评方法　考评方法实际上是在考评指标、考评标准等要素的基础上形成的具体实施考评过程的程序和办法。根据医院的实际情况和考核要求可以任意选择或将某几种方法有效地加以组合。

5. 确定考评周期　考评周期没有唯一的标准。考评应是与日常工作相互融合的，实时的、定期和不定期兼备的。典型的考评周期为月、季、半年或一年，也可以在一项特殊任务或项目完成之后进行。

6. 绩效反馈　绩效考评工作结束，对绩效考评情况与考评对象进行沟通，传递表扬和建设性批评两方面的信息，以提高今后的工作绩效。

第十四章 数字化医院物资管理模式

医院管理景明模式依托信息化平台,经过多年实践探索,在医院物资与资产管理上,形成了贯穿"采、供、用、管"物资全生命周期的计划采购、两标并重(技术标与商务标)、购销分离、及时挂账、加速周转(虚拟一级库)、财物一体、规范报废、分段管理的物资管理精细高效运行模式和标准化流程,达到了保证采供质量、及时供应使用、杜绝积压浪费、减少医疗成本、促进经济增长的目标。

第一节 医院物资管理

一、医院物资管理分类

物资管理是现代化管理科学重要内容。医院物资管理是医院为完成医疗、教学、科研等工作,对所需各种物资进行计划、采购、保管、供应、维修等各项组织管理工作。医院物资管理主要研究对象是物资在医院内的流转过程和科学管理,包括医院物资分类,物资定额管理,物资供应计划编制,物资的采购运输,物资仓库的管理和组织领导等。

医院物资分类方式很多,如按物资所处的流通状态分类、按物资的功用分类、按物资的价值分类、按物资本身及原材料的自然属性分类及按我国现行的物资管理体制分类。目前,医院物资的分类通常根据物资的用途和价值来分类。

(一)固定资产

固定资产包括房屋和建筑附属设备;专业用设备如医疗仪器、医疗设备和制剂设备等。一般设备如办公业务设备、家具、交通运输工具、通信设备、文体设备、被服装具、劳动用品、图书杂志等;机械设备如锅炉、发电机等。固定资产的特点是在业务活动中可较长期的发挥效能而不改变原有的物资形态。

(二)低值易耗品

凡不同时具备固定资产两个条件的物资作为低值易耗品管理。低值易耗品包括医疗用品,办公用品、卫生维修工具、棉布用品、炊事用品、其他如零星小型手术器械等。低值易耗品特点是价值较低,易于损耗,更换频繁,但有的在使用中需要经常维修,报废时有残值。

（三）药品

药品包括中药如饮片、丸、膏、丹、粮、油贵重药品等。西药如针剂、片剂、粉剂等。

（四）材料

医用卫生材料包括医疗材料及化学材料等。维修材料包括塑料、水泥、钢材、木材、车辆修理配件等。缝纫材料包括棉絮、布匹、针织等。

（五）燃料

燃料包括饮食用煤、汽油、煤油等。它从作用上讲是一种辅助燃料，在国民经济建设中有着重要地位。

二、医院物资管理的现状

（一）医院物资多头管理

医用物资和通用物资分别由不同部门管理，供货渠道、价格、供货时间、质量、结算账期都会因医院采购部门不同而不同，作为医院不能形成带量采购优势，对于供货商面对医院不同部门的不同需求莫衷一是，作为科室物资使用、请领、结算也是一物可以多头领取，参数各异致一头雾水。

（二）物资采购、供应、使用没有实现全流程闭环管理

物资计划、采购、保管、供应、维修等各项组织管理工作没有统一的管理部门，对于各部门采购要求评价标准不一致，出现没有成本效益分析的急迫采购需求，各采购部门重采购轻管理，处于无序紧张低效工作状态。

（三）物资积压浪费与不能及时供应情况并存

一级库的医用物资和通用物资积压，二级库或临床科正常使用需要履行出入库手续，既影响二级库也影响临床科室工作。

（四）物资管理缺少信息化手段

临床物资领用流程烦琐。医疗物资购物单→责任人手工填写需求的物资及数量→护士送到医院的总仓库→护士返回→总仓库责任人接单→核对需求的物资及数量→派专人送物资到临床→护士与送物者交接清点→送物者返回。物资记账通过手写的物资购物单数量

上账，工作量大且烦琐。

1. 临床物资使用需求量大，工作强度大，工作烦琐易造成差错。

2. 物资数据人工填写，填写零散、不规范，不限具体时间，致物资信息孤岛，物资领用不能追溯。

3. 物资领用单保存不完善、没有物资领用识别功能。

4. 临床工作效率低，没有直观的物资数据图表，数据非数字化，医院总仓库与临床物资数据割裂，临床物资领用信息不完整，不能连续，数据难以统计。

（五）物资管理形成信息孤岛

医院物资信息管理系统没有与医院经济核算、财务管理、医院 HIS 进行接口开发，不能实现信息共享，导致其他部门与物资部门信息不能同步，影响医院正常工作开展，影响财务管理和经济核算。

三、数字化物资统一管理模式

为提高物资管理效益，落实"一个机构管理经济、一个账户结算资金、一套账簿反映成果、一个平台支持运行"的"四个一"财务管理新模式具体要求，结合医院工作实际，按采购、供应、使用、管理分离原则，制定《医院物资经费管理办法》，形成全院物资的统一采购、统一管理、统一核算、统一供应的运行模式。

（一）组织机构及职责

医院物资经费统筹管理工作实行医院党委、财经中心、物资供应部门和物资使用单位四级管理体制，由医院党委直接领导，财经中心、物资供应部门、物资使用单位按分工具体组织实施，并接受纪检委和质控科的检查和监督。具体运行应遵循四条基本原则。

1. 合理分工与相互制约原则　医院党委或董事会审核批准物资管理规章制度及办法，既要满足医院举办人对投资回报要求，还要在国家、行业法规规范要求框架下实现良好社会效益。具体执行采取党委领导下的院长负责制，由院长逐级对财经中心、物资供应、使用和管理部门行使行政管理职责。对物资管理执行落实情况既要有业务报告，还要定期向党委会进行报告。

2. 不相容职务分离原则　物资管理从招标、采购、供应、使用到管理是一个完整的工作流程，各个环节环环相扣，又互相分离。

我们采取技术标与商务标分别提供，由业务部门和物资部门各负其责的办法实现不相容职务分离。具体办法为业务部门提供物资采购的技术参数，要求信息全面、公开、公正，不能有排他性的参数要求，提出考察建议；物资部门负责提供供应商的商务信息，包括公司资质、供应范围、授权同意书、信誉能力等，对技术标和商务标进行合成，提出和落实对供应商和该产品用户考察，提出招标采购建议，从程序上和组织分工上实现不相容职务分离，确保医院物资供应组织高效、程序合理、物美价廉。

3. 协调原则　物资全流程管理既有分工，又要合作。不相容职务分离是为了实现信息全面公正，协调是为了保证物资供应及时准确、物美价廉，成本效益合理。这些需要制定管理办法明确部门、岗位职能任务、工作标准、环节质量及完成时限要求等。

4. 责任原则　从物资招标、采购、供应、使用到管理全部流程，目标是物资管理组织高效、管理层次分明、流程合理、保证供应，供应物资物美价廉，在同行业具有竞争性。围绕这个目标各个部门必须明确相应部门职责。

（1）强化财经中心（由物资管理科、财务科、经济管理科组成）作为医院物资经费统筹管理的职能作用，并明确了各级的岗位职责。

（2）明确物资管理科是医院各类物资采购及管理的部门，应掌握全院所有物资库存及使用情况，负责审核供应部门提供的采购价格，审查供货商的资质，确定供货商、采购渠道，组织实施物资采购招标和合同签订，建立全院物资采购分类总账。

（3）财务科作为财务管理部门应掌握全院所有经费使用情况，落实"一支笔"审批制度，并参与物资管理，做到账、款、物相符。

（4）经济管理科积极参与卫生经济投入项目（含设备、仪器的引进、购置等）的可行性论证，指导科室经济运行。

（5）将药材科、供应中心、医学工程科、信息科及物业办公室等具体物资保障单位定位为物资供应及管理部门，明确其工作职责为及时收集、汇总使用单位的物资采购需求，制订合理的物资供应计划（包括品种、规格、数量、生产厂家和参考价），严格落实出入库及库存管理规定。各科室、各护理单元、机关、各办公室、班组等具体使用单位应及时反馈物资质量情况，物资质量与使用寿命有关，影响使用单位成本核算，有协助把好物资质量关、价格关等职责和义务，使全员主动参与质量价格控制。

（二）物资采购工作

1. 采购方式　根据医院所赋予的职能不同，各部门分别履行各自职能。

（1）物资科负责招标采购：负责药品、试剂、医用耗材、低值耗材、通用耗材、设备及维修耗材、物业维修物资的招标采购，医工科、信息科、物业公司只需要提供技术参数和可能参加的公司，具体商务决定和采购由物资科负责。

（2）虚拟一级库统一管理：采购入院的药品、器材、试剂、物业、办公等所有物资必须经物资科统一入账、统一出库、各二级库统一供应、财经中心统一核算付款的程序运行。

（3）采购一律实行竞争招标、询价采购、定点采购、委托采购等方式：对持续大量消耗大宗物资、项目建设等，一般采用公开招标采购；对用量不大，但随机性和持续性明显，要求响应速度快，如物业水电维修、办公耗材等采用定点采购；定点供货商的确定由物资科组织相关专业人员对多家公司进行综合考评，依物资的种类属性，分别选取一两家公司，签约一两年供货期，按协议供货；对一些特殊耗材或用量极少的物资，由末端用户提供联系方式，采用临时性采购，或通过电商平台网上采购物资科与供应商洽谈购货（表 14-1）。

表 14-1　几种采购方式的比较

采购方式	公开性	程序性	时间	费用
委托公开	极高	复杂	很长	最高
自行邀请	高	复杂	很长	高
谈判采购	一般	简单	短	低
询价采购	低	很简单	很短	很低
直接采购	最低	最简单	最短	无

2. 采购控制

（1）采购工作必须遵循公开、公正、公平竞争和诚信原则，严格按计划落实采购：采购包括计划数量、入库数量、出库数量、实用数量等。科学、合理、完善的计划，是进货的基本依据，进货数量，既要依计划而购，又要按照实际需要而定，有些物资存在期间消耗的不确定性，但大部分物资具有明确的数量需求或数量可预测性。

入库数量、出库数量、实用数量均由随时录入网络数据库而自动生成，由网络提供共享数据，网上用户可随时查询入库量、现存量及末端用户的实用量，使复杂的手工物资账务管理变得简单直观、清晰透明。

明确规定物资供应部门根据库存数量、效期及消耗情况等定期编制采购计划，即消耗物资按预期使用 15 天至 1 个月量，通用物资实行"零"库存并定点采购。

（2）规定采购价格不得高于供应部门的参考价格：市场价格虽波动明显，但存在一定的波动范围、相对稳定期及波动的规律。现代信息工具和各种媒体，为不同物资市场价格的透明性提供了多种渠道。计划人员定期不定期上网了解不同网站、同种物资的零售价格、地域性差价，参考相关行业专业人士的评测报告等，做到心中有数，把握价格动态变化。

（3）动态保障供货质量：对于定点供货单位，协议中各种约束明确，但市场经济下的利益驱动，依然不可不问质量。要发挥物资询价机制，经常把物资供应、使用部门及人员组织起来，对不同的物资分别供货质量、时间响应、供货价格等方面进行询价评议，实现各种物资均有相对懂专业的人员把关，最终保证进货质量。

（4）遵循采购、供应、使用三方分离原则实现流程控制：互相协调、互相制约、互相监督，实现流程控制，极大地填补了采购工作中存在的漏洞，避免采购工作的盲目性，减少积压、损耗，为医院节约大量采购成本，有效遏制了药品在医院流通过程中出现的回扣、临床促销等不正之风，为医院带来了明显的社会效益和经济效益。

3. 新药引进五级监控管理　新药引进工作是药品管理中的一个重要环节。医院要结合实际情况，在确保新药有序、科学、合理引进，不断提高临床药物治疗水平的基础上，结合医院 ISO9000 认证，制定新药引进网上管理流程。

（1）采取使用科室提出引进申请，包括用途、剂型、规格、数量，并承诺在规定时间用完。

（2）药材科从合理用药等专业角度进行筛选，严把质量关，提出引进理由、生产厂家及参考价。

（3）物资科负责审查各种资质证明，确定供货厂家及协议引进价。

（4）药事委员会讨论、医务处审查。

（5）主管院长审批的五级监控环节。并明确规定取消新药引进的入门费，这一做法得到了全院人员及药品生产厂家、供货厂商的充分肯定。

（三）库存管理工作

库存作为供需之间的缓冲，一方面，适量的库存可以满足各种临时性的需求，起到应急的作用，保证医疗的连续运行；另一方面，库存又占用大量的资金，制约了资金的周转。如何在保证医疗的前提下尽量降低库存水平是库存管理的重要目标。

1. **虚拟一级库由物资科管理** 随着买方市场的形成，招标范围的逐步扩大，运输条件的方便快捷，我们逐步取消了医院的一级库存，保留其验收入库、出库功能。所有物资均需物资科进行一级库入库验收，然后发往各供应部门的二级库。这样库存管理由过去物资科负责改为由物资供应部门（如药剂科）具体负责，并建立健全了严格的入库验收、在库保存和出库验发制度及退货、报损、调价等工作流程。物资科的采购员按各级领导审批的申请单通知相关的供货商，在限定时间内将货物送达，入库时，物资科一级库库管员验货签收入库，录入相关数据到网络数据库。然后出库到各物资供应部门二级库签收。从二级库出库时，科室用户网上填写请领单请领，二级库录入出库数据或直接打印网上请领单并签字，库管员按单发货并审核网上数据的正确性，领货人网上确认或签字，货物出库。

2. **实现二级库使用、核算一体化** 各供应单位及时收集末端用户使用情况，依据反馈信息及时调整、更换或退货，并将情况汇报物资科负责人。库房暂存各种物资均不付款，待物资使用后，且末端用户反馈信息无异常，由物资科根据实际已用数量整理账单，制订付款计划，报财经中心审核，院领导签字，及时付款，且坚持消耗后付款。每一满月过后，会计完成月结，为相关部门提供报表，并对入出库数据进行核对，库管员完成账物查对核实，发现账物不符或数据不平衡时，及时查找原因并纠正。

3. **实现库存物资规模最小化** 药品、医用低值耗材直接投入药剂科药品库和供应中心库，药品和医用材料不超过 1 个月常用量，其他所有物资实行零库存管理。

所谓零库存，是在充分发掘社会供给的前提下提出的一种新型库存管理方式，供应商按照企业生产需要及时把所需物资送到企业的生产线上，达到准时化生产。随着供应链管理思想的大量应用，供应商管理库存、联合库存等各种新的库存管理方式逐渐被企业所采用。物资供应部门也称为二级库，直接把医用材料、办公、微机耗材、生活用品等实现网上采购，直接下收下送，切实为临床一线服务。

（四）规范物资流通程序

制定合理的、可操作的经济管理流程、物资管理流程、物资采购管理流程、物资入库管理流程、物资出库管理流程、物资管理监督流程，使物资采购、供应、管理、核算、监督各个环节有章可循，做到物资管理有序、规范，医院机关科室使用物资的品种数量请领程序，都要按照医院的管理规定进行。医院机关、科室、班组使用物资的品种，数量都要按照医院管理规定限额供应。防止积压和浪费，领用要严格执行额度和审批程序办理，严格控制超预算领用。各部门采购的各类不同物资，均由各部门记入科室账目并自动计入成本，所有票据到物资科统一入账，计入院财务账和物资账，经费由财经中心报院领导统一结算。

（五）物资的审计与监督

物资的审计与监督主要包括采购方式执行情况、合同履行情况、各项制度落实情况、物资收支情况、物资采购价格、质量及经济效益情况等。明确规定医院所有经济活动纳入财经中心统一管理，重要岗位人员定期轮换，强调了财务的审计及质控科、纪检部门的监督职能。实行物资流通全程计价核算，真正做到院科两级成本核算和成本控制。建立物资管理监控系统，做好物资管理各个环节的监控，确保物资中心正常运转，有效防止了分散管理的弊端。专门成立了监督调控系统，成立了医院物资管理委员会，同时对物资流程重要环节的实施过程，让有关的学术专业组织，如药械委员会等参与并扮演主角，使物资统供统管工作健康有序、环环有监督。对采购物资票据的审核，由物资财务和经管核算办公室共同完成。核算办公室主要审核价格是否计入医院科室两级成本，物资科主要审核是否在规定的限价内，供货商是否超出质量体系中的定点单位，有无采购计划，供货合同等。对符合要求的票据允许对外付款，否则一律不准报销。

（六）物资信息化管理

1. **物资经费管理系统** 物资经费管理系统的应用，可将医院所有物资的数据录入数据库，从而实现物资分类清晰、统计准确快捷、查询方便透明，物资使用及流向清楚。网上用户既明白自己科室的消耗物资状况，又自然而然地成为全院物流的监督员和管理员。无形中支持和帮助了物资统筹管理工作，同时也约束了部分人员想占用公共物资的想法和行为。真正实现组织网络化，管理制度化，运作程序化，信息公开化，决策透明化，监控全程化，促进医院建设全面、快速、健康发展。

2. **物资编码技术管理** 一是对医用高值耗材实行条形码管理，对在院使用的所有高值医用耗材，按产品注册证重新统一编号，彻底清理价表库，做到条码与价表价目一一对应。在手术室、导管介入室设条码机扫描仪，对消耗的高值耗材时时准确记入病人收费系统，保证了数据准确和精细化管理。

二是对固定资产实施条形码管理。清仓核资是规范物资管理的基础，为适应新的管理模式，摸清库房家底，做好财务挂账，我们清理了信息、物业、设备器材等全院各类物资，利用条形码技术，统一实行物资编码管理。以往物资编码存在的主要问题是信息存放在一个数据表中，其中标明不同物资的规格属性放在同一字段，使得很难判断两条物资编码是否为同一物资，造成大量重码出现，物资采购供应工作出现偏差。为此，我们将物资编码的基本信息和物资属性值分开，存储到不同的数据表中。这样做的好处是，便于对物资属性值进行查询，作为查重处理的基础。改进后的系统中，物资编码的编制主要包括编码的基本信息、物资属性和属性值三部分。做到了物资与编码的唯一对应，实现了医院物资的精细化管理。

（七）招标程序管理

1. 成立医院物资、设备招标采购领导小组　成立了以院长为组长，副院长为副组长，成员包括财经中心、医务处、护理部几个主要职能部门负责人，同时也吸收了医疗设备管理、计算机网络工程师、物资采购员等专业人才参与的物资、设备采购领导小组。

医院领导班子成员全体参与，既可以充分调动领导成员的积极性，也使之互相监督，增强采购工作的透明度；职能部门领导参与，可以为采购的种类、质地、品牌、规格，财务预决算提供参谋和协助决策；专业技术人员参与可以在采购中把好技术关和价格关。领导小组人员不宜过滥，否则延长决策时间，贻误时机，还可能难以统一意见。领导小组成员过少，可能影响采购质量，还可能产生更隐蔽的腐败或集体腐败。

2. 制定招标管理办法　借鉴企业招标经验制定科学合理招标管理办法，对招标人员的组成、招标的基本程序、监督体制及招标方式做出明确规定。特别是对采购的特殊物资，应明确细则，确保招标过程有据可依，大家认可，出现问题可追溯、可查责。

3. 确定招标方式　招标的方式很多，以竞标为主，议标为辅。竞标就是选择有资质的供应商到医院，采用公开报价、分别陈述的方式，在同一时间公开进行三轮报价，最后由招标领导小组根据供应商的最终报价和其资质、信誉度、售后服务等综合因素，当场宣布中标公司，并签订供货协议。竞标的主要目的是在保证供货质量的前提下，大幅压价，为医院节约资金。

4. 确定招标程序　招标程序至关重要。必须明确招标标书的起草人、审定人、标书内容、供应商资质及其考察小组成员、招标时间及地点、招标主持人及中标公司的跟踪人。为了提高工作效率，我们成立了项目小组。成员包括项目职能部门负责人、技术人员和使用部门负责人。项目小组负责整个项目的标书起草、发标、考察供应商、确定招标时间和地点、跟踪中标单位的全程工作。为了防止效率优先可能产生的腐败，我们把标书审定、招标现场会等两个主要环节的权力控制在招标领导小组全体成员手中。

5. 确定标的　标的，也就是招标对象，一般由使用部门或职能部门提出后，由招标领导小组集体审定。包括产品性能、规格、质地、品牌及预期价格。为了规范操作，有时我们要求项目小组选择并提供样板。例如，我们为了招标病人病床，项目小组通知所有竞标厂家均把样品运到医院，提交全院临床科室征求意见，最后确定一种作为标的。这样虽然花费了一定时间，但得到的认同范围显著增加。许多职工能为自己参与发表意见感到自豪，认为医院物资采购的透明度显著增强。

6. 考察选择供应商　标的确定后，立即组建项目小组。小组最少由 3 人组成。成员必须作风正派，办事公道，富有采购经验，也就是说，项目小组应是专业采购小组。在发标后，他们集体深入到供应商所在地进行考察，考察内容包括供应商的工商注册证、信誉度，并走访其过去的客户，实地了解产品的性能。如 251 医院为了考察门诊电子大屏幕，项目小组在报名的 10 家供应商中，选择 6 家进行考察，走访了医院、银行、证券所等十几家单位，了解其产品性能，最后提出考察意见，由招标领导小组集体讨论，确定了其中 4 家作为医院门诊电子大屏幕招标的正式竞标单位。

7. 召开招标现场会　招标现场会一般在医院内进行。要求招标领导小组及项目小组全体成员出席，所有确定的供应商代表出席。会议一般由医院招标办公室或物资分管部门的领导主持。主持人第一步介绍双方参会人员；第二步主持人介绍招标方式；第三步由招标领导小组审查供应商投标标书完整性；第四步由供应商介绍本公司基本情况及投标优势，时间每家不超过 3 分钟，招投标双方提出问题并互相解答；第五步竞标开始，由主持人宣读每一轮报价，参加记录报价；第六步招标单位退场，招标领导小组听取项目小组汇报，讨论并决定中标单位；第七步请回投标全体供应商，宣布中标单位；第八步，中标单位与医院签订供货合同；第九步，主持人宣布招标现场会结束，并致感谢词。

招标"一细二严三公开"管理法："一细"就是对物资设备采购过程的精细化管理。"二严"就是严格执行物资设备采购管理办法、运作程序和规章制度；严格落实事前、事中和事后环节的责任制管理，做到责权明晰。"三公开"就是每次招投标，公开由纪检、监察部门全过程参与；大型招投标要公开过程，签订廉政合同；利用办公信息管理系统和内部网站发布招标信息，接受员工监督。

8. 合同的订立　通常医院决定采购某物品后，采购部门会通过各种渠道收集厂商供货信息，对商品的价格、性能进行广泛了解，但常忽略对供应商主体资格的审查。供应商的身份不同其能提供的服务是不同的，一般情况下直接生产厂商及其销售公司供货的质量、价格及售后服务较好，授权代理商、经销商提供服务又优于无授权的中间商。但对供应商的选择要视具体情况而定，如有的地方规定某些药品只能从规定渠道购入，有些只能从其授权代理商、经销商处购入，有些进口设备只能与有外贸进出口权的公司直接签订合同。为了保证合同订立的有效性就必须认真对供应商的主体资格进行审查，重点审查供应商的生产经营权力、能力和行为能力，如查验营业执照、生产销售许可证、产品合格证、物价部门定价批复件、代理或经销授权证明等。有原件的尽量查看原件，影印件应有能证明其真实有效的证据，并留存备查。必要时还要对供应商的经营及资信情况进行调查。

9. 合同订立程序　合同的订立分为要约及承诺两个步骤。要约是指一方向另一方提出签订合同的愿望和要求，其内容包含了合同的主要条款，要约一经受要约人承诺，合同即告成立，当事人双方就应承担各自的责任、义务。而有的医院采购部门，在采购过程中随意多方求购，或者随意对供货商提出的要约进行承诺，形成多方要约或承诺行为，最后又拒不执行合同，这种行为在产品展销洽谈会上尤为多见。也有的医院采购部门草率答应有条件的试用产品或者随意推翻已在执行中的口头合同，这些行为都有违于《中华人民共和国合同法》规定的诚实信用原则，很可能造成医院要承担违约责任。

10. 合同的具体内容　根据《中华人民共和国合同法》的规定，一个完整的买卖合同应该包括当事人的名称或者姓名和住所、标的、数量、质量、价款或报酬、履行期限、地点和方式、违约责任、解决争议的方法等主要内容。医院的采购合同订立时应详尽填写上述内容，不能仅凭口头约定马虎了事，最终造成供需双方对合同内容的认同差异。为保证产品质量应特别注意写明产品的标志、包装、配套附件、用途及质量要求、技术标准、验收方法及期限等项目，必要时在订立合同时对产品样品提取封存留验。合同内容还应包括售后服务及质量保证条款。在合同的落款处要有双方法人真实有效的盖章和法定代表人或委托代理人的签字，要注意查验法人资格、委托代理人的授权证明，否则容易造成合同无效。另外，对于制式合同，要认真阅读后签订，特别要注意对方提出的免责条款，风险分担条款的审阅，该修改的要修改，该明确约定的要明确。

11. 合同的履行程序　合同一旦订立，当事各方就必须承担各自责任义务，且不得随意变更、终止和撤销合同。如要变更、终止和撤销合同应征得对方的许可，否则应按法定程序予以解决。当事各方应按合同中规定的先后顺序履行自己的义务，如预付定金、发货等，如按规定先履行义务的一方未能履行义务，则另一方也可不再履行自己的义务。如在合同执行过程中出现情况变化知情一方应履行自己的告知义务。

12. 违约责任

（1）供方容易出现的违约行为有供方不能或不能及时交货；供方所交产品属性与合同不符，或交付不合格的产品；提前、延后交货或多交货；供方擅自改变交货运输工具或线路等。

（2）需方即医院方面可能造成的违约行为有未及时支付预约金，或中途退货；未能及时验收、提货，甚至是拒收货物；逾期支付货款的；需协同履行的合同未履行自己的协同义务等。

供需双方的违约视情节不同可能承担失去定金、偿付违约金、赔偿损失等责任，供方提供不合格医疗用品造成后果的甚至可能承担刑事责任。

13. 验收方法　供应商交付货物后医院应及时组织货物验收，供方应提供验收的必要资料。对产品数量、质量及外观显而易见的问题，医院应在双方约定的期限内提出，对需在安装调试使用后才发现的内在质量问题，应在合理的期限内提出，质量验收标准有国家强制标准或行业标准的应不得低于标准，没有标准的应按双方商定的标准验收。医院对采购物品有异议时，在履行告知义务后可以暂停支付货款，但未经供方同意不得再继续使用该产品，否则容易造成事实上的默认。

14. 争议的解决办法　供需双方在合同履行过程中发生争议，可以采取双方共同协商解决，也可以提交相关仲裁机构或人民法院解决。此时，供需各方因自己的违约情节可能承担各自的相应责任。解决争议的地点有明确约定的要按约定地点，没有约定的应按有关规定执行。因此，医院方面在合同签订时要注意与供方明确争议的解决方法及地点，在出现争议时要注意收集有利于自己主张的相关证据。

总之，采购合同的订立和履行，作为采购过程的中心环节，医院管理者及采购具体操作人应谨慎行事，注意参照有关法规的精神，维护保障自己的权益，避免给医院工作带来不必要的损失。

第二节　医院资产管理

资产是指会计主体在业务经营中所拥有的、用来获取预期收益的各项财产、债权和其他权利的总和。资产具有的基本特点是作用于医院现在和未来的医疗劳务生产和经营活动，有助于从物质形态方面提高医院的经济效益，具有不同的具体形态。

按资产在业务经营过程中的周转情况，可以分为固定资产和流动资产两类。

一、医院流动资产

（一）概念

医院流动资产是指医院可以在 1 年内或者超过 1 年的一个经营周期内变现或者耗用的资产。它包括货币资金、应收及预付款项、药品、低值易耗品、卫生材料和其他材料等。

流动资产是医院进行医疗劳务生产经营活动的必备条件，其数额大小及其构成情况，在一定程度上制约着医院的财务状况，反映着医院的支付能力与短期偿债能力。因此，流动资产的管理，在医院财务管理中占据着重要地位。

（二）分类

1. 货币资金和非货币资金　按资产是否具有货币性质，可以分为货币资金（如现金、银行存款和其他货币资金等）和非货币资金（如固定资产、药品材料、低值易耗品等）。

2. 有形资产和无形资产　按资产是否具有实物形态，可以分为有形资产（如现金、固定资产、库存药品材料等）和无形资产（如专利权、专有技术、商誉等）。

（三）医院流动资产的特点

1. 流动资产循环周期与医院医疗劳务生产经营周期具有一致性，流动资产一般是一次性的转移或耗费，因此医疗劳务生产过程中的流动资产，在一个经营周期结束之后，应一次全部得到补偿。

2. 流动资产占用形态具有变动性，流动资产在循环过程中，总是按顺序经过"供、产、销"过程，依次表现为货币资金、储备资金、劳务生产资金等占用形态，循环往复，川流不息，其形态也随之不断变动。

3. 流动资产的占用数量具有波动性，医院流动资产在循环中，其占用数量在不同时期不是固定不变的，它会随着医疗劳务生产活动的变化而有升有降，起伏不定。由于疾病的流行和发病，有一定的季节性，因此季节性波动更为明显。

（四）医院流动资产管理的内容

1. 现金及各种存款现金和各种货币是指医院在业务经营活动中停留在货币形态的流动资产。

2. 应收及预付款项是指医院应收而尚未收到的各种款项及预付未结算的款项，包括应收账款、其他应收款及预付款项等。

3. 短期投资是指各种能随时变现、持有时间不超过 1 年的有价证券，以及不超过 1 年的其他投资。

4. 库存药品材料和物资库存药品材料及物资包括库存西药、中成药、中草药、卫生材料、低值易耗品、在加工材料和其他材料等。

二、医院固定资产

(一) 概念

固定资产是医院资产的重要组成部分,是指医院在医疗保健服务活动过程中,使用年限在 1 年以上,单位价值在规定标准以上;并在使用过程中基本保持其原有实物形态的资产。这一概念包括以下三层含义。

1. 使用年限在 1 年以上　现行医院财务制度规定是指"使用年限在 1 年以上"与流动资产中的一次性消耗的卫生材料和 1 年内转变为现金的其他流动资产项目不同。固定资产能够多次进行使用,且使用期限比较长,规定的使用期限要在 1 年以上,属于持久、耐用性的资产。

2. 固定资产的单位价值要在规定标准以上　现行医院财务制度中规定的固定资产标准比原规定有所提高,原规定单价在 800 元以上的专业设备和单价在 500 元以上的一般设备,均为医院的固定资产;现规定专业设备单位价值在 1500 元以上,一般设备单位价值在 1000 元以上。另外,单位价值虽未达到规定标准的,但使用时间在 1 年以上的大批同类物资,也应作为固定资产对待。这些标准和规定同《事业单位财务规则》基本一致。

3. 固定资产在使用过程中要基本保持原有物质形态　与流动资产在使用中不断改变原有的物质形态,且价值一次消耗、转移或实现不同。固定资产在使用过程中能够基本保持原有的物质形态,其价值在多次的使用中,随着固定资产的磨损程度而逐步地消耗、转移或实现,即它的价值形态逐渐转化到医疗保健服务成果之中。

(二) 固定资产特点

1. 流动性弱,周转速度慢　医院的房屋、建筑物、医疗仪器设备等固定资产通常可以使用数年甚至数十年,其使用期限长,使用途中难以改变用途,不易变现。因为固定资产的流动性弱,要数年、数十年才完成一次循环周期,如 X 线机、CT 仪等,所以周转速度慢。

2. 一次投资,分期收回　医院在购建固定资产时,需要大量资金一次支付其全部款项,而固定资产的价值是根据其使用年限及损耗程度逐步转移到医疗保健服务成果中去的。由于固定资产的使用期限长,而医疗服务市场又是不断在变化的,当所投资的固定资产不适合医疗服务市场需求时,就难以收回从事医疗保健服务所投资的成本。因此,固定资产在进行投资时,不但要考虑投资的必要性和技术上的先进性、可行性,还要考虑经济上的合理性。

3. 实物形态的固定性　固定资产从投入医疗保健服务活动开始,直至其报废清理为止，在长期的使用过程中，因不断地损耗而降低价值；但这并不改变其原有的实物形态，体现了其实物形态的固定性。

4. **固定资产的价值补偿和实物更新是分别进行的** 固定资产的价值补偿和实物更新与其他资产不同。固定资产的价值补偿是在固定资产的使用过程中逐渐进行的，而它的实物更新则要在报废后，利用其价值补偿所积累的资金一次性地实现。

（三）固定资产的分类

从会计的角度划分，固定资产一般被分为生产用固定资产、非生产用固定资产、租出固定资产、未使用固定资产、不需用固定资产、融资租赁固定资产、接受捐赠固定资产等。

根据医院固定资产的所属关系，结合经济作用和使用情况，把固定资产分为五大类。

1. **房屋及建筑物** 是指产权属于医院的一切房屋、建筑物及与房屋不可分割的各种附属设施。如门诊用房、病房、检验用房、实验用房、行政和后勤管理部门用房、职工宿舍、水塔、蓄水池、烟囱、变电室、病员食堂、院内道路和围墙等。

2. **专业设备** 医院的专业设备是指直接用于诊察、治疗等业务活动的医疗仪器设备。如磁共振仪、CT 机、直线加速器、动态心电图仪、X 线机、B 超仪、高级实验仪器等。

3. **一般设备** 医院的一般设备包括不直接用于临床服务的各种通用设备，如打印机、电子计算机、复印机等。

4. **图书** 医院的图书是指各种医学专业图书、期刊杂志、技术资料等。

5. **其他固定资产** 医院的其他固定资产是指不直接用于临床治疗服务的各种其他固定资产，这类固定资产的起点单价一般在 1000 元以上，包括家具、交通工具等。交通工具是指各种机动和非机动车船等，如卡车、救护车、大小轿车、摩托车、三轮车、自行车等。家具主要是指桌、厨、柜、沙发、病床等。

（四）固定资产信息化管理

1. **固定资产管理体系** 固定资产实行归口管理、分级负责、责任到人的管理责任制。管理体系分为三级。

第一级以财经中心为核心的资产管理中心，对医院固定资产管理的各个环节进行有效的管理和监控。

第二级以各个职能管理部门为核心的固定资产归口管理部门，对固定资产的增置、更新、改造、转移、拆分、清理报废负责。

第三级是固定资产的使用部门。

2. **固定资产条形码管理信息系统功能模块** 医院固定资产管理系统根据统一领导、归口管理、分级负责、责任到人的管理思想设计，从固定资产采购、增加、领用、转移、减损、盘点等方面加强管理，为会计核算及管理人员的考评与奖惩提供依据。技术上，固定资产管理系统采用条形码管理方法，首先对全院现有固定资产进行清查、照相，打印条形码粘贴，新购的固定资产在交付科室使用时也贴上条形码。条形码技术的应用，实现了全院的固定资产账物明、家底清。

3. 固定资产系统的功能

（1）单据管理：固定资产的购买、退库、报废、维修的日常工作都可以实现网上申请、确认生成原始会计凭证。能够实现的单据有发票单据录入/修改、合同文书录入/修改、购买申请录入/修改、维修申请录入/修改、计量申请录入/修改、报废申请录入/修改等。

（2）资产管理：包括资产拆分、资产转移、资产返库、资损、资产价值变动产报在建工程、盘点管理及盈亏处理等软件可以实现资产拆分功能。大型的资产如房屋，小型的资产如电脑，当资产由于部分损坏或报废时，余下的部分构件仍可以作为固定资产或重新利用的，通过资产拆分管理功能就可以实现，这样就可以防止资产流失。资产价值变动可以核算，根据市场价格调整资产价值，也可以核算由于增加或减少附件引起的价值变动。其他固定资产的变动，如科室之间互相转移、科室将不用的固定资产返库、资产报损等功能，软件都可以实现。

（3）财务管理：软件提供了多种计提折旧的方法，包括直线折旧法、加速折旧法、工作量折旧方法等，工作量可以通过计量管理来统计。固定资产的日常维护及大修理费用，通过维修管理和费用登记，就可以实现。

另外，软件还提供了账务处理功能。例如，制订付款计划、填写付款单、套打银行票据、记录会计凭证导入财务系统等。

（五）数字化医院固定资产管理信息化系统特点

1. 网络模式下的系统功能

（1）查询功能：此系统为普通访问者提供查询服务，通过各部门的软件查询对外公布的固定资产信息。访问者通过身份验证后，可以查询本部门及医院所有固定资产的详细情况，分析资产动态，了解本部门固定资产建设在医院整体建设中的位置，进行总结，提高本部门的技术水平，提高竞争力。

（2）系统维护功能：对于网络环境下运行的此软件系统而言，资产管理部门的管理人员可以在不同的地点，以不同计算机对资产数据进行不同的维护和管理，如系统中的合同管理、库房管理、档案管理、维修管理、统计查询等在不同的地点、不同的计算机上进行，针对不同的信息管理环节设置相应的信息管理功能模块，既满足信息管理环节的需要，又可最大限度地实现数据共享。

图 14-1 为 251 医院固定资产管理信息系统模式图。

2. 网络模式的管理特点
网络资源的充分利用，形成了更加简洁、高效的资产管理模式，它所表现出的特点主要有以下几个方面。

（1）资产管理高效。利用网络技术实现了资产信息在网上的实时发布，医院的决策层可以快速完全地掌握固定资产的动态情况，决策层通过网上数据可以分析医院资产情况，合理配置经济资源，充分发挥各种资源的有效利用，提高了资产的使用率，使资产的闲置率达到最低。通过论证，处置无用资产，增添新型的医疗设备，加速医院设备的更新换代，提高医院的医疗技术水平，使医院能够稳步、健康、快速发展。

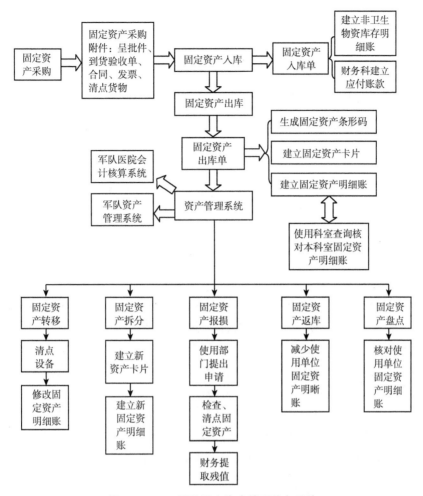

图 14-1 251 医院固定资产管理信息系统

（2）管理信息共享。网络管理模式的基础是网络及其终端，数据资料通过网络交换，使资产的各种信息共享性增强。应用网络模式可使资产的各种有关信息一次录入，全程共享，一经录入，全院共享，不仅使信息交换效率提高，而且使信息的准确性、一致性和安全性有了可靠的保证。

（3）信息更新快捷。科室负责人通过浏览器界面直接面对本科室的所有数据，直接参与数据管理，改善了数据管理方式，有利于数据的正确性，也极大缩短了数据修改的周期。同时，资产数据通过网上传输，财务记账、成本核算均可直接从网上提取修购基金，具有可操作性。

（4）管理规范有序。资产的网络管理模式是一个人机结合的控制过程，比单纯的手工控制更为严格规范；资产数据通过网上传输，财务记账、成本核算均可直接从网上提取修购基金，具有可操作性。它不但符合管理工作的规范性要求，而且可以减少人为的干预，减少手工劳动的误差，减轻了手工核算的负担，既不会多提，也不会少提，增强了数据信息的准确性，使财务记账和成本核算工作更加严格、规范，从而使管理工作更加规范、严谨、科学、合理。

第十五章　医院物业服务模式

第一节　医院物业服务概述

一、物业服务是专业性的商务活动

物业服务是指由专业化的企业组织，运用现代管理手段和先进的维修养护技术，为物业售后的整个使用过程提供对房屋及其设备、基础设施与周围环境的专业化管理。它是以经济方法为房屋、居住环境、物业维修等方面提供高效优质、经济的服务。

物业服务是与建筑物使用有关的管理服务，他的目的在于保障建筑物在使用者享用安全、健康、舒适、清洁、环保、便利及良好空间。

物业管理是物业的一种增值服务。除提供建筑物内劳务与服务，以及以延续了建筑物生命与使用的基本需求外，更应借由营运管理增加收入，以提升不动产与土地的价值。物业服务项目包括警卫保安、清洁劳务及设备设施类（如电力、空调、升降机、给排水、安全系统等维护、修理、保养）三大类工作。

二、医院物业服务是成熟的专业性社会化服务

医院物业服务是指物业经营者运用现代科学管理手段和专业技术，融管理、服务、经营于一体，对医疗机构的后勤系统实施全方位、多功能的统一管理的活动，其特点是为医疗机构的使用人提供全面、高效、节约、有偿的服务。服务对象是人，基本要求是统一、规范、科学、高效、安全和协调。

医院物业服务是保障医疗工作连续性的商业服务，也是一种增值服务。在物业服务市场逐臻成熟的条件下，医院向社会直接购买物业服务，引进成熟专业性服务模式，可以提高医院员工及病人生活质量，保障医疗活动正常运行，通过专业化操作降低医院运营成本，提高医院竞争能力。医院作为事业单位缺少物业管理经验；作为企事业医院本来就是作为企事业剥离的辅业，剥离后的医院再去从事不擅长的物业管理，会影响医疗护理主业发展。

（一）医院物业服务特点

1. 设备运行具有连续性　医院不同于写字楼或住宅小区，医院的主要设备需要 24 小

时不间断地运行，几乎无法利用停水、停电的方式进行设备维修。这给医院的物业服务工作带来了相当大的难度，无形之中增加了物业服务费用的支出。医院设备的维修养护必须做到科学合理，对于不能间断运行的设备必须保证备用设备的良好使用性，一旦出现故障，立即将备用设备投入使用。

2. **保洁工作专业性强** 医院每天都会有大量的医疗废弃物产生，这些废弃物携带有致病菌和有害物质，必须按照严格的规定进行分类处理和清运，从事医院保洁工作的人员必须执行严格的消毒、隔离和防护制度，防止出现交叉感染的情况。同时，保洁人员要具备一定的医疗常识，能够在工作中做好自身防护。

医院作为病人治疗疾病、恢复健康的场所，需要有一个温馨、安静的环境，医院的保洁工作既要保证医院内的干净整洁，又要考虑医院环境的这种特殊要求。大面积作业时，应注意防止机器设备使用时产生很大的噪声和对场地环境的污染。

3. **安全保卫工作具有特殊性** 医院的特殊部位，如手术室、药房、化验室、太平间、库房、财务室等地方，应采取严密的警戒措施，重点加以防范，并建立处理突发事件的应急方案，一旦遇到突发事件，要能够确保病人的安全，同时要注意保护好医疗档案及各种试剂等。

在医院的物业服务工作中，还要特别注意人身健康安全的保护，楼道、病房等各类场所要经常开窗通风，以降低细菌的密度，医院的分区标记应醒目，医院的放射性工作室应做好防护测试，并配以警示装置。

（二）医院物业服务原则

1. 坚持国家对物业服务的标准、法规和质量认证。
2. 坚持以病人为中心，以医疗为中心。
3. 坚持物业资产保值增值。
4. 坚持以人为本，人性化的理念，视服务质量为生命。
5. 坚持讲究经济效益，严格核算和财务管理。
6. 坚持先进、科学、经济、合理原则。
7. 坚持节能、减排、绿色、环保、安全原则。

（三）医院物业服务内容

1. **房屋及附属设备设施的维修养护与运行管理** 主要包括对房屋建筑、中央空调系统、锅炉、高低压配电系统、备用发电机、消防报警系统、给排水系统、电梯、水泵系统、照明系统、污水处理系统、楼宇智能系统、通风系统、制冷设备、广播系统、停车场（库）等的维修养护和运行管理。保证 24 小时的水、电、气、热供应，以及电梯、变配电、中央空调、锅炉房、氧气输送系统等的正常运转。电梯运行有专职驾驶员站立服务，层层报站，做到微笑服务。

物业服务企业应根据医疗要求和设备运行规律做好维修养护计划，提高维修养护的效率，保证设备设施的完好率，不得出现任何有损病人的安全事故。物业维修技术人员必须有一定的理论水平和丰富的实践经验，在出现紧急情况时能采取有效的应对措施。

2. 安全保卫服务　主要包括门禁制度、消防安全巡查、安全监控、机动车及非机动车辆管理、处理突发事件等，尤其要做好手术室、药房、化验室、太平间、财务室、院长室等重要或特殊区域的安全防范工作。保安部门要加强对医护人员的安全保护，对于打架、斗殴或发生医疗纠纷的情况，要及时、慎重地进行处理。加强对医院出入口的监控，有效开展防盗工作，防范治安刑事案件。

定期组织消防安全工作检查，彻底消除安全隐患。要配备专职的消防工作人员，成立义务消防队伍，不但要进行业务知识培训，还要举行消防演习。

3. 病区被褥用品洗涤剂供应管理服务　主要包括病区脏被褥用品的收集、清点、分类放袋、分类处理等，传染性及被血、便、脓污染的衣物要密封；回收各类被褥、工作服，进行洗涤，病人衣服与医护人员工作服要分开，遵守衣物分类洗涤原则，回收的脏被褥要及时消毒浸泡；干净被褥的分类、分科、各病区干净被褥的分送，按时下发到科室，并做好清点登记；每天做好破损物品的修补等记录。

4. 环境管理服务　医院的卫生保洁工作主要包括对医院各病区、各科室、手术室等部位的卫生清洁，对各类垃圾进行收集、清运。在垃圾处理时要区分有毒害类和无毒害类，定期消毒杀菌。医用垃圾的销毁工作要统一管理，不能流失，以免造成大面积感染。

医院的保洁人员应具备较高的素质，掌握基本的医疗医护知识，清楚遇到突发性事件的处理程序，严格遵守医疗医护消毒隔离制度。保洁人员要勤快，随脏随扫，同时保持安静的就医环境。应对医院环境熟悉，服务态度要好，切忌一问三不知。

有效开展对医院公共区域的绿化美化工作，定期对树木和绿地进行养护、灌溉和修剪，杜绝破坏和随意占用绿地的现象。

5. 护工服务管理　护工服务是医院物业服务的特色，是对医院和护士工作的延续和补充，是医护人员的得力助手。护工一般应具有中等专业知识和技能，在护士长和护士的指导下，8 小时工作制 3 班运转或 12 小时工作制 2 班运转照顾病人的生活起居。

（1）护工的工作内容：护送病区不能行走病人、无陪伴病人的各种检查与治疗，为病人领取药品、医用材料，打开水，协助行动不便的病人进行各种必要的活动。

保持病房整洁，物品摆放整齐划一，保持床铺平整，床下无杂物、无便器。

及时收集送检病人的化验标本并取回报告单，急检标本立即送检；递送各种治疗单划价、记账，特殊检查预约和出院病例结算等。

接送病区手术病人，送检手术中、手术后的手术标本。

点送医护人员工作服、病人的脏被服和病员服。

清点收送给各科室的洗涤物品。

送修病区小型医疗仪器。

（2）专业陪护：专业陪护人员为病人提供专业化、亲情化服务，要认真做好病人的生活护理、心理护理、健康宣传、饮食指导、病情观察等，治疗处置时要协助护士再次做好检查病人用药过程中的反应，发现异常情况及时报告。专业陪护员必须是卫生学校或医疗专业毕业的专业人员，经考核合格后方可录用。

（3）导医、导诊：要清楚科室设置、医院设施、医疗专业技术水平、特色专科，热情主动，有礼貌，有问必答，百问不厌，引导病人挂号、候诊、检查。

6. **餐饮服务** 可以满足医院职工、病人及其家属、周边相关人群餐饮需求。除追求色、香、味之外，更注重营养搭配、医疗辅助作用，应开展病人营养膳食服务，以及订餐、送餐服务。

7. **医院的其他服务项目**

（1）开设商务中心。开展打印、复印服务；办理住院陪住证；办理电信卡、传真、火车票、飞机票等服务项目。出售生活必需品、新鲜水果、鲜花礼品、图书等物美价廉的商品，既可以丰富病人的生活，又可以有效控制因病人外出造成的交叉感染及意外伤害。

（2）成立配送服务中心。服务内容包括病人接送、送取病人的常规化验、各种预约单、会诊单、出院单；保存、煎制、加热、送取各种药品等。配送中心实施 24 小时服务制度，可以利用配送服务计算机软件系统，科学管理配送人员。通过对讲系统，保证运送工作准确、及时、安全、快捷。

三、医院物业应该采用社会化或市场化服务模式

医院应该突出主业医疗经营管理，对物业服务这一专业很强的辅业工作应该主动剥离。计划经济时期的单位设置，使医院功能小而全，如医院后勤管理，现成物业服务缺少专门人才，影响物业服务水平和能力，病人及员工满意率低，后勤经济收入也低于同行业人员。不同类型医院应该分别采取社会化和市场化两种服务模式。

（一）社会化物业服务

1. **新建医院** 对于新建医院，能够社会化承担的辅业功能，应该尽量交由社会化专业公司承担，如物业服务。医院采取购买物业服务的方式，引进物业服务公司。对其提供的水电气暖、保洁保安、被服洗涤、车辆运输等服务，按约定的服务标准和价格按期支付物业费。对出现的政策性变化，可以专门商定解决办法，实现服务标准与价格随行就市。

2. **转制企事业医院** 转制医院有两种情况。一是医院彻底转制，医院没有国有股成分，员工身份买断成为社会人。对于这样的股份制医院可以参照新建医院购买物业服务的办法，实现社会化物业服务。对于原从事物业服务的员工可以组成物业公司参加竞标，同等条件优先中标。

（二）市场化物业服务

1. **公立医院** 计划经济条件下的公立医院，医院各部门人员都是正式工、都是单位人，从事后勤服务的员工稳定性最强，具备后勤保障专业知识与技能。对医院具有深厚感情。

公立医院物业服务采取市场化服务办法，把后勤管理部门管理办法改为参照物业服务公司管理办法。物业服务明码标价，向科室提供物业服务时获得报酬。把后勤管理变为物业服务，虽然两字之差，但已经把对科室的后勤管理变为物业服务，通过卖服务实现价值。参照物业服务办法，原后勤人员服务意识、服务措施及效果都有明显改善，把过去的从属关系变为分工合作的平行关系。人还是原来的人，事还是原来的事，但运行机制改变后，物业服务效果明显改善。

2. 混合所有制医院　公立医院混合所有制改革或企事业医院改制，医院不同股权成分并存，后勤人员身份不能社会化，还属于单位人。对于这种情况，可以组建物业服务公司，进行单独核算。通过向科室提供物业服务实现价值。在有条件时可以向社会其他单位提供物业服务，扩大物业公司市场，形成医院内部物业服务吃饱，医院外部物业服务吃好。使医院物业人才、技术、服务发挥更大作用，提高员工待遇。

第二节　医院物业服务景明模式

医院物业服务职能是医院管理的一个重要组成部分。在景明模式的医院"三部二公司"整体组织结构中，物业服务按公司化设计、管理和建设。经过多年的实践与探索，形成了"公司化定位整体化推进、社会化与市场化同步运营、全成本核算买服务管理"基本模式，具有广泛的适应性和有效性，无论是在军队医院、私立医院、民营上市公司医院、公立医院转制后的混合所有制医院，均取得了良好效果，得到了病人、员工、投资者的普遍认可。

如长安医院在引进景明模式前，食堂、小超市、停车场几项物业每年只向医院上缴5000元管理费，而且服务质量差，保障水平低，员工和病人意见很大。2010年全面实施公司化改革后，服务保障水平显著提高，不仅本院职工、病人愿意留在医院内进行餐饮等消费，还吸引了大批周边人群专门到医院食堂等进行消费，物业服务收入连年大幅度增长，2012年这几项物业服务的毛收入达到1200多万元，上缴医院管理费用（15%）达180多万元。

一、公司化定位整体推进

不同的医院，物业服务的现状各不相同。但在传统医院管理模式下运行的医院物业服务水平与服务保障能力，都具有非企业化管理的必然弊端，尤其在管理模式落后、工作效率低下、经济运营困难的医院，后勤物业保障的问题就更为突出。所以，景明模式按照医院"三维管理"（数字化、智慧化、规范化）的要求，对所管辖的医院一律确定物业服务公司化建设的发展方向，并与医院整体管理模式引进实施相适应，整体推进物业保障公司化改革。公司化定位、管理、建设，是一个发展过程，大多数医院刚开始并没有正式注册成立物业服务公司的条件，但这并不意味着不能进行物业保障公司化管理改革。参照公司管理的基本要求，在医院内部对物业保障服务快速实行公司化管理，如组织结构设计、人力资源管理、市场运营机制、以绩效工资为主薪酬体系建设等方面。在条件成熟时间正式注册成立独立的医院物业服务子公司，在确保做好医院内部物业保障服务的同时，加大对院外提供物业服务的市场开拓力度。

二、社会化与市场化同步运营

在大多数成立独立注册物业服务公司条件不成熟的医院，可以将物业公司化管理分为社会化物业服务和市场化物业服务两种形式同时推进。

（一）社会化物业服务

社会化物业服务即将某些物业项目，如餐饮、保安、保洁等，通过招标方法直接引进社会上有能力、信誉好的专业化物业服务公司来医院进行专业物业经营管理，医院相关岗位的职工可以直接转隶中标的物业公司管理，医院对有约定的正式职工可采取保留身份、代发工资和各种社会保障的方式妥善解决。

（二）市场化物业服务

市场化物业服务即对暂时不适合进行社会化服务管理的物业项目，如房产及相关配套设施的物业服务项目等，医院按照公司化管理进行改革，实行医院内部物业市场化管理运营。

三、全成本核算买服务管理

医院物业服务实施公司化管理后，无论是托管式社会化物业服务，还是内部市场化物业服务，都要按照"买服务"的管理模式，进行全成本核算管理。其主要内容如下所述。

（一）所有物业服务项目明码标价

必须按照当地外部市场的标准，制定各明细项目的服务范围、质量标准、收费价格。这些标准、价格，需经全院相关科室进行听证同意、医院绩效管理办审核同意后方可执行。

（二）所有物业服务产生的费用，向医院内接受服务的单位收取

被服务单位在确认物业服务达标规定质量标准和准确服务数量后，签字同意支付各项物业服务费用。这些物业服务费用，将作为被服务科室的全成本核算项目的成本列支，同时作为提供服务单位的收入纳入其全成本核算范围（表15-1）。

表 15-1　×××医院物业服务质量标准及收费价格表（试行）

科室	项目	收费标准（元）	服务标准	考核办法	备注
物业	代缴费类			1. 具体设备或项目当月不达标的扣当月使用费或双方协商按实际损失程度酌情扣减 2. 中心供氧设备使用费由物业承担 3. 电梯年检费由物业承担	说明：水、电、气设施、门窗、房屋小型修理不另行收费。如新增项目需另计费用的协商解决。（不包含人为或意外因素导致的损坏或无法维修的）
	水费	实际支付的金额+15%管理费 实际支付标准：2.49 元*1.1 元/吨	正常运转		
	电费	实际支付的金额+15%管理费 实际支付标准：1.05 元/度	正常运转		
	氧气费	实际支付的金额+30%管理费 实际支付标准：8.5 元/立方	正常运转		
	电梯维保费	门诊、住院、职工 0.2 元/天/人	正常运转		
	污水	门诊、住院、职工 0.5 元/天/人次	正常运转		
	医疗垃圾	门诊 0.1 元/人次，住院 1.5 元/人/天	正常运转		
	房屋租赁（专家）	实际支付的金额+15%管理费（租金详见合同）	正常运转		
	员工宿舍	进出手续 20 元/次	正常运转		
	员工水电费	实际支付的金额+15%管理费 实际支付标准：2.49 元*1.1 元/吨	正常运转		
	物业固定资产类				
	房屋使用费	10 元/平方米	正常运转，定期维护、免费维修		
	电器设备使用五年以内	按原值 1.5%计提服务费			
	电器使用五年以上	按原值 1.0%计提服务费			
	办公设备使用五年以内	按原值 1.5%计提服务费			
	办公设备使用五年以上	按原值 1.0%计提服务费			
	非固定资产类	按实际服务内容收费			

科室	项目	收费标准（元）	服务标准	考核办法	备注
洗涤	枕套	1	1. 无残余污渍整洁 2. 破损洗涤物品，洗涤干净后修补完整（现洗涤组的缝纫机未到，设备到后执行） 3. 洗涤后还有污渍的物品，免费洗涤	1. 干净整洁 2. 确实难洗干净的物品，当场协商处理 3. 破损特别严重的洗涤物品，建议报毁处理 4. 报毁的物品建议留洗衣房作为缝补材料 5. 具体设备或项目当月不达标的扣当月使用费或双方协商按实际损失程度酌情扣减	
	床单	3			
	被罩	5			
	工作服	3			
	工作裤	2			
	休养服上衣	2			
	休养服裤子	2			
	手术衣	3			
	小洞巾	2			
	中洞巾	3			
	大洞巾	5			
	大夹单	4			
	小小治疗巾 20cm×20cm	0.5			
	小治疗巾 40cm×40cm	0.8			
	中治疗巾 100cm×100cm	2			
	大治疗巾 150cm×150cm	3			
	小小包布 30cm×30cm	1			
	小包布 50cm×50cm	1.2			
	中包布 80cm×80cm	1.5			
	大包布 100cm×100cm	1.8			
	特大包布 120cm×120cm	2			
	中单	3			
	窗帘（幅）	整 5；半 3			
辅助医疗中心	三类陪护（普通住院病人，生活基本自理）	110 元/天/人	协助医务人员做好日常生活护理；帮助病人按时服药；护送病人去各科室就诊和检查；为病人打开水、打饭、倾倒大小便等。如遇到特殊情况速与医务人员及亲属联系	1. 干净整洁/不脱岗/遵守各项规章制度/做好日常生活护理/定时翻身预防压疮 2. 具体设备或项目当月不达标的扣当月使用费或双方协商按实际损失程度酌情扣减	1. 所列收费标准指普通科室的病人陪护收费，传染科病人、植物人、产妇、婴儿、瘫痪等病人均不在此收费标准内，陪护价格相应增加，以双方面议为准

科室	项目	收费标准（元）	服务标准	考核办法	备注
辅助医疗中心	二类陪护(普通手术病人/行动不便/生活基本不能自理)	130 元/天/人	协助医务人员做好日常生活护理；帮助病人按时服药；护送病人去各科室就诊和检查；为病人打开水、打饭、倾倒大小便等。按时翻身。如遇到特殊情况速与医务人员及亲属联系		2. 陪护工作时间一天为 24 小时，上午 9 时为一天计算的交界点（即当天的上午 9 时到第二天的上午 9 点为一天计算） 3. 兼带床的条件和标准：在同一病房，病情相对较轻，陪护人员一人可以多兼管两床的病人，其他情况一人只准陪护一个病人
	一类陪护(重大手术后/神志不清/生活不能自理,语言表达有障碍的重症病人)	150 元/天/人	协助医务人员做好日常生活护理；帮助病人按时服药；护送病人去各科室就诊和检查；帮助病人洗脸、洗手、洗脚；为病人打饭、喂饭；帮助病人大小便；更换衣物；定时给病人翻身、按摩。如遇到特殊情况速与医务人员及亲属联系		
	一对二陪护	75 元/天/人	同上		
	一对三陪护	50 元/天/人	同上		
	一对多陪护（5人以上）	25 元/天/人	同上		
	精神科护工	每月 1200 元			
	保洁费	1.8 元/平方米	1. 地面无垃圾、无杂物 2. 卫生间无便迹、无异味 3. 垃圾桶垃圾不外溢 4. 门、窗、玻璃、扶手洁净 5. 镜面、墙面、台面无水迹、无蛛网、洁净整洁，没有小广告 6. 门把手、水嘴、盆、拖把池洁净无污水积存 7. 衣柜、床头柜、标识物洁净	具体设备或项目当月不达标的扣当月使用费或双方协商按实际损失程度酌情扣减	服务标准为百分制考核，科室可根据实际情况对应考核标准后，按总的保洁费支付保洁费

科室	项目	收费标准/元	服务标准	考核办法	备注
			8. 病床卫生终末处理 9. 清洁工具无异味 10. 语言文明，仪容仪表端正		
车队	员工接送车(金龙大客车)	包月： 1. 300 元/人月（计科室成本） 单次： 1. 12 元/人次（计科室成本） 2. 5 元/人次（现金）	上下班按时接送	具体设备或项目当月不达标的扣当月使用费或双方协商按实际损失程度酌情扣减	1. 根据实际使用情况，由乘车人签字确认 2. 救护车：22：00～06：00 每千米加收 20% 过桥、过路费由患者自付
	救护车	起步价 20 元/3 千米，每超过 1 千米加收 3 元/千米，超过 100 千米以上加收 2.5 元/千米（含来回里程，不含院前急救）	按时出车，安全行驶		
	市场租赁用车	1000 元/月每台车	折旧管理/包月（只对市场部）		
	别克—专家接送	每车 100 元/天	上下班接送		
		3 元/千米	上班时间用车/千米加等候时间		
		3.5 元/千米	下班时间用车/千米加等候时间		
		20 元/小时	等候时间/千米加等候时间		
	金杯专家接送	每车 120 元/天	中午送专家		
	面包车—保障用车	2.5 元/千米	上班时间用车/千米加等候时间		
		3 元/千米	下班时间用车/千米加等候时间		
		15 元/小时	等候时间		
	接待用车	100 元/次	按时接送/千米加等候时间		
	厂内用车	20 元/次	按时接送/千米加等候时间		
	科室或个人用车	价格面议	按客户需求提供服务		

第三节 医院后勤物业服务信息系统

医院物业服务项目多、专业性强、与医疗业务差异性大,对医院管理者来说很难做到样样都懂,急需一套专业化、精细化、可视化、实用性强的物业服务信息系统作为管理助手。为此,景明模式管理团队与北京极目云健康科技有限公司联合研发了一套医院后勤管理信息系统。该系统融管理、服务、经营于一体,为医院建立了统一、规范、科学、高效、安全和协调的后勤物业服务保障环境,实现了对医疗机构后勤物业服务系统的全方位、多功能一体化管控。

医院后勤物业服务信息系统的成功开发与应用,有效提升了景明模式在医院管理与服务中的效率与效益。

一、信息系统特点

1. 医院物业服务实现企业化管理,使物业服务有偿化、社会化。

2. 医院物业使用部门获得客户式服务,提高了员工及病人生活质量,提升了医院对外综合竞争能力。

3. 与医院 HIS、OA、人力资源、一卡通、超市、停车场等独立系统无缝衔接。

4. 增加了科室确认评价环节,使每一次的服务购买者都能对当前服务进行监督评价,实现精细化管理。

5. 按科室确认生成统计报表,减少了每月科室服务费用的多次确认状况,高效实用。

二、系统功能概要

物业服务是由专业化的企业组织,运用现代管理手段和先进的维修养护技术,为物业售后的整个使用过程提供对房屋及其设备、基础设施与周围环境的专业化管理。它是以经济方法为房屋、居住环境、物业维修等方面提供高效优质、经济的服务。

为了对医疗机构的后勤物业服务系统实施全方位、多功能的统一管理活动,系统采用了模块化任意组合方式,主要功能包括后勤物业方面的各种服务模块,如维修服务、洗涤管理、车队管理、公寓管理、太平间管理,病人订餐管理、库房管理、洗车房管理等,同时也包括对医院一些孤立系统的关联查询,如餐厅一卡通系统关联查询、超市系统关联查询、停车场管理系统关联查询、天网监控系统关联查询等,使所有后勤数据能在一个集中平台上,让各级相关人员通过权限设置随时随地查看相关内容。

系统主界面基于 Web 模式开发,支持移动端触屏访问方式,如图 15-1 所示。

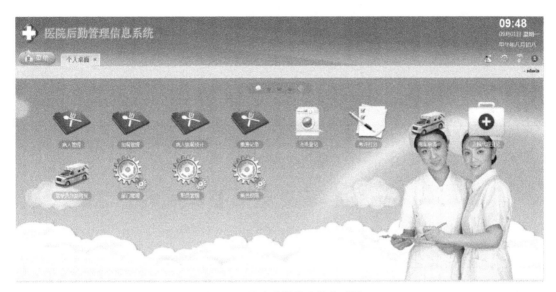

图 15-1　医院后勤管理信息系统

三、物业服务信息系统模块功能简介

信息系统模块功能介绍见表 15-2。

表 15-2　信息系统模块功能

主要模块名称	类型	说　明
物业维修服务	物业服务购买	由科室报修，服务部门受理维修，竣工时填写使用材料、人工等级费用，并由报修科室确认评价
科室物业标配服务	物业服务购买	由服务部门对医院所有房间进行标配管理的模块，科室在标配内的维修免费，标配外的维修收费
洗涤管理	物业服务购买	对各科室工作服、病号服、床号等需要洗涤的物品，按科室进行登记服务，领回后由送洗科室确认评价
车队管理	物业服务购买	是对医院各科室用车进行登记、发车、计费，并由用车科室确认评价后生成统计报表
公寓管理	物业服务购买	是对医院公寓、租赁套房进行入住、退房管理，以及日常费用分摊与结算的系统
太平间管理	物业服务购买	是对太平间冷藏柜位、冷藏尸体入柜、出柜、收费进行管理的模块
病人订餐管理	物业服务购买	是帮助在院病人加餐订餐的系统，可以预交或补交伙食费
餐厅一卡通系统	关联查询	在第三方硬件系统的前提基础上，连接数据库，对业务数据进行查询统计，权限分配权限进行查看
便民超市系统	关联查询	在第三方硬件系统的前提基础上，连接数据库，对业务数据进行查询统计，权限分配权限进行查看
停车场管理系统	关联查询	在第三方硬件系统的前提基础上，连接数据库，对业务数据进行查询统计，权限分配权限进行查看
天网监控系统	关联查询	在第三方硬件系统的前提基础上，连接数据库，对业务数据进行查询统计，权限分配权限进行查看

第十六章　现代医院文化管理

第一节　医院文化管理概述

一、医院文化概念

（一）医院文化分类

1. 广义与狭义医院文化

（1）广义的医院文化：泛指医院主体和客体在长期的医学实践中创造的特定的物质财富和精神财富的总和。

（2）狭义的医院文化：是指医院在长期医疗活动中逐渐形成的以人为核心的文化理论、价值观念、生活方式和行为准则等，也可称为医院软文化。

医院文化包括医院硬文化和医院软文化两大方面。

2. 医院硬文化与软文化

（1）医院硬文化：主要是指医院内的物质状态，如医疗设备、医院建筑、医院环境、医疗技术水平和医院效益等有形的东西，其主体是物。医院硬文化是医院软文化形成和发展的基础。

（2）医院软文化：是指医院在历史发展过程中形成的具有本医院特色的思想、意识、观念等意识形态和行为模式，以及与之相适应的制度和医院结构，其主体是人。医院软文化一旦形成则对医院硬文化具有反作用。

医院硬文化与软文化两者是有机整体，彼此相互制约，又互相转换。

3. 医院文化核心价值观需要提炼　对于任何医院来说，医院文化本身就是存在的，而且是别的医院所不具备的。主导医院文化的是一种精神价值观，一个医院在发展的过程中，组织的氛围、组织的价值观是逐步形成的，是存在于组织体系内的，这种文化的核心价值观是需要提炼的。靠医院全体职工去提炼，并能保证得到每个员工的认可，那医院文化的灵魂就找对了。有了共同的价值观，就可以此来制订和执行各项制度和标准、就可以此来指导每个人的行动、就可以此来规范人的行为。谁违反了这种价值观，谁就会受到更深层次的谴责，这种谴责通常来自他的内心世界。

（二）医院文化建设内涵

医院文化正在日益由表层的物质文化向深层的精神文化渗透，并日渐形成它独特的文化结构层次，一般可分为四个层面。

1. 表层的物质文化　由院容院貌、就医环境、医务人员的仪容仪表等硬件外表所构成，是医院在社会上外在形象的集中表现。

2. 浅层的行为文化　由医务人员在诊疗过程中和医务人员之间交往中所产生的活动文化所构成，是医院经营风貌和职工面貌等的集中表现。

3. 中层的制度文化　它是一种观念在形式上发生了转变，而成为医院表层文化和浅层文化的支撑点，是一种强制的文化。

4. 深层的精神文化　是医院文化中的核心文化，是医院经营管理中形成的独特的意识形态和文化观念。加强医院文化建设是每个医院管理者必须重视和面对的现实问题。

（三）医院文化主要特征

1. 挽救生命、造福大众的高尚性。

2. 探究和崇尚科学的智慧性。

3. 甘冒风险、不顾危险的奉献性。

4. 永远与生命和鲜血同在的热情性。

5. 协同会诊的团结性。

6. 医院文化建设主体的社会性，既是社会文化的组成部分，又是影响社会文化的重要阵地。

7. 医院文化要和医院的服务所具有的公益性、事业性、商业性、常规性、突发性等特点相适应。

8. 医院的文化不仅仅是给人看的，更重要的一点是能直接影响病人恢复健康的。

9. 医院文化建设质量将直接、明显影响到医院的收诊率和收益性。

10. 对医院员工队伍作风、技能素质、团队建设的作用。

11. 对医院形象和品牌提升的作用。

（四）医院文化建设误区

很多活动被归纳为医院文化，其实它不但不是在建设一个医院文化，而且是对医院文化的破坏。一遇到各种节假日，一些医院就搞各种慰问，如春节慰问、军属慰问、老专家慰问；一遇到三八、元旦等都搞文娱活动，如拔河比赛、元旦晚会；每年一次全院性的运动会、一次歌咏比赛等。活动年年都反反复复，没有多少花样可言。同时更要命的是每个活动都没有思想主题，都很难紧密联系医院发展的主题工作，都很难把医院职工的积极性与创造性激发起来。相反，循规蹈矩的形式、千篇一律的口号、文体活动年年老面孔、杂乱无章的为活动而活动，这一切使职工越来越厌倦、越来越反感。

二、医院文化建设内容

医院文化建设是以马克思列宁主义、毛泽东思想、邓小平理论、"三个代表"重要思想、科学发展观、习近平新时代中国特色社会主义思想为指导，吸取中国传统文化的精髓，借鉴世界先进医院文化的经验而形成的人文科学，有着深刻的思想和理论内涵。努力建设具有自身特点，充满导向力、凝聚力、约束力和辐射力的医院文化，就是要结合自身的实际，深入发掘先进医院文化内涵，为我所用。从众多医院文化建设先进的成功经验看，应该建设形成以下六种内涵文化。

（一）传统文化

历史性是医院文化的基本属性之一。医院文化作为一种亚文化，代表着医院经营哲学、医院价值观、医院精神、医院道德、信念和行为准则等。传统文化的"三纲五常"为历朝历代传承，不同时期赋予与时俱进的内容，如"三纲"为做人之本，可以诠释为热爱党、忠于国家、家庭和睦；"五常"仁义礼智信为立身之道，可以诠释为医乃仁术，行医必备仁爱之心；义乃侠肝义胆，遇人危难，拔刀相助乃人类秉性；礼乃相处之道，礼节礼貌、尊老爱幼、强调秩序；智乃知识就是力量，崇尚学习改变命运；信乃立人、从商、行医之本。三纲五常已经提炼抽象概括，是中华传统文化的精髓，也是中国软实力，是中国传统识人、用人的基本尺度，医院在人才建设、组织建设、医院运营管理时应该自觉把三纲五常作为基本尺度，如招聘录取、选拔任用、先进集体评选、绩效评价等，有助于弘扬传统文化和医院和谐氛围。

（二）发展文化

根据社会环境制定医院发展规划，把推动医院发展作为医院文化建设的首要内容，把医院的发展目标融入医院文化之中，把发展的阶段、途径、方法概括于工作的各个环节中，让员工人人明确，处处实践。总结归纳医院发展精神，建立医院的争先评比措施，在医院营造人人想发展，事事为发展，各级谋发展的良好氛围，催生创新意识和发展愿望。积极倡导履行使命的拼搏精神、救死扶伤的奉献精神、与时俱进的创新精神、追求卓越的进取精神、净化思想、体现价值、升华境界。

（三）人才文化

确立人是第一宝贵财富的文化理念。把尊重人、相信人、激励人、用好人作为人才建设的基本原则，形成良好的人才观，营造人人是人才、人人有机会、赛马不相马、奋斗能成才的人才成长氛围。坚持让有思路的人有出路，有作为的人有位置，有创新的人有发展。着眼人才快速生长，在目标引导、"舞台"设计、成才路径、激励机制等方面进行探索和实践，强化共同愿景，引导员工围绕医院整体目标确立个人发展目标，让个人目标与医院发展相一致；拓宽培养渠道，锤炼人才的综合素质，采取学历培训、交叉任职、出国留学多种形式，加大人才培养力度；搭建成才舞台，给能"唱戏"的搭台子、有作为的设位子、求发展的铺路子；按照"专业分类精细化、人员组成团队化、人力资源最优化"的思路，配备医院的人才优化人才群体。推行科学的绩效考核体系，严格数字说话评价标准，真正做到在事业面前人人平等。

（四）服务文化

强化优质服务是医院第一生命的观念。确立以人的健康为中心进行全生命周期服务与管理的医院发展思路，维护健康、守护生命、恪守职业道德，教育引导医务工作者把救死扶伤、发扬革命人道主义精神当作毕生追求，当成体现人生价值根本途径。把人文服务、体贴服务、微笑服务、精细服务，作为服务追求，把病人满意当作服务标准。从专业技能、言谈举止、形象气质等环节着手，制定服务守则，规范文明用语。组织医护人员进行礼仪培训和岗位练兵，开展十佳"医务人员"和"服务标兵"评选；印制带有院训、医院目标、服务理念等内容的服务规范。要从文化灌输的层面，让员工体验到文化的深度，做到服务文化的营销，达到一次就诊，终身健康服务，一次健康服务，可以托付终身的层次。向社会做出服务承诺，规范职业行为，要求员工向微笑服务、满意服务、感动服务和人性化服务方向转变，让服务文化成为立身做人的行为准则，尽职尽责的力量源泉，谋求发展的精神支撑。

（五）制度文化

把医院的严格缜密的制度作为文化内容，培育员工自觉遵守、严格执行的观念，建立适合医院发展的医院领导体制、扁平高效的医院组织结构、健全的医院管理制度。在ISO9000认证过程中，把医院文化纳入程序文件的内容，形成符合医院特点的质量方针，制定全方位、全流程的工作规范和质量标准，让每个工作环节都有明确制度和执行依据。同时，要使制度质量可追溯，可持续，可检查、可评价，使大家在执行制度中真实地受到制度文化的熏陶。充分认识制度文化的培育，是一个长期艰苦的过程，贯穿技术、服务、管理的整个过程。要把"他律"和"自律"有机地结合起来，以他律促进自律，用自律和慎独保证制度文化的形成和执行。有针对性地开展案例分析，组织规章制度落实大讨论，结合病例会诊、业务查房、行政检查等时机，查找落实制度上存在的问题。在制度落实的检查评价中，不仅指出缺陷和疏漏，更要在文化理念的培育提升上进行指导，努力建设用先进理念指导制度落实，在落实制度中认同先进文化的良好局面。

（六）物质文化

物质文化包括医院标识、医院产品或服务、医院环境、技术设备、人力资源、薪酬待遇等，从反映文化内涵、展示文化品位、体现文化熏陶出发，建立优美清新的物资文化。着眼承载医院文化的基础设施，突出医院本身的文化特点，建设鲜明的文化标志和文化环境；完善文化活动中心和各类文化活动设施，把医院的宗旨、理念、历史、承诺用明显的形象标识展示出来；修建健康宣教长廊、文化灯箱、文化墙和人文景观，突出主题、丰富内容、展现文化形象；把信息网络当作文化展示的重要形式，开设医院文化信息网，通过网络大力宣扬好人好事、先进事迹及医院辉煌成就，向全社会展现医院文化的魅力；努力把整个医院建成"文化园地"，把每个科室建成独具特色的"文化之家"，充分发挥凝心、聚魂、砺志的作用。

第二节 医院文化特征与功能

医院文化作为社会文化的一个组成部分，不仅具有社会文化的特性，也带有明确的独有特征见图 16-1。

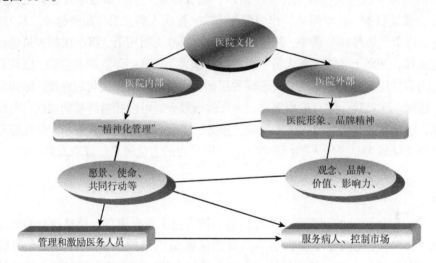

图 16-1 医院文化内容与医院经营管理模式

一、医院文化特征

（一）精神性和物质性

1. **思维定势功能** 文化对人的思维方式、价值取向和行为准则都起着规范作用。医院文化之所以对医院的经营管理发挥作用，主要的不是靠规章制度之类的硬约束，而是靠精神感召对工作人员进行熏陶、感染和引导，使工作人员对医院目标、行为准则及价值观念产生认同感，自觉地按组织的共同价值观和行为规范去工作。一个伟大的组织能够生长存在下来，最主要的条件并非结构形式或管理技能，而是被称为信念的那种精神力量。

2. **精神支配和道德影响**

（1）精神力量表现为一种信仰的认同。能够支配、决定医院中每个工作人员的目标导向，最终把医院目标和工作人员的追求结合起来，实现医院和工作人员利益最大化，以及医院和工作人员的双赢。

（2）精神是一种道德力量。能够促使医院工作人员自觉地按照某一相同准则调节和规范自身的行为，并转化为工作人员的内在品质。

（3）医院文化是一种心理动力。确保医院工作人员在各种环境中都能有效地控制和把握自己的心理状态，使工作人员在各种复杂、变化的环境中都能坚定信念，保持旺盛斗志，进而形成医院精神的强大动力。这就是医院文化的精神性。

3. 医院文化的物质性　医院文化通过医院医疗经营的物质基础和医疗经营的产品及服务，不仅反映出医院的医疗经营特色、组织管理特色，更反映出医院在医疗经营活动中的战略目标、群体意识、价值观念和行为规范，如医院的自然环境、建筑风格、病房和办公室的设计及布置方式；医院的外在形象包括医院特有的经营理念、优质的服务水平、精湛的医疗技术、高尚的医德医风等；医院设备特性包括医院的设备、仪器、设施等医院装备；纪念物包括医院的纪念建筑，如雕塑、石碑等，在对外交往中送给客人的纪念册、纪念品、礼品等，都是医院文化的载体，都是医院精神价值的具体反映，成为塑造医院精神的组成部分。

（二）根生性和吸纳性

1. 医院文化的根生性　是说医院文化形成、建设等源于医院的发展历史和客观实际，主要涉及以下几个方面。

（1）医院的历史：如医院的发展历程、医院的优良传统、自身独特的管理经验、传统、工作作风及模范人物的先进事迹等。

（2）医院领导人的价值观：常构成医院文化的根基和医院文化的源头，是形成医院文化的关键因素，并对医院文化的发展方向，管理风格的形成有着重要的影响。

（3）医院特点：包括医院的经营状况，各种规章制度和宣传材料、医院工作人员素养等因素。另外，医院的发展阶段，规模大小、技术优劣，历史长短，声誉影响、效益质量及在医疗经营活动中所遇到的问题和困难等，也在不同程度上影响着医院文化。

2. 医院文化的吸纳性　就是在尊重根生性的基础上，善于吸取国内外优秀医院先进文化的精华，以及民族文化、行业文化优势，兼收并蓄，为我所用，最终变成医院的文化生产力。

（1）民族文化是医院文化的根。医院文化要突出医院特色和个性体现，不能舍弃优秀的文化传统。

（2）医院文化带有鲜明的行业特色。不同的行业，其生产经营活动差异很大，因此，医院在长期的医疗生产经营活动中形成了组织哲学、发展战略、价值观念、行为习惯等。在借鉴、吸收国内外其他优秀医院的医院文化，经过改造融合并依据社会发展的趋势和文化的渐进性，结合本医院的目标和任务，从中借鉴优秀的文化理念，最终为我所用。

（三）稳定性和发展性

1. 医院文化的稳定性　也称作刚性。由于医院文化是医院在实现医院发展目标过程中形成和建立起来的，由医院内部全体成员共同认可和遵守的价值理念、道德标准、行为规范、经营策略、管理方式、规章制度等的总和，是医院在发展过程中的文化沉淀，是一个长期的过程。因此，一个医院的文化一旦形成，并不会迅速改变，而是要维持较长时间的稳定，因而具有历史的惯性而呈现为相对的稳定性。这种稳定性长期对医院工作人员行为产生影响，不会因为经营环境的变化或个别工作人员的去留而发生变化，也称为医院文化的"刚性"。

2. 医院文化的发展性   也是相对的，随着医院内外环境的变化，医院文化必然表现出变化、发展的特点。这种特点主要表现为两种情况。

（1）被迫学习与适应。医院在其运营过程中，内外的情境会不断发生变化，由这种情境变化形成的压力和紧张，对医院现有价值观造成不同程度的影响，从而迫使医院及其成员学习与适应，使医院文化自然地演变和进步成长。

（2）获得性的遗传与变异

1）医院文化的遗传：医院文化的社会获得性遗传，是通过医院工作人员之间和在工作人员的新老交替中形成的群体暗示、感染、模仿等心理机制来实现。

2）医院文化的变异：在医院文化的社会化延续的过程中，由于医院内部的不同部门、单位的性质不同，甚至所处地域不同，人员构成不同及新成员的不断加入等，会产生一些更小的亚文化群体，形成医院内部的文化差异甚至冲突。

（四）历史性和时代性

文化是一个历史的范畴，历史性是医院文化的基本属性之一。医院文化作为一种亚文化，代表着医院的价值观、信念和行为准则。

1. 医院文化的历史性   医院在一定的社会、经济条件下产生、生存与发展，医院文化的内容、表现形式等本身就是当时社会政治、经济、文化的折射。

一方面，医院本身就是历史文化的载体，医院文化离不开国家文化、民族文化、社会文化、地区文化；同时，医院文化离不开医院的行为文化、医院历史、医院领导人的观念、发展历程等。另一方面，医院文化是历史的产物，必定带有历史的烙印，折射出大到一个时代、一定时期、一个国家或者一个民族、一个地域的历史特征，小到一个地方区域的经济与文化特征。因此，任何一个医院文化必然带有国家、社会及医院自身发展历程的历史印记。

2. 医院文化的时代性   是指医院文化必须适应时代发展的要求，符合时代的特征和潮流，与时俱进，从而有利于促进医院的改革、创新和发展。任何医院都是国家、社会的一个组织，是所处大环境下的一分子而已，医院的生存与发展，医院文化的内容与形式都会受到当时的政治环境、经济体制、社会结构、文化风尚等的制约。因此，医院文化必然成为时代精神的反映，当代医院文化，渗透着现代经营管理的种种意识，如灵活的经营意识、经济效益意识、病人第一的意识、战略管理意识、公共关系意识等。

（五）价值性和操作性

1. 医院文化三个方面的价值特性

（1）医院文化是医院的价值判断标准。医院文化使每一位工作人员知道医院提倡什么，反对什么，怎样做才能符合组织的内在规范要求，怎么做可能违背医院的宗旨和目标，进而形成在医院中什么是对的，什么是错的行为方式和一致的是非判断标准。

（2）医院文化把人作为医院文化的"中心"，是以造就人的发展为目标的管理哲学。医院文化把员工的人生观、价值观与工作理念进行有机整合和提升，使工作与生活不再分裂而协调一致。这不是把医院文化当作服务于医院目标的一种手段，而是把医院文化作为每个人人格健康的一种支持和保障；将关注医院的发展和关注于每位工作人员的发展结合起来，并在两者中形成良性互动，以形成争取医院最佳社会效益和经济效益为目的的管理理论、管理思想、管理方式。

（3）医院文化为医院带来竞争优势。医院不仅是一个服务组织，也是一个文化组织，优良的医院文化由于其自身的不易模仿性、不易转移性、不易复制性和对医院绩效的高回报性，能够创造出一个良好的医院发展平台，提高工作人员的道德素质和科技文化素质，对内形成医院凝聚力，对外提高医院竞争力，形成医院发展不可缺少的内在驱动力，并从各个环节调动并合理配置有助于医院发展的积极因素。

2. 医院文化具备可操作性　随着中国医院文化建设的不断深入，医院文化的操作性已经普遍获得中国医院的认同，并且逐步在实践中开展不同程度的尝试。医院文化的操作性是指医院文化不仅停留在文本式、口号式的文化形态，不再停留在纯粹思想政治工作层面的文化形态，而是指医院文化所倡导的价值观和行为规范等已经深入到工作人员内心并能够得到固化，形成一套支持医院发展战略的管理文化体系。如果一种新的思维、新的理念不能成为医院实际经营活动的一部分，那么这种思想和理念只会给医院带来思想上的混乱。

（六）精英性和全员性

1. 医院领导人应该是医院的精神领袖　他们既应该是医院文化建设的设计者、组织者、引领者，又应该是医院文化最忠实的实践者。领导观念潜移默化地影响着工作人员的成长，是每位工作人员效仿的榜样，他们的模范带头作用和组织引导作用，是医院文化建设的真正航标和根本保障，其导向和推动作用是创建和贯彻医院文化的关键。

2. 医院文化具有群体认同性的特征　领导人是塑造医院文化的关键，但绝不是唯一，如果医院领导人所倡导的医院文化理念得不到大家的认同，那也只能是领导文化，这样的医院文化是无法长久存在的。因为它一旦存在得过久，就变成了独裁文化（尽管还是有效果，也不能将其变成真正的医院文化），此时的医院文化已经变质成为独裁统治的一种伪装和落后管理的科学外衣。

医院在构架自己核心文化的时候，医院领导者的经营思维、经营准则和经营个性行为是非常重要的，但必须让全体工作人员尤其是中高层管理人员参与进来，让工作人员感到自己参与了医院文化的整理和提炼，并且在之后的实践过程中身体力行。只有这样，医院文化才具备了群体认同性，才会形成了医院文化的"磁场"，才会使处于磁场中的个体（工作人员）在其不必重新进行理性思考的情况下达到自觉认同，这也是文化的作用方式。

（七）特色性和共同性

医院文化在不同社会、不同民族、不同地区的不同医院其文化风格也各有不同，即使两个医院在环境、设施设备、管理组织、制度手段、行业特征上可能十分相近甚至一致，它们也会在文化上呈现出不同的特色和魅力。如同在大自然中不存在两片相同的树叶一样，在经济社会中医院文化会呈现出不同的类别和模式。

1. 医院文化的特色性　是指一个医院的文化只是为这个医院所有，只适用于这个医院，是这个医院生存、发展及历史延续的反映。假如把一个医院看作一个生命体，那么医院文化就是它的思维方式和行为举止。现实生活中没有完全相同的 2 个人，同样，完全相同的两个医院文化也难以寻觅。

2. 医院文化共同性　医院文化建设中有许多共同点，而这些共同点恰恰是医院无论体制、类型、发展阶段的不同医院所共同拥有的，并以此作为医院文化发展的基石。只不过由于医院发展阶段不同，原有文化基础不同，领导风格不同，建设进度、方法、策略和某阶段的医院文化模式也是难以相同的，但把医院文化差异化、特殊化绝对化的倾向也是错误的。

（八）独立性和耦合性

随着医院内外环境的变化，经过努力建设，已经成熟的医院文化面临着自然进化的风险：一是自然进化过程极其不稳定，忽快忽慢，可能不适应医院发展的要求；二是自然进化的方向不受控制，可能把医院引向错误的文化发展方向。因此，医院应该有专门人员，机构来负责医院文化的建设、运行，尤其是应该有完善的制度保证。

1. 医院文化的独立性　是指医院文化的设计、建设、巩固、发展是一个长期的过程，而不是一朝一夕的"时尚"或"跟风"，只有靠长期的机制维护和制度保证，医院文化这棵大树，才能根深叶茂，长盛不衰。

2. 医院文化的耦合性　是指医院文化工作必须与医院的其他工作紧密联系在一起，而不是孤立地进行。医院文化是一个整体有机系统，医院文化的各个构成要素以一定的结构形式排列，各个要素相对独立，各司其职。同时，医院文化又是一个系统工程，是一个严密有序的有机结合体，由医院内互相联系、互相依赖、互相作用的不同层次、不同部分结合而成。医院文化与医院内的其他经营管理工作是密切相关的。医院文化既然以医院价值实现为最终目标，那么就不可能不涉及医院的战略规划；既然以人为本，那么就不可能不涉及人力资源管理的相关制度；既然是一种管理方法，那么就不可能不涉及医院的管理制度。因此，成功的医院文化绝不是封闭的或孤立的，医院文化的成功实施必然和医院的其他工作配套进行，相辅相成。

二、医院文化的功能

充分认识医院文化建设的规律，切实发挥医院文化重要作用，是医院文化建设的根本目的之所在。医院文化是指医院及其工作人员在从事医疗工作、医院经营中共同持有的理想信念、价值取向、道德规范及行为准则，具有导向、规范、凝聚、激励、辐射五项功能。

（一）导向功能

拥有先进文化，就拥有了病人的认同，也就拥有了医疗市场。优秀的文化可以凝聚人心，激发工作人员的工作热情和潜力，使医院每位工作人员自我觉醒和提高自身修养，形成良好的思想品质和正确的价值观，在医院的建设和发展中，发挥着不可替代的作用。

思想理念是行为的指导，先进的思想能够把工作人员的个人目标引导到医院所确定的目标上来，使工作人员在潜移默化中接受医院文化的共同思想理念引导，形成自觉行动向既定的目标努力。共同的思想理念可以对人员的思想进行净化和提升，不断形成正确的观念，自觉扬弃落后的理念，提高思想素养，把握是非标准，沿着正确的路径发展。

在这种环境下，医院员工能够把自己的命运同医院的发展紧密相连的，通过医院文化的引导，使这种自发的利益观得到巩固和升华，变为共同认识和信仰。医院工作的完成正是有赖于全院员工对医院的责任感、使命感和归属感在工作中的实践，使医院内部产生强大的凝聚力和创造力。优秀的医院文化，构建了员工关系的良好体系，能够充分调动员工的积极性，发挥出同心同德的整体效应，确保业务人员创造性地积极完成本职工作，自觉维护医院利益，团结一致，相互配合，使医院充满生机和活力。

（二）规范功能

医院文化是一种软约束机制，它以一种共同的价值目标为依据，引导约束医院工作人员的行为，使工作人员具有统一的行为准则，自觉的规范自己的所作所为。文化的规范功能不仅体现在统一性上，更体现在创造性中，这是软约束的更高层次。医务人员在共同行为准则的指导下，按照医院确立的标准规范工作，通常能够创造出更高的工作标准及更好的服务业绩。

医院为保障医疗工作的正常运行所制定的纪律和规章制度，客观上对每位员工都有规范作用，制度文化使全体员工在执行上，变硬性约束为自觉落实，以实现自我控制、自我规范，保持良好的职业道德风范。医院文化的优越性是建立在员工民主管理基础之上的。医院文化建设提供了充分发展人的个性、施展人的才华的舞台，使医院的管理和发展水平相适应，保证了医院建设和员工发展同步提升。

医院制定的规章制度必须以先进理念和价值观为导向，在执行规章制度中引导大家看到文化观念对医疗行为的指导和规范作用。看到观念滞后、被动执行比行为缺失更可怕，懂得制度落实必须具有人文精神。医院在进行 ISO9000 认证过程时，要把医院文化纳入程序文件的制定，在全院进行质量方针的征集，让各类员工公开阐述最好的本职岗位的制度质量方案，使大家真实地受到制度文化的熏陶。医院在制度文化建设中，要把"他律"和"自律"有机地结合起来，以他律促进自律，以自律带动制度的创造性落实，实现用先进理念指导制度文化的形成，在落实制度中认同先进文化。

（三）凝聚功能

医院文化的价值标准，体现在思想追求的一致性上，能够造就一个志同道合的群体。因此，会聚集起一批具有相同价值观的工作人员，在相互认同的工作方式和工作氛围里，为共同的价值目标而努力，使医院具有极强的凝聚力和竞争力，最终赢得医院的发展和竞争的胜利，求得社会的认可和病人的认同。

（四）激励功能

共同愿景是在员工自觉认同基础上，靠医务人员的自觉努力去实现的。

1. 医院愿景的概念　医院愿景也称医院远景，是指根据医院现阶段经营与管理发展的需要，由医院领导者与医院成员共同形成，具有引导与激励医院成员的未来情景的意象描绘，在不确定和不稳定的环境中，把医院活动聚焦在一个核心焦点的目标状态上，实现对医院未来发展方向的一种期望、一种预测、一种定位；并通过市场的效应，及时有效的整合医院内外信息渠道和资源渠道，以此来规划和制定医院未来的发展方向、医院的核心价值、医院的原则、医院的精神、医院的信条、医院的使命、存在意义、经营方针、事业领域、核心竞争力、行为方针、执行力度等抽象的观念及细微性的工作，使医院及其成员在面对混沌状态或结构惯性抗力过程中能有所坚持，持续依循明确的方向、步骤与路径前进；从而让医院的全体员工及时有效地通晓医院愿景赋予的使命和责任，使医院在计划—实行—评价—反馈的循环过程中，不断地增强自身解决问题的力度和强度；有效培育与鼓舞医院内部所有成员提升职能，激发个人潜能，促使成员竭尽全力，增加医院生产力，达到顾客满意度的医院目标。

愿景既是远期的目标激励，也是日常行为的鞭策。从这一基点出发，医院文化首要的是注重的人的因素，强调尊重每一个人，信任每一个人，用好每一个人，尊重医院工作人员在医院的地位和作用，凡事都以工作人员的共同价值观念为尺度，从根本上最大限度地激发工作人员的积极性和创造性。

在每一项新制度、新方法的贯彻执行中，都要把先进的理念进行提前教育，引导大家看到先进性、融合性、推动性，让工作和管理的各个环节体现出先进文化的指导推动作用，从而增强大家追赶现代管理、适应新型体制的紧迫感。

2. 愿景的意义　因为有没有共同愿景对于员工的行为来说，具有表面微小实际却十分重大的差别。员工的奉献精神是人类任何组织崇尚的普遍美德，与医院的共同愿景息息相关。如果没有共同愿景，就不会有奉献的行为，遵从行为可能也会打折扣。

投入、奉献、遵从之间的区别在于，投入是一种选择成为某个事物一部分的过程，奉献是形容一种境界，不仅只是投入，而且心中觉得必须为愿景的实现负完全责任；没有共同愿景的医院，员工对上级和医院通常只是被动式的遵从，不会出现对医院的真诚奉献。

3. 愿景形成方式

（1）集成式愿景：振臂一呼，应者云集，那些有相同个人愿景的人组成一个集体，在集体中再进一步实现共同愿景的构建，这就是集成式。许多协会和团体共同愿景的建立属于这种类型。招聘新员工时，不仅看素质和能力，同时强调个人发展及个人愿景与组织愿景的匹配性，也可以看作是通过集成式路径建立组织共同愿景的方式。

（2）凝炼式愿景：凝炼式则是把大家心灵深处的共同的意象挖掘出来，并进行凝炼，进一步构建共同愿景。这一路径的特点是"从群众中来，到群众中去"。本式适用于那些组织成员同质性很强又积极面向未来的组织。

（3）影响式愿景：影响式建立共同愿景的途径，主要是从个人愿景建立共同愿景。从个人愿景建立共同愿景，并不意味着一定从组织最高首领的个人愿景到医院的共同愿景，也可以借助于前辈，还可以借助于外部。但通常情况下，基于一个医院的领导者的地位和作用，共同愿景的构建常见的情况确实一般是从决策核心层的人发起的。特别是那些希望构建共同愿景，而从前没有共同愿景或不注重共同愿景构建的医院，更是这样。

建立共同愿景不能靠命令，不能靠规定，只能靠周而复始的沟通和分享。必须认识到，不断的强势宣传推动也是可取的方式，但任何强迫和勉强性的举措可能都会适得其反。建立共同愿景不是解决某一具体问题的回答，也不是一种形式性的东西，而是必须由医院各级管理者和全体员工全过程、全方位、全方法、全面地将共同愿景贯彻落实在生产经营和工作的各个方面。

建立共同愿景不是一蹴而就的工程，它的建立和完善需要细致的工作和漫长的过程。在这个过程中，"愿景"还必须得到"使命"的支持。愿景解决的问题是我们要创造什么，它通常是一种相对宏观和抽象，又需要长期的奋斗才能接近或实现的目标，如共产主义。而使命解决的关键问题是如何创造和实现。所以使命既可以说是实现愿景的关键步骤或手段，又可以说是医院实现愿景的现实的总目标、富有挑战性而且明确的基本任务，如新民主主义革命、社会主义革命。使命也是医院成立的目的和存在的原因。使命对于愿景来说格外重要，没有使命支持的愿景通常成为不切实际的口号。

4. 愿景的力量　愿景的概念并不神秘。愿景具有巨大的力量。

对任何一个医院来说，有没有共同的愿景，或者说愿景能不能得到员工的认同，实在是医院的领导者领导水平的分水岭。而这种领导水平差异的结果，必然是医院间差距的关键原因。

（五）辐射功能

医疗卫生事业，本身就是救死扶伤高尚职业。医院文化对高尚职业追求的确立，就会展现积极进取，不断进步的良好形象，影响和带动医院员工刻苦努力，在社会产生良好的影响。辐射功能，表现为对内和对外两个方面。对内，能够潜移默化形成一种群体道德规范和行为准则，实现外部约束和自我约束的统一，形成良好的共同行为标准，从而推动医院的健康发展；对外，优秀的医院文化向社会大众展示医院成功的管理风格、精湛的医术和高尚的医德医风，从而为医院塑造良好的整体形象，树立信誉，扩大影响。除此之外，医院文化很有可能成为社会文化新的增长点，并推动社会文化进一步发展。

如 251 医院主动向顾客本人公开全部病历和利用触摸屏进行顾客满意度评估的做法，在社会获得质量信得过医院形象；在医院内部实现病历书写及时、管理规范、质量经得起检查，勇于率先在全国都向病人公开电子病历，在全国报道为"引爆电子病历炸弹"事件，大家都说好，但是从来未被超越，这就是医院核心竞争力具体表现，这就是医院文化的辐射功能。

三、医院管理的三种类型

医院管理从能人管理、制度管理到文化管理不是一蹴而就的，需要医院全员从物质、行为、制度和精神文化等方面进行总结概括、提炼，才能达到文化管理，使之成为全员最高行动纲领和自觉意识，文化管理是医院管理最高境界。

（一）能人管理

1. 学而优则仕遴选院长　写论文多、英文好、手术做得漂亮的专业人才，是医院院长遴选的基本条件。这些医学精英，只要钻研管理，在医院经营管理方面肯定也会大有作为。由于目前还没有真正实施现代医院管理，一部分院长对行政级别比较关心、对个人从事的医学专业研究比较专心，在院长岗位上还需要 50% 以上的时间从事手术、查房、门诊等科室业务，这样医院管理就理所当然地成为副业。对一个医院来说，需要的是胜任医院运营管理的院长，而不是一个优秀的学科主任，这需要院长从思想上重视，从工作方法上也要有所转变，把医院管理既当作科学，也当作艺术进行钻研。

2. 人治管理　临危受命到发展较差的医院担任院长，很快就能起死回生，创造奇迹。可是当他一离开这个医院，医院发展就难以为继，这种情况在医院管理中比较常见。其原因可能是很复杂的，但会让我们引发很多思考，一个医院发展的命运大部分取决于一个"能人"，势必风险太大。这种类型的医院内部管理，常依靠院长人格感召力和核心员工的奉献精神与相互信任，尤其是从本单位提拔起来的精英担任院长，更多的是一种"人治"方式的管理（或称"能人管理"）。

大部分医院对于员工在管理的艺术性（情感管理）方面做得不错，但严重缺乏科学管理，"人治"大于"法治"，导致积聚了很多问题，医院小的时候，"人治"是有效率的，医院大了，仍然靠"人治"，医院不可能在我们所掌控的体系内运行，最终会表现为员工人心涣散，思想混乱，行为不规范，执行不力，战斗力不强，工作没有积极性，效率低下，人才短缺、离职率居高不下等。如果这些问题最终得不到根本性、系统性地解决，会最终延缓或阻碍医院的快速发展，也最终无法体现管理的艺术性，可能最终会吞噬掉经营成果。

"能人"院长往往不信任别人，疑心太重，凡事都是自己"冲锋陷阵"，这样的管理方式就很难培养起真正的人才。大部分缺乏人才的医院，应有的制度、体系及机制未能建立起来，这跟老板个人的性格、胸怀、人格、用人风格等关系密切。这样的医院，对"小人当道"缺少制约机制。

医院应该尽快建立法人治理结构，实行院长职业化，结束"能人管理"时代，进入制度与文化管理阶段，这样医院基业才会常青。

（二）制度管理

1. 制度管理的重要性　没有规矩不成方圆，没有制度管理就没有约束。在实际的管理中我们发现，当团队在 10 个人左右的时候，靠的是管理者的人格魅力，只要有一个有能力、有魅力的领导者就可以玩得风生水起。但是当团队成员增加到几十个人、上百人的时候，靠的就是医院的制度管理，只有制度完善才能更好约束和规范人的行为，医院才能管理规范。

（1）制度化管理有利于医院效率的提升。制度是透明而公开的，在制度化管理下，医院要达到每一件事情都是程序化的、标准化的，这样做有利于员工迅速掌握自己需要的工作技能，有利于员工与员工之间、部门与部门之间、上级与下级之间进行有效的沟通，使医院内部之间的工作失误率降到最低。

（2）制度化管理有利于医院运行的规范化和标准化。医院实现制度化管理就是要达到"一切按照制度办事"的目标。当每个人都把这一点牢记于心并贯彻到自己的工作中的时候，员工就可以依据共同的制度准则来处理各种事情，而并不见风使舵、察言观色，也不会再因为人情而左右决策。

（3）制度化管理有利于人才的培养。规范的制度能够体现医院管理的公平、公正，谁不愿意在一个公平、公正的环境下工作呢？制度化管理不但有利于吸引外部人才，也可以为内部人才提供好的晋升通道，促进人才的成长。

（4）制度化管理降低决策失误率。如果能将医院内部的所有事务都纳入制度化管理中，就可以有效杜绝医院决策的"一言堂"现象，使医院的决策过程更加程序化、透明化。医院的决策更加科学有据，更能经得起实践的检验和市场的考察，这将大幅度降低决策的失误率。

2. 制度化管理的特点　管理制度是对一定的管理机制、管理原则、管理方法及管理机构设置的规范。它是实施一定的管理行为的依据，是社会再生产过程顺利进行的保证。合理的管理制度可以简化管理过程，提高管理效率。

（1）权威性。管理制度由具有权威的管理部门制定，在其适用范围内具有强制约束力，一旦形成，不得随意修改和违犯。

1）排他性：某种管理原则或管理方法一旦形成制度，与之相抵触的其他做法均不能实行。

2）特定范围内的普遍适用性：各种管理制度都有自己特定的适用范围，在这个范围内，所有同类事情，均需按此制度办理。

（2）相对稳定性。管理制度一旦制定，在一段时间内不能轻易变更，否则无法保证其权威性。这种稳定性是相对的，当现行制度不符合变化了的实际情况时，又需要及时修订。管理制度具有社会属性，而管理制度又总是为维护医院全体员工的利益而制定的。

（3）指导性和约束性。制度对相关人员做些什么工作、如何开展工作都有一定的提示和指导，同时也明确相关人员不得做些什么，以及违背了会受到什么样的惩罚。因此，制度有指导性和约束性的特点。

（4）鞭策性和激励性。制度有时就张贴或悬挂在工作现场，随时鞭策和激励着人员遵守纪律、努力学习、勤奋工作。

（5）规范性和程序性。制度对实现工作程序的规范化，岗位责任的法规化，管理方法的科学化，起着重大作用。制度的制定必须以有关政策、法律、法令为依据。制度本身要有程序性，为人们的工作和活动提供可供遵循的依据。

3. 实行院长职业化管理

（1）精业务。作为医院院长、科室主任、护士长等领导岗位，一般都是从业务技术基础较好的医院人员中遴选，通过提拔或选拔产生。从目前来看，大多是经过提拔产生，通过选拔产生的院领导、科主任很少。

提拔对于拟任领导本人，可能对担任领导岗位不感兴趣，担任领导之后，没有把全部精力投入到医院管理，而是放在业务管理和科室管理，担任院长相当长的时间，科室主任位置还在为自己保留，甚至在升任到大学校长岗位，科主任的岗位还为自己保留，这是院长没有职业化的"留后路"典型做法。

选拔产生的院长情况就大不相同，要经过个人报名、组织审查、在公开场合发表竞聘宣言，领导、专家、群众打分投票，党委会决定后下达任职命令。这样，走上领导岗位就要具备 3 个条件，首先是自己想干，其次是在群众中要有基础，最后是领导和专家认可。经过这些程序产生的领导，会在竞聘过程被倒逼钻研管理，查找管理中存在的问题，提出解决的办法，这即是竞聘宣言，也是岗位责任承诺；对不能走上领导岗位的医院人员也是一次管理培训，也是一次管理会诊，也是管理意见输送。通过选拔，可以把群众威望不高、善于钻营取巧的候选人淘汰掉，使能尽快实现从业务领导向行政领导转变。

（2）懂管理。管理是一个过程，是一个组织或个人为了实现一定的目标，所采取的最有效、最经济的行动，是对行动的计划、组织和控制。管理是为了达到组织目标而对组织内的各种资源（人、财、物等）进行合理配置的综合性活动。管理具有自然属性和社会属性。

作为医学专家，医疗教学科研工作得心应手，自己干什么都不是问题，让别人干，恰巧就效率低下，员工怨声载道、个人身心疲惫。作为院长或科主任需做到以下内容。

一是要把管理当作一门科学认真学习研究，同时还要把管理当作一门艺术灵活运用。大禹治水就考虑到底是堵还是疏？就如同建大坝、水库一样，堵得水位越高，势能就越大，甚至还可以发电。如果采取疏导的方法，就会达到春雨细无声的效果。管理，就是要管得住、理得顺，只有理得顺、才能管得住。

二是要抓好团队管理。作为院长、科室主任、护士长或机关领导，尽快从业务技术干部思维方式和领导方法向行政领导转变。走向领导岗位，我们马上就会碰到其他领导所遇到过的各种问题，一个也跑不掉。尽管我们曾经对行政领导岗位不屑一顾，甚至编段子揶揄管理现象，现在我们变成了领导，问题同样需要你去解决，不会因为我们曾经是业务权威担任领导，问题就会淡化。

这里有个权威问题，需要引起注意。权利是组织或领导赋予的，威风是群众赋予的。非权力因素，如领导人格魅力，公开公正公平的处理事务方法等，可以提高一个具体问题解决的效率效果。这些也提醒我们要用管理规则去解决问题，要做到"能人所不能，忍人所不忍"，要公开公平公正地处理问题，要靠发展来解决历史问题和及时发现和解决新出现的问题。做"老好人"的领导，不会是好领导，一定要奖罚严明，否则，对工作优秀和低劣人员同样都是不公平，一个具体事务的处理就是一个单位的风向标。

商鞅立木建信是战国时期发生在秦国国都的一个事件。当时商鞅变法推出新法令，生怕民众不信任，放了一根木头在城墙南门，贴出告示说：如有人将这根木头搬到北门就赏十金。所有民众都不信。直到将赏金提升至五十金时，才有一壮士将木头搬到了北门，商鞅如约赏给了他五十金。此举取得了民众对商鞅的信心，终于商鞅公布了变法的法令。这个故事也称商鞅立信。

三是抓好授权管理。韩信点兵多多益善，说明根据目标任务进行排兵布阵，就可以多多益善。否则我们永远是一个班长、排长"跟我上"的角色，当上营长、团长后需要的是"给我上"，高级指挥员如果继续"跟我上"，危险不是来自于战场阵地的牺牲，而是对部队和战场的整体把握的缺失，这种情况可能会输掉战争。医院出现"领导很忙，员工不忙"现象，问题在领导，不在员工。领导就是让别人去做好工作，我们必须进行充分授权，不能够再像技术人员一样单打独斗，而是要带领团队进行医院共同愿景建设，包括团结和指挥意见不一致或反对自己的人员，"一个都不能少"地共同工作。不能出现火车头跑得很快，把火车厢脱钩了的现象。只有明确划分任务、确定质量标准，才能使工作程序化、规范化、高效化。

（3）会经营。经营包括筹划、谋划、计划、规划、组织、治理、管理等含义。经营和管理相比，经营侧重指动态性谋划发展的内涵，而管理侧重指使其正常合理地运转。经营和管理合称经营管理。作为具有企业特性的医院，必须进行医院经营管理，才能补足医院发展的差额，才能获得绩效奖励。同样的核算单位，收入、支出、效率、效益、团队气氛差别很大，这与具有经营意识和采取经营管理办法密切相关。

（三）文化管理

文化管理就是从文化的高度来管理医院，以文化为基础，强调人的能动作用，强调团队精神和情感管理，管理的重点在于人的思想和观念。

1. 文化管理作用

（1）导向作用。医院存在的意义是什么？根本宗旨和目标是什么？医院的根本宗旨和目标构成了员工奋斗的共同理想或愿景，但是医院目标不能仅仅是追求盈利，医院要能够凝聚人，就必须有超越利润的价值观，就需要实施文化管理。

（2）激励作用。对员工的激励，应综合考虑物质和精神的需要，物质需要可以用物质去满足，而精神需要、自我实现需要、自尊需要，则要靠医院文化。这就是现在很多医院在留住人才的时候，不仅只靠待遇留人，还要靠感情和事业留人，而感情和事业正是文化的一部分。

（3）凝聚。医院应能够团结员工的心，使他深切感到这个事业值得追求，使他感到医院如家，实现个人与组织共同成长，也可以通过医院愿景的展望与凝聚，通过文化的感情实现诉求。

（4）塑造。人都是环境影响的产物，一流的员工不仅要有一流的业绩，一流的技术，更重要的是他的精神风貌、作风、敬业精神都应该是一流的。医院文化特别强调，员工之间具有很强的团队精神，互相协作很好，内耗少，一致性强，医院的竞争力也会较强。

（5）资源整合。文化管理形成的是一种经营理念、医院哲学，可以起到很好的整合作用，整合医院的精神资源和物质资源。特别是医院精神资源的整合，更是文化管理作用的独到之处。

（6）辐射。成功的医院，他的品牌战略通常也是成功的。品牌是怎么形成的？品牌的背后就是文化，医院品牌是医院文化在社会上的一种映象，一种反射，一种辐射。医院的文化让社会公众、顾客、供应商、政府了解了，让新闻媒体报道了，传遍世界，就树立了医院的形象。所以拥有良好的医院文化，就会树立好的医院形象，好的医院形象不断积累的结果就能变成好的品牌。

2. 医院文化管理应用　从管理发展的总体趋势看，文化管理是对科学管理的新发展，是管理适应现代社会经济发展大趋势的必然选择，管理实践应当充分体现文化管理的基本精神。文化是相对于经济、政治而言的人类全部精神活动及其产品。文化是智慧群族的一切群族社会现象与群族内在精神的既有传承，创造，发展的总和。

医院文化是相对于医院组织、制度、人才等管理基础上，形成的组织文化、制度文化、人才文化等。文化管理是医院管理最高层次，员工把医院愿景、战略目标作为自身最高追求，自觉自愿为实现这一目标默默主动努力工作是管理的目的。医院管理要抓好文化建设引领作用，物质精神文明一起抓，就会起到事半功倍的效果。

第三节　现代医院文化管理实践

一、251 医院文化管理实践

（一）251 医院文化管理第一次实践

1998 年，陈恒年受命成为 251 医院第 15 任院长，陈恒年院长及新一届领导班子所面对的是怎样保持这个具有优良传统的医院持续快速发展的问题。

1. 博采众家之长　陈恒年院长面对医院人员"小富即安"思想对医院经营管理的影响的情况，带领医院领导参观多家具有管理优势的军队医院、地方医院和企业，如原南京军区总医院、华中科技大学同济医学院附属同济医院、邯郸钢铁公司、华西村等，让医院领导和员工开阔了眼界、拓展了思路、丰富了方法，达到陈恒年院长"读万卷书行万里路"的要求，也成为 251 医院管理的最大收获。

2. 引进现代医院管理和 ISO9000 认证　陈恒年院长带领大家参观地方医院及企业的目的，就是引进现代医院管理方法，当时 ISO9000 认证，作为成熟的现代企业管理认证方法，在中国医院引进者也是凤毛麟角。

（1）制定"努力建设军队中心医院"发展目标。制定完善能够实现这个目标的各项规章制度，重新赋予医院各个部门的职能任务，使其成为完成目标的医院使命。

（2）制定医院发展规划。包括医院发展规划、医院建设整体规划制定。过去是为了完成上级布置的工作而交差，引入文化管理以后，医院领导和员工把这些工作当作自觉的主动行为。采取从群众中来、到群众中去的方法，调动了全体员工参政议政的积极性，根据医院发展5年规划，自觉与科室建设和个人成长结合起来，使医院发展规划具有科学性、适宜性和可操作性；对医院院区建设整体规划的全院讨论过程，不但实现各专业部门学术上的优势互补，还形成了医院建设愿景共识，成为继任医院领导班子必须遵循的规划，彻底解决了之后医院房屋后建先拆的无序现状。

（3）引入现代医院管理。为了完成医院发展目标，及时引进现代医院管理一系列改革。

1）对全院科室主任竞聘上岗，实现干部年轻化、专业化、知识化，促进了医院快速发展，使年轻人看到了竞聘上岗希望。

2）医院后勤保障社会化，不但提高了物业服务水平，减少了跑冒滴漏现象，还实现了医院不同岗位人员的科学、分类管理，减少了吃平均奖群体人数。

3）药品、物资集中采购管理改革。针对药品物资采购多头管理、价格虚高难以控制的情况，251医院在全国较早地把物资供应管理相关部门职能进行重组，组建了物资管理科，实现集中招标采购、合理控制价格、保障临床供应，不但提高了工作效率，还降低了物资药品采购成本，减少了跑冒滴漏。

（4）引进ISO9000认证。按ISO9000认证要求，对医院组织架构、工作流程、岗位职责、质量方针、成本核算、绩效管理等方面进行系统性的梳理，使医院能够完成医院使命任务，最后以医院质量手册、科室质量操作手册形式固化，成为医院质量管理遵循。医院基本实现工作有标准、岗位有职责、办事有程序、落实有反馈、过程有记录，通过ISO9000体系认证。

（二）251医院文化管理景明模式形成

2004年，王景明接替高升到北京军区总医院任职的陈恒年成为251医院的第16任院长，又是在医院持续快速发展的巅峰时刻。新一届领导班子所面临的一个新问题就是"靠什么"才能保持住这个发展势头，经过认真细致讨论，决定继承发扬医院文化管理优良传统，确保医院持续快速发展。

1. 明确医院发展目标和宗旨

（1）251医院目标："建设全军一流现代医院。"

（2）251医院宗旨："以病人为中心，以军队伤病员为重点，平时保健康、战时保打赢。"

医院目标和宗旨确定，是针对医院发展新的形势和市场情况，紧紧抓住"以病人为中心"这一核心内容进行修订的。在这里"努力建设军队中心医院"目标已经被"建设全军一流现代医院"替代，我们的目标已经不再局限在中心医院，视野也不再局限在医院的一般行政管理，而是更关注现代医院的整体建设，既有对现状描述，也有对未来的追求。

本着简洁、高效、实用的原则，促进医院文化有效落实，赋予251医院"251"的文化内涵。其中"2"就是践行"两高"要求，即高尚医德、高超医术；"5"就是实施"五无"工程，即诊疗无疼痛、服务无假日、急诊无门槛、医患无距离、质量无投诉；"1"就是实现"一个"目标，即建设全军一流现代医院。通过凝练朗朗上口的医院精神，让员工明确思想和行为规范，促进了医院的和谐建设。

2. 进行全员竞聘上岗　全员竞聘上岗在于使学科带头人和科室成员之间双向选择，根据医院科室在岗人数按最小核算单位和业务完成人数要求进行精细化分科，进行医护分开核算、分开管理，实现业务发展方向和绩效管理在一个行政单位得到有效统一。赛马不相马、人人是人才的选人用人观念，使一大批年轻有为的医务人员参加竞聘上岗，个人得到锻炼、知名度得到提高，部分优秀人员走上领导岗位，管理意识和管理方法均较任命制产生的科室领导有所提高。科室学术氛围融洽、团队作用好、经营意识强。

3. 把数字化融入医院文化管理　251 医院提出"瞄准前沿，领先一步，超越自我，持续发展"先进理念，采用现代化的管理方式和先进文化结合在一起的"大质量管理、全成本核算、按业绩奖励"的绩效管理改革，实现了基于数字化平台，以全成本核算为基础绩效管理方式。引导教育员工使用数字化图书馆、数字化病案室、电子病历等信息化手段，学习掌握现代管理知识和方法，提高综合素质；人员选聘晋升也靠绩效考评、数字说话，实现公开公平公正选人用人机制，积极发挥人才作用，实现医院跨越式发展。

二、医院文化管理景明模式复制推广

（一）西安长安医院

长安医院是由美国上市公司高起点投资建设的营利性医院，但在成立之后的第 5 年，医院发展进入连续 3 年停滞不前。在这种背景下获任长安医院院长的王景明面临的艰巨任务是医院的生存与发展。

1. 确定"努力建设西北一流、国内领先、国际知名的现代医院"发展目标　医院愿景大多具有前瞻性的计划或开创性的目标，是医院发展的指引方针。只有借重愿景，才能有效培育与鼓舞医院内部所有人，激发个人潜能，激励员工竭尽所能，增加医院生产力，达到顾客满意度的目标。医院的愿景不只专属于医院负责人所有，医院内部每位成员都应参与构思制订愿景与沟通共识，通过制订愿景的过程，使得愿景更有价值，医院更有竞争力。

医院发展愿景目标得到 50%支持，说明具备一定先进性，能够被大多数人员接受说明具有群众性，同时也说明缺少先进性。员工因为岗位工作原因，没有必要、也没有机会接触现代医院管理知识方法，容易按自己标准对医院管理进行评判。在医院周会宣讲医院发展目标时，一位科室主任公开提出质疑，认为医院发展处于滑坡阶段提出不切合实际的口号，对医院发展是不利的。医院几年发展停滞不前，大家已经找到了医院不发展的若干理由，大家心安理得、相安无事，已经形成了不发展的文化氛围。医院愿景的提出、形成和被员工认可需要一个过程。

2. 按现代医院进行组织重构

（1）架构企业化。按生产、销售和管理 3 个职能对医院机关进行三部两公司分类设置；医护部既是生产组织部门，也是管理部门，人事行政部和财务运营部负责医院人事行政、财务运营管理；健康服务公司是医院健康产品推广销售部门，负责医疗市场企划拓展；后勤管理转变为物业服务。分类设置的机关人员仅包括医务护理部、人事行政部、财务运营部人员，绩效管理办法也进行分别设置；健康服务和物业服务的公司设置，就是强调对其公司化管理，通过向医院卖健康市场服务、卖物业服务实现自身价值。

通过架构企业化设置，把参与医院职能管理的科室、参与市场和物业服务的部门，从机关行政管理范围划出，实行分类管理，各得其所，实现管理简捷高效，减少吃平均奖大锅饭群体人员，实现机关管理人员价值。

（2）管理扁平化。扁平化副院长管理层级，由副院长兼任医院机关部门领导，提高机关办事效率；对没有时间参加机关日常事务管理的副院长，要保证其业务副院长的充裕时间，不再安排医院行政管理工作，可以安排在专家委员会担任领导工作。

扁平化二级学科经济核算职能，放手三级学科和病区主任经济管理和行政管理权限，实现三级学科自主管理、核算最小化。

（3）业务流程化。按医院管理流程进行信息化设置，实现业务流程信息化、医院办公自动化，实现信息流动、员工不动就能完成行政事务审批，病人不动就能够完成诊疗信息获取和诊疗费用结算。

3. 抓好信息建设对医院发展的支撑和品牌作用

（1）医院所有工作必须通过信息系统完成。不会计算机工作的人员不能在信息化医院工作的要求，实现全员重视信息化建设、应用医院信息化手段的医院氛围。对待医院顾客也应该进行医院信息系统傻瓜式培训，让其体会信息系统为其带来的诊疗方便快捷。

（2）擦亮医院信息系统品牌。医院信息系统建设的实质是管理模式建设，建设的基本要求就是"通用"，通是基础，用是目的。信息在各业务系统通畅共享是系统应用的基础，能够应用于医院诊疗、办公，实现和病人、社会保险机构信息共享，是信息化建设目的。

4. 实施现代医院管理 通过引进现代医院管理方法、组织重构、流程优化、信息化建设、企业化管理、精细化管理、规范化管理，实现医院发展目标。在绩效管理方案中体现先进的文化思想，把严密规范的"全成本核算、大质量管理、按业绩奖励"绩效方案，形成市场经济条件下，医院完整科学的管理模式，焕发每个人的积极性、主动性和创造性。

5. 进行 ISO9000 质量体系认证 主动与国际质量标准接轨，全面打造医院品牌，增强全员的竞争意识和发展意识。

6. 进行全员竞聘上岗 探索"三级分科、医护分开"用人制度改革，实行全员竞聘上岗，打造能者上、平者让、庸者下的学术氛围，让医院人事管理和利益分配更加具体化、精细化、透明化。把用文化理念指导工作、用文化建设促进工作、用工作成果检验文化成效，变为全院人员的自觉意识。医院形成了积极寻找改革的办法、不找不发展的理由的文化氛围，医院发展目标也逐渐成为大多数员工的愿景，医院也实现了跨越式快速持续发展，社会效益和经济效益同步增长。

(二) 南昌 334 医院

南昌 334 医院是中航工业洪都集团医院,在上海仁济医疗集团控股下进行股份制改革,洪都集团持有 4.5% 股份。因为各种原因,这家医院改革没有达到预期效果,8 年更换了 10 任院长,王景明是第 10 任院长。

1. 确定医院发展目标　努力建设南昌一流、江西领先、全国知名的现代三级医院。

由于医院发展持续滑坡,频繁更替院长,员工对于医院发展持悲观和观望态度,此时对于一个曾经在南昌有名的企业医院,距二级医院评审差距还很大,提出"一流、领先、知名、三级医院"目标,是否不合时宜? 尽管有 334 医院董事长的善意提醒,但是作为一个医院没有明确的发展目标,我们就不知道为谁扛枪、为谁打仗? 为什么扛枪,为什么打仗? 医院发展目标发布,确实引发了医院轰动,有的人认为"又来了一个会吹的",有的人认为"如果实现目标,对医院发展还是有好处的"。随着一些配套管理办法逐渐落地,迟疑观望者转为支持,反对者转为观望和支持。经过全员努力,医院 1 年就通过了三级医院设置验收,医疗收入实现翻番增长,员工精神面貌也焕然一新。

2. 引入现代企业管理办法　机关扁平化管理、核算单位最小化,实施全员竞聘上岗等。通过完善公开公正、择优用人的机制,切实加大人才引进的力度,按照唯才是举、人尽其才、才尽其用的原则,营造"想干的给机会,能干的给岗位,干好的给地位"的氛围,用事业留人,用机制留人,用感情留人,逐步走公开竞聘人员担任科室领导的路子。修订完善绩效方案,按照多劳多得、效率优先、兼顾公平的原则,建立健全科学合理的利益分配机制,把促进医院发展与保障人员利益一致起来,让全院人员共享医院改革发展成果。

3. 建设区域医疗联合体　充分发挥健康服务公司健康市场经营作用,利用 334 医院信息化优势,不断拓展医疗机构健康服务市场,通过对社区医院和诊所提供技术支持、经济优惠让利等方式建立了 50 多家社区医疗机构参加的医疗联合体,不但促进了区域医疗卫生服务建设水平,还为医院扩大了健康服务市场,提高了医院知名度。

(三) 承德市双滦区人民医院

双滦区人民医院成立于 20 世纪 80 年代,由于双滦行政区域人口集聚数量少、政府对医院投资不足和医院管理水平等各方面因素影响,医院收入长期徘徊在 2000 多万元,医务人员绩效奖励奖金每月人均 200～300 元,政府投资建设的医院大楼成为烂尾楼。在这样一个员工群体上访频发的区级公立医院,推广复制医院管理景明模式,既是对政府共同经营医院的答卷,也是对医院员工改善工作生活条件的承诺,更是对香港上市公司投资人的回报。

1. 明确"努力建设承德一流、河北领先、全国知名的现代医院"发展目标。

2. 进行现代医院组织重构,明确机关三部和两公司职能任务,对管理流程进行优化、岗位职责进行划分、实现层级放大管理效应。

3. 积极推进精细化管理,通过三级分科、医护分开、全天候医院管理,实现医院核算单位最小化、业务完成单位团队化。

4. 积极推行全员竞聘上岗,使学有所成人员走上领导岗位,焕发医院组织和人员活力。

5. 积极进行医院信息化建设，为现代医院管理提供基础支撑和手段，形成信息化管理文化氛围，不会计算机就不能胜任现代医院工作，得到大多数员工认可和支持。

6. 实行基于数字化平台，以全成本核算为基础的绩效管理等改革，调动科室及人员工作积极性，把要我干，变成了我要干，医院工作数质量都有很大提升，医院诊治能力从每天门诊 100～200 人次到 600～700 人次，日收治病人从 100 多人到 500～600 人，每年手术几十台，变为几百台，医院收入也从 2000 多万元提升到 1.2 亿元，明显提高了区域诊治能力和承德市精神卫生保障能力。

医院整体建设获得国家卫健委充分肯定，全国基层医疗卫生机构现场会议在该院召开，并被评为全国基层医疗机构建设先进单位，该院还承办全国 OMAHA（开放医疗与健康联盟）会议，对全国医疗卫生信息化建设起到推动作用。

三、解放军 251 医院文化管理实例

（一）精神层面

1. *发掘历史沉淀* 251 医院是一所具有光荣历史和优良传统的军队医院，医院组建于 1946 年 11 月 26 日，前身是晋察冀军区后方医院。主要担负 4 万多名官兵及其家属的医疗保障任务。先后参加过清风店战役、平津战役和朝鲜战争，圆满完成了 802 演习，邢台、唐山、张北抗震救灾，抗击非典等重大医疗保障任务。

医院自组建以来，始终牢记使命，认真履行职能，努力争先创优，不断发展壮大。战争年代，敢打硬拼，不怕牺牲，先后完成一个又一个重大战役战斗的卫勤保障任务，创造了许多辉煌业绩；和平建设时期，围绕政治建院、科技兴院，锐意进取，团结奋斗，为医院可持续发展打下了坚实基础；新世纪新阶段，着眼建设军队一流现代医院，坚持信息主导，追求卓越，自主创新，全面建设实现持续跨越式发展，创建了全国首个国家医院运行机制研究基地、3 个全军中心（全军烧伤中心、全军消化道微创研究诊疗中心、全军信息化研究与技术支持基地）、7 个军区中心（军区颅脑创伤研究中心、军区肿瘤病理技术研究中心、军区计划生育中心、军区整形外科中心、军区骨科诊疗中心、北京军区张家口急救中心、北京军区血液中心张家口分中心）。"十五"以来获军队和省部级科研成果一等奖 2 项、二等奖 8 项、三等奖 39 项；成功实施了华北首例连体婴儿分离手术、驻地首例肝移植、60 余例肾移植、2 例活体干细胞移植。先后购置了绿激光、实时心脏三维彩超、64 排 128 层容积 CT（全国首家购买）、血管射频消融等一大批国内外先进医疗设备，医疗设备总值 1.64 亿元。被评为全国 20 家"第一批国家卫生部数字化医院试点示范单位""全国医院文化建设先进单位""军队医院支援西部地区医院工作先进单位"，被中国人民解放军总后勤部评为"十五期间全军卫生信息化建设先进单位""全军医院建设工作先进单位""全军为部队服务先进医院"被军区评为"后勤数字化训练先进单位""学雷锋先进集体""人才培养先进单位""基层全面建设先进旅团单位""先进旅团党委"，被联勤部表彰为"基层建设先进团级单位""全区后勤训练先进单位"，荣立集体二等功 2 次、三等功 3 次。

2. 提炼医院院训，培育员工素质

（1）医院院训、宗旨发展目标的提炼：医院文化建设方案实施后，对原有的医院精神的医院精神和院训、宗旨等进行了修订，在医院内外，全体医务人员中广泛开展了征集活动。在提炼过程中充分发挥全体工作人员的积极性和创造性，引导医院工作人员关心医院的发展，把提炼修改的过程，作为加强医院文化建设，培育共同价值观的契机和抓手，并将具有医院精神、医院宗旨等属于医院的个性特征，用"润物细无声"的方式传输给每位工作人员，在医教研的实践中逐步建立起良好的职业习惯、道德准则和行为规范，培育全院人员的共同价值观。

251 医院确立了医院院训、医院宗旨和医院发展目标等文化理念，既有医院本身的特色，又符合军队医院发展的实际。

1）251 医院院训：厚德、仁术、诚信。

厚德：指道德高尚。出自《周易·坤》："君子以厚德载物"，意为道德高尚者能承担重大任务。医院以德立院，要求医务人员成医先成人，医术精湛且厚德，做一个品德高尚、人格健全，具有高度责任感和事业心的人。

仁术：指医者行医的道德标准。"仁"字是中国古代一种含义极广的道德范畴。对于医者而言，是说对病患要怀抱一颗仁心，设身处地地为病人着想，让医生与病人的交流在充满爱的氛围中进行，而不是程序化的诊治。晋朝文学家杨泉在其著作《物理论》中也提到："夫医者，非仁爱之士，不可托也；非聪明理达，不可任也；非廉洁纯良，不可信也。"

诚信：指医者要诚实守信。中国古代，"诚"和"信"本来是两个意义相近的词，常用来互相诠释。但细释古书可以知道，"诚""信"二字，意义并不完全相同。"诚"的本义是真实、真切，引申为人的道德情感和社会行为时则有诚实、真挚等含义。"信"的本义是求真、守诚，引申为人的道德情感和社会行为时则有追求真理、信守承诺等。

2）251 医院宗旨：以病人为中心，以军队伤病员为重点，平时保健康，战时保打赢。

3）251 医院发展目标：建设全军一流现代医院。

（2）医院院徽与院歌设计：医院通过院内外动员和征集，最终以投票方式确定了院徽方案。医院的院徽设计采用常见的徽章表现形式，正中上方为采用解放军专用标志，即"八一"和五角星；正中为国际卫生组织通用的标志，即权杖和蛇形图案；正下方为立体小写的"251"字样，代表医院代号；左右分别采用代表工农常见图案，即齿轮和麦穗，说明医院主要成员源于工农，服务于大众。整个构图意为 251 医院是中国人民解放军的一个卫生组织单位，服务于军队、服务于社会。

医院请著名作词、作曲家、演唱家石顺义、羊鸣和佟铁鑫为医院创作并演唱院歌。251 医院院歌创作完成后，深受全院人员的喜爱。医院把院歌录制成 CD 发放到全院各个科室，组织全院人员唱响院歌。政治处组织全院人员大家唱活动，所有的参赛人员，以高涨的热情，优美的歌声，唱出了 251 人的风采，唱出了 251 人的激情，更使医院的文化、医院精神、医院愿景和目标进一步深入人心。

（3）医院宣传品的制作：为了塑造医院的形象、品牌、扩大社会影响力，医院创办了宣传画册，经过先期的撰写脚本和文字介绍，制订拍摄计划，历时半年时间，制作了 5000 册印有医院文化理念的工作画册和学习笔记本，订制了印有医院文化标志的物品用品，医院文化凝心励志的功能得到进一步发挥。随着医院外事活动的增多，宣传画册已经走向大江南北，驾起了与外界沟通的桥梁。

3. 弘扬医院先进，树立标杆作用 注重实践院训、宗旨要求，教育和感染全院员工提高自身素质，凝聚和激励全院人员为实现医院发展目标，团结进取，发挥才智。

医院还积极营造"员工与医院共同发展"的医院氛围，引导工作人员在医院共同价值取向重塑的过程中找到自己发展的坐标，在医院的大目标中增强认同感、使命感、归属感和集体荣誉感。医院与工作人员共同成长的发展理念逐步深入人心。

（二）行为层面

1. 树立"品牌"意识，形成医院独有特色 品牌，是固有的知名度、美誉度、忠诚度，是在社会上存在的基本感受，是医院形象、服务质量与技术水平的标志。医院品牌包括文化品牌、技术品牌和服务品牌。首先要充分认清品牌带来的巨大效能。树品牌，就是要通过一流的设备、一流的技术、一流的人才、一流的服务、一流的文化在一定范围内形成特色，以特色促效益、促发展。品牌叫得越响，牌子擦得越亮，就越能带动发展。251医院品牌是学科建设和信息化建设，看烧伤、脑外伤，做微创手术，首选251医院，全国医院信息化建设参观学习首选251医院。

医院无论是抓信息化建设、医院管理，还是抓质量建设，最根本目的是想打造医院特色，创造医院品牌。只有品牌的意识强烈了，大家才会主动创品牌，才会自觉按照要求一板一眼去工作，才会真正把每一个医疗环节做精、做细。要把打造品牌变成每个人的自觉行动，使每一个医疗环节尽善尽美，让病人感动。要树立个人、团队形象，打造个人品牌和科室品牌，要按照全军一流医院的标准擦亮251这块牌子。同时，对现有品牌全院要学会维护，要珍惜来之来易的美誉度和忠诚度。

2. 牢固确立"以病人为中心"的服务理念 251医院在"以病人为中心"的服务理念上主要在实施"五个服务"上下功夫，见成效。一是为病人提供快捷服务。利用医院信息化建设优势，引进门诊分诊系统，科学合理的规范服务流程，最大限度地减少病人的候诊时间。二是为病人提供安全服务。牢固树立"质量第一、健康至上"的观念，对医疗环节实施链式控制，前一环节为后一环节创造工作条件，后一环节为前一环节把关，做到每确定一个治疗方案、每使用一种药品、每下定一条医嘱、每开展一台手术都要经过环节质量关、核心制度落实关，防止发生医疗事故差错。三是为病人提供明白服务。通过使用病人择医评医评价系统，规范服务项目和收费标准，加强检查、讲评和监督，确保合理医疗，让病人真正享受明明白白的消费服务，无障碍地对医院及医务人员进行评价。四是为病人提供温馨服务。设身处地替病人着想，急病人所急、帮病人所需，真心实意提供方便、解决困难，使病人感受到热情周到细致的服务。五是要为病人提供廉洁服务。认真贯彻落实廉洁行医"十不准"，组织开展以"拒绝红包、远离回扣"为重点内容的医德医风教育，坚持合理用药，树立军队医院良好形象。

3. 积极创造"成才为荣"的良好环境 251医院在人才培养上，积极创建以部队为基础，立足251医院成就事业的优良风尚。尊重每个人的劳动，赏识每个人的才干，只要取得成绩，医院都给予宣扬表彰。浓厚的成才氛围，促使广大医务人员积极投身医院建设和改革实践，不断增长才干。先后涌现出全国科技之星熊正文、军区学习成才标兵阮仕荣、军区优秀基层干部尚培中等一大批主动作为、奋发成才的典型。开通了远程继续医学教育网，坚持脱产学习与自学函授相结合，提高人员学历层次，每年举办培训班，聘请知名专家学者讲座；安排 2 名硕士赴德国培训，选送各类技术骨干到军医大学、301 医院等 10 余所科研机构和院校学习领先技术；与张家口医学院联合成立临床教学基地，每年承担 300 名本科生的临床教学和临床实习任务，实现了教学相长、优势互补，现有 8 名专家担任硕士研究生导师。医院开展新技术 280 多项。全面推行了"三级分科、医护分开"医疗管理改革。在科室现有编制的基础上，将二级学科细化为 79 个三级学科，使一大批优秀中青年技术骨干成为三级学科带头人，为大家主动施展才华提供了舞台。医院形成了以骨科、神经外科、心脏病科为标志的 10 个优势学科群体，带动了相关专业和人才的发展。医院还建成了技术与设备一流、临床与科研一体的中心实验室和达到国家二级标准的动物实验室；在经费十分紧张的情况下，每年投资 2000 多万元添置先进医疗装备，为造就更多人才奠定了物质基础。

跋——探寻景明模式成功的内涵

作为医院管理景明模式（简称景明模式）的长期追随者、践行者，我一直在对景明模式取得成功的内涵从哲学的角度进行深入思索，自觉略有所得，借此《健康4.0智慧医院管理模式》出版之际，作简要陈述，抛砖引玉，以期对医院管理模式建设的理论研究有所借鉴。

任何一种自成体系的有效管理模式，均应具备哲学上统一性大于对立性的特征，景明模式完全符合这一规律。

任何事物都是对立统一的矛盾体。当事物内部主要矛盾的统一性大于对立性时，事物就会发展、成长；当统一性与对立性均衡时，事物就会平稳运行，停滞不前；当统一性弱于对立性时，事物就会走向衰落，直至灭亡。

医院的主要矛盾有三对：一是员工利益与医院利益；二是医院利益与国家利益；三是经营管理模式现状与行业发展趋势。景明模式始终有效把握了这三对矛盾统一性的主导权。

景明模式在员工利益与医院利益相统一的把控上，始终以组织与个人共同成长为核心价值观。在医院发展上，确立了"当地一流、省内领先、国内（国际）知名"的发展战略目标，为医院发展明确目标，为医院决策提供依据，也为员工成长提供巨大的可持续发展空间。在员工成长上，提出了"赛马不相马，人人是人才""让有思路者有出路；让有作为者有位置；让有创新者有发展；让干事业者有舞台"的人才观、价值观，为医院发展奠定坚实的人才基础。从而，在医院内部这对主要矛盾中，使员工利益与医院利益的统一性远大于对立性，为医院发展从众哲学层面注入了强大的内生动力。

景明模式在医院利益与国家利益的把控上，始终站在国家对医院发展要求的政策前沿进行医院管理机制的改革与创新，确保医院利益与国家利益的一致性，实现了医院发展与国家政策的同频共振。如251医院实施景明模式后，2006年被国家卫生部授予"医院运行机制研究基地""全国十家数字化医院样板单位"，2007年《军队中心医院运行管理新模式研究与实践》获军队科技进步成果二等奖。西安长安医院实施景明模式后，2012年在中国第一个获得美国医疗卫生信息与管理系统协会（healthcare Information and Management Systems Society，HIMMS）六级认证，当时在美国仅有7%的医院达到这个等级。

景明模式在管理技术层面，始终强调医院在经营管理模式的理论与技术上必须瞄准行业发展趋势，积极创新医院经营管理模式，保持在行业发展中领先优势。在正式实施景明模式的各级各类医院中，通过先进的管理模式与医院的实际情况紧密结合，基本上都取得了显著成效，如解放军251医院、西安长安医院、南昌334医院、北京北亚骨科医院、承德双滦区人民医院等，实施景明模式后都获得了跨越发展，取得了社会效益与经济效益的双丰收。而景明模式本身，也在结合国家政策、行业发展、信息化趋势等与时俱进地进行自我完善与持续提升，2009 年出版了《医院管理新模式》第一版，2015 年出版了《医院管理新模式》第二版。特别是这次正式出版的《健康 4.0 智慧医院管理模式》，从理念、形式、内容上做了大幅修正和创新。它在健康领域借鉴工业 4.0 的两化融合、两网整合和充分信息共享等特征，构建了智慧医院系统、区域卫生系统及家庭健康系统，并使其达到了无疆、无漏、无时限的要求，从而实现了对顾客全生命周期的智慧医疗、智慧服务、智慧管理。

我相信《健康 4.0 智慧医院管理模式》一定能很好地回答和解决目前医院管理中遇到的很多难点、热点问题，对未来医院的发展具有重要的参考借鉴意义。

范水平

2019 年 7 月 7 日晨

后　记

　　由于工作关系，王景明院长工作过的 251 医院、南昌 334 医院、承德双滦区人民医院等，我都曾多次去医院实地考察、学习交流或研究探索，很为景明医院管理模式化腐朽为神奇的魔力折服。再次参与王院长《健康 4.0 智慧医院管理模式》一书的编写，则深刻地感受到王院长旺盛的创作能力，在短短 2 个月时间就完成了专著初稿，虽说书稿是在原相关著作第一版、第二版的基础上撰写而成，但从第一版提出医院三次发展机遇、第二版提出公共所有制医院理论，到现在的健康 4.0 智慧医院，其理论思想紧跟国家政策，紧贴医院实际，紧扣医患需求，有新的实践经验，有新的理论探索。

　　本书重点阐述的健康 4.0 智慧医院管理模式，是指在健康领域借鉴工业 4.0 的两化融合、两网整合和充分信息共享等特征，构建智慧医院系统、区域卫生系统及家庭健康系统，形成"无疆、无漏、无时限"的现代医院管理模式，从而实现对顾客全生命周期的智慧医疗、智慧服务、智慧管理。

　　景明模式之所以能够在各类医院都取得鲤鱼跳龙门的业绩，本质是按照现代医院管理要求，通过重塑组织机构、优化工作流程、创新管理机制、激活内生动力，从而极大提高了工作效率，创造工作价值。

　　景明医院管理模式发轫于 251 医院，并在长安医院、北亚骨科医院、334 医院、承德双滦区人民医院得到了丰富和发展。其核心思想是以组织结构重造、精细化绩效管理和智慧化信息系统为基础，通过压缩管理层级、不拘一格启用优秀人才、划小核算单位、均摊管理成本等措施，将医院划分独立运营但又紧密联系的若干组织机构，用信息系统和绩效制度协助全体员工自主运营管理与价值创造，充分激活医院每位员工的积极性，以实现医院价值创造最大化，相当于将医院运营的人财物三大要素量化赋权的经营责任制。

　　景明模式的推广实践证明，景明模式有广泛的适应性，适用于各类医院，景明医院管理模式具有很强操作性，容易复制推广。复制推广景明模式，其一是构建与医院发展战略一致的医院文化，通过医院文化凝聚全体员工共识；其二是按照"三部二公司"进行管理机构设置，按照三级分科设置临床科室，按照护理机场式服务、设置护理病区，落实扁平化管理、划小核算单位；其三是组织全员竞聘上岗，把医院所有的岗位都拿出来，充分发动员工，积极参与公平公开公正的岗位竞聘，让有思路的人有出路、有作为的人有舞台、有能力的人有位置，营造全员"比学赶帮超"的巨大工作热情；其四是构建智慧医院管理系统，实现规范化业务流程管理、精细化财务绩效物资管理、共享化医联医共体管理；其五是构建科学合理的绩效管理体系，既充分尊重每个人的劳动成果，又精准地体现多劳多得、优劳优得的原则；其六是落实社会化和市场化的物业保障服务。当然，什么时候都不能放松医院质量管理、人才教育培训和医德医风等建设。只有成体系引进和实践景明医院管理模式，才能在较短时间内实现质的飞跃。

王景明院长为了丰富发展景明医院管理模式，组建了相关团队，对有意引进此管理模式的医院，可以通过培训、托管、参股控股等各种形式进行模式输出，借此推动医院，特别是民营医院的快速健康发展，为发展现代医院管理制度贡献微薄之力。

王九生

2019 年 6 月